国际尿石症联盟
中国尿石症联盟 ┃ 推荐科普用书

尿石症知识问与答

主 编 刘永达 曾国华

副主编 朱建国 冯建华

编 者（以汉语拼音为序）

广州医科大学附属第一医院泌尿外科：

蔡 超 陈文忠 陈艺文 成东龙 雷 鸣

李志麟 梁叶萍 刘 旸 刘冠炤 刘洋洲

刘永达 龙 萍 卢小刚 罗嘉伟 麦赞林

欧莉莉 王淑雯 吴文起 吴祥坤 岳高远志

曾国华 赵志健 钟 文 钟东亮 周奕洲

朱 玮 朱华财

广州医科大学附属第一医院麻醉手术室：孙红玲

广州医科大学附属第一医院放射科： 邓 宇

广州医科大学附属第一医院超声科： 廖海星

贵州省人民医院泌尿外科： 朱建国

深圳市龙岗中心医院泌尿外科： 冯建华

　　　　　　　　　　　　　　　　乐有为

绘 图 朱华财

人民卫生出版社
·北京·

图书在版编目（CIP）数据

尿石症知识问与答/刘永达，曾国华主编. —北京：
人民卫生出版社，2021.1

ISBN 978-7-117-31182-3

Ⅰ.①尿… Ⅱ.①刘…②曾… Ⅲ.①尿石症-诊疗
-问题解答 Ⅳ.①R691.4-44

中国版本图书馆 CIP 数据核字（2021）第 021077 号

人卫智网	www.ipmph.com	医学教育、学术、考试、健康， 购书智慧智能综合服务平台
人卫官网	www.pmph.com	人卫官方资讯发布平台

尿石症知识问与答
Niaoshizheng Zhishi Wen yu Da

主　　编：刘永达　曾国华
出版发行：人民卫生出版社（中继线 010-59780011）
地　　址：北京市朝阳区潘家园南里 19 号
邮　　编：100021
E - mail：pmph @ pmph.com
购书热线：010-59787592　010-59787584　010-65264830
印　　刷：北京铭成印刷有限公司
经　　销：新华书店
开　　本：710×1000　1/16　印张：29
字　　数：536 千字
版　　次：2021 年 1 月第 1 版
印　　次：2021 年 3 月第 1 次印刷
标准书号：ISBN 978-7-117-31182-3
定　　价：98.00 元

打击盗版举报电话：010-59787491　E-mail：WQ @ pmph.com
质量问题联系电话：010-59787234　E-mail：zhiliang @ pmph.com

主编简介

教授、主任医师、博士研究生导师，广州医科大学附属第一医院海印第一党支部书记、泌尿外科行政主任。担任国际尿石症联盟委员、广东省医师协会泌尿外科分会副主任委员、广东省医学会泌尿外科分会青年委员会副主任委员、广东省医学会泌尿外科分会委员和激光学组副组长、广东省抗癌协会泌尿生殖委员会副主任委员、广东省医学教育协会泌尿外科专业委员会副主任委员、广东省泌尿生殖协会尿石病委员会副主任委员、广东省医学会临床研究学分会委员、广州市医师协会常务理事、广州市医学会器官移植分会委员等学术任职。获得"广东省实力中青年医生（2019）""新疆维吾尔自治区优秀援疆干部人才（2017）""喀什地区优秀援疆干部人才（2017）""岭南名医（2017、2018）""第四届羊城好医生（2018）""广东省千百十人才工程校级培养对象（2013）""广州市青年岗位能手（2008）"等称号。

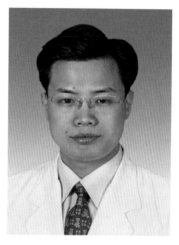

刘永达

主要研究方向为泌尿系疾病的微创治疗及其预防，提出 B 超联合 X 线定位、大小通道结合治疗复杂性肾结石的理念，擅长多通道经皮肾镜取石术、激光前列腺剜除术、泌尿肿瘤腹腔镜手术，在国内较早实现多通道经皮肾镜取石术的日间手术。

担任《输尿管软镜术》副主编和《经皮肾镜取石术》《输尿管外科学》《微创泌尿外科手术并发症的预防与处理》3 本专著主要编著者。以第一作者或通信作者发表论文 70 余篇，参与国家自然基金项目 2 项，主持省市级科研项目 8 项，获广东省科技进步一等奖 1 项。

主编简介

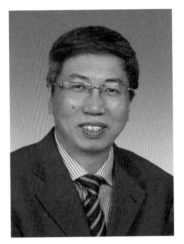

曾国华

教授、主任医师、博士研究生导师,任广州医科大学附属第一医院副院长、海印院区院长、微创外科中心主任、泌尿外科学科带头人、广东省泌尿外科重点实验室主任、广州市泌尿外科研究所所长。担任中国医师协会泌尿外科分会副会长、中华医学会泌尿外科分会全国常务委员和结石学组副组长、广东省医学会泌尿外科分会主任委员、国际尿石症联盟共同主席、欧洲泌尿外科学会结石学组国际委员、中国医师协会男科分会副会长、《中国内镜杂志》副主编、*Urolithiasis*、《中华泌尿外科杂志》编委等学术任职。主要研究方向为泌尿系结石的微创治疗以及病因学防治,首创超细通道经皮肾镜取石术和增强版 SMP。

以第一作者或通信作者发表 SCI 论文 80 余篇,主编《经皮肾镜取石术》和《输尿管软镜术》的中文版和英文版,参编 *Urolithiasis：Basic Science Clinical Practice* 等 9 本书籍。主持国家自然基金项目 4 项。曾获吴阶平泌尿外科医学奖、中华医学会泌尿外科分会钻石奖、国家科技进步二等奖、广东省科技进步一等奖和河南省科技进步一等奖各 1 项。

博士、博士后、教授、主任医师、博士研究生导师。贵州省省管专家、贵州省百层次创新型人才,享受国务院特殊津贴。贵州省人民医院,医保处处长,贵州省民主促进会常务委员,贵州省民进健康委员会主任委员,贵州省第十一届政协委员,贵州省科协委员。中华医学会泌尿外科分会结石学组委员,中华医学会泌尿外科分会工程学组委员和结石学组委员,国际尿石症联盟青年委员兼秘书,贵州省泌尿外科委员会常委。获第二届国际尿石症联盟IAU年度杰出青年奖、贵州省优秀科技工作者、贵州省五四青年奖章、贵州省青年科技奖、贵州省青年科技人才重点培养

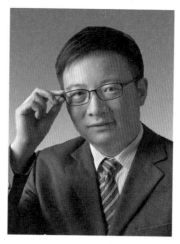

朱建国

对象、中组部西部之光访问学者等荣誉称号。主持国家自然基金资助项目3项、省级科研资助近10项,获得资助金额超400万元。在SCI期刊发表论文近40篇,获得省级与厅级科研奖4项。专业方向为尿结石的微创治疗以及泌尿肿瘤临床与科研研究。

副主编简介

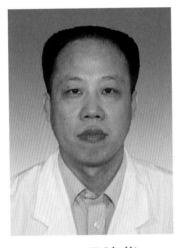

冯建华

苏州医学院泌尿外科硕士毕业，主任医师，硕士研究生导师。现任深圳市龙岗中心医院泌尿外科主任，广东省医学会泌尿外科分会委员、广东省医学会男科学分会委员、深圳市泌尿外科学会副主任委员、深圳市抗癌协会泌尿外科分会委员。龙岗区泌尿外科学会主任委员，深圳市龙岗区微创外科分会委员。主持省级科研课题2项、深圳市市级科研课题2项。发表论文10余篇（包括SCI论文2篇）。从事泌尿外科工作30余年，擅长泌尿外科常见病、疑难病症的诊断与治疗。特别在泌尿外科微创手术方面（如经皮肾技术、输尿管镜技术、经尿道电切技术、腹腔镜技术等）有较深造诣，积累了丰富的临床经验。

泌尿系结石是一个全球性疾病，也是我国最常见的泌尿外科疾病之一，约占泌尿外科住院病人的1/4，严重影响了人们的身体健康。但是，由于大多数尿石症病人的确切病因仍不十分清楚，加上普罗大众对本病缺乏深入的认识，导致尿石症的发病率居高不下，治疗后复发率也很高，预防措施并不令人满意。刘永达教授和曾国华教授主编的《尿石症知识问与答》这一本科普书具有很重要的现实意义。

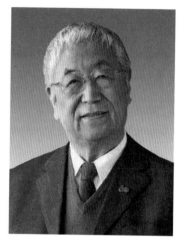

郭应禄

近40余年，尿石症的治疗发生了革命性的变化。体外冲击波碎石术、输尿管镜取石术、输尿管软镜取石术、各种类型的经皮肾镜取石术、腹腔镜下取石术等微创技术的出现，使90%以上的患者免于开刀之苦。但是，尿石症患者对各种微创技术仍然很陌生，在治疗方法选择方面存在一定的困难，同时也影响了医患双方的沟通。

本书采用问与答的形式，从泌尿系统的结构与功能、尿石症的基础知识、尿石症的发病情况、尿石症的发病原因、尿石症的检查、尿石症的治疗、特殊类型尿石症、尿石症的药物治疗与预防等方面，深入浅出地回答尿石症患者在临床诊疗过程中提出的常见问题，有助于普罗大众进一步了解尿石症防治的相关知识，有助于医患沟通，有助于提高尿石症防治的效果。祝贺本书出版，也感谢作者的辛勤劳动。

中国工程院院士

郭应禄

2020年6月

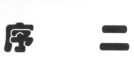

序　二

半个多世纪以来，尿石症的病因研究、微创治疗和疾病预防取得了重大的进展。1976年，世界上首例经皮肾镜取石术取得成功；1980年前西德Chaussy等教授利用体外冲击波成功地粉碎了患者体内的肾结石；随后又出现输尿管镜取石术、输尿管软镜取石术、经皮肾镜取石术、腹腔镜或机器人辅助腹腔镜取石术等技术。

在学习国外泌尿外科微创技术的基础上，我国泌尿外科专家不忘初心、砥砺前行，在尿石症微创治疗领域做出了重大的贡献，创造了微通道经皮肾镜取石术、超微通道经皮肾镜取石术、超声定位经皮肾镜取石术等多种微创取石手术。

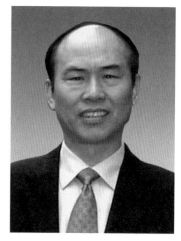

叶章群

我国尿石症的防治从既往的"跟跑"和"并跑"水平，逐步走向"领跑"水平。

为了培养高层次的泌尿外科专业人才，鼓励尿石症领域的基础研究及临床技术创新，促进国际间的交流与合作，2012年我们创立了国际尿石症联盟（International Alliance of Urolithiasis，IAU）。IAU目前拥有来自50多个国家和地区的500余名委员，分别在广州、尼泊尔、南宁、贵阳、印度、绍兴、土耳其举办了国际学术年会，同时举办了多期国际尿石症防治培训班，培养了一大批尿石症防治专业人员。

尽管我国在尿石症治疗领域取得了举世瞩目的成就，但在尿石症的预防方面与发达国家相比，尚存在一定差距。我国人民对尿石症的防治知识缺乏深入了解，造成我国的结石复发率居高不下，复杂性结石威胁着患者生命。为了普及尿石症的防治知识，提高尿石症的防治效果，广州医科大学附属第一医院刘永达教授和曾国华教授主编《尿石症知识问与答》一书。

该书重点介绍了尿石症的病因、流行病学、各种理化检查、先进的诊断和治疗技术，特别是对特殊类型的尿石症、尿石症的药物治疗和预防方面介绍得尤为详尽和全面。这是其他同类书籍所不及的。该书的另一特点是在内容编排上简单明了、一目了然；在形式上采用"问与答"的方式，深入浅出、图文并茂，极具科学性。相信本书的出版，在普及尿石症的防治知识方面会起到重要的作用。

　　我谨代表国际尿石症联盟和中国尿石症联盟向读者诚挚地推荐《尿石症知识问与答》一书，期待该书尽早问世！

国际尿石症联盟主席

中华医学会泌尿外科分会结石学组组长

中华医学会泌尿外科分会前任主任委员

2020 年 6 月

泌尿系结石的防治是一个古老而永恒的话题。早在 1635 年,首例肾脏切开取石术由 Marchett 在维也纳完成,从此开启肾结石手术治疗的时代。历经 300 余年,开放手术为无数尿石症患者取出了结石,保存了肾脏,挽救了生命。但是,为了取出肾内结石,泌尿外科医生需要切开皮肤 20 多厘米,切断腰部几层肌肉。患者术后痛苦不堪,身体完全恢复需要一两个月时间。

近四十年来,尿石症的微创治疗技术取得迅速发展。1964 年输尿管镜问世,1976 年开展了首例经皮肾镜取石术,1980 年研发出体外冲击波碎石机,随后输尿管软镜技术不断完善与发

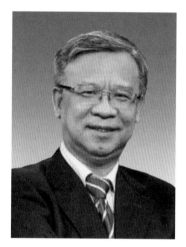

黄　健

展,腹腔镜或机器人辅助腹腔镜取石术不断被探索,极大减少了患者的创伤,加速了疾病的康复。目前,95% 的尿石症患者可免于开放手术治疗。

近年来,我国泌尿外科专家努力拼搏、开拓进取,在尿石症微创治疗领域作出了重大的贡献,创造了微通道经皮肾镜取石术、超微通道经皮肾镜取石术等多种微创取石手术,自主研发了微创肾镜、超微肾镜、一次性电子输尿管软镜、物理震动排石床等设备和器械,提出了"外内夹攻、硬软兼施、下上联通、小大转换、内松外紧"的尿石症的整体治疗策略,使我国尿石症的微创治疗水平处于国际领先地位。

早在 1984 年,广州医科大学附属第一医院泌尿外科率先开展尿石症的微创治疗。经过吴开俊教授、李逊教授、曾国华教授等学科带头人的努力,广州医科大学附属第一医院完成了数以万计尿路结石的微创手术,创造了微通道经皮肾镜取石术和超微通道经皮肾镜取石术等微创技术,编写了《经皮肾镜取石术》《输尿管软镜术》等学术专著,举办了各种类型的尿石症微创治疗培训班,培养了大量泌尿系结石的微创治疗人才,成为名副其实的尿石症微创治疗

的"黄埔军校"。

　　为了促进人们对尿石症的了解,进一步提高尿石症的防治效果,广州医科大学附属第一医院刘永达教授和曾国华教授主编了《尿石症知识问与答》这本科普书。本书通过问与答形式,回答了尿石症患者在临床诊疗过程中提出的问题,同时也介绍了尿石症防治的新进展,适于广大读者,尤其是尿石症患者和家属、基层医护人员、低年资医生按需阅读。

　　开卷有益,诚挚向各位读者推荐阅读此书。

中华医学会泌尿外科分会主任委员
中山大学孙逸仙纪念医院泌尿外科主任

黄健

2021 年 1 月

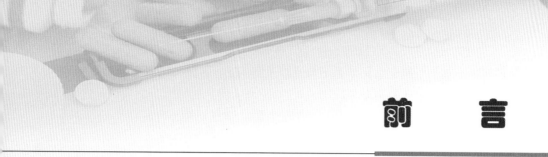

前　言

　　尿石症(泌尿系结石)是泌尿外科的常见病之一,在泌尿外科住院病人中占首位。欧美国家的流行病学资料显示,5%~10%的人在其一生中至少发生 1 次泌尿系结石,欧洲泌尿系结石年新发病率为 100~400/10 万。中国成人泌尿系结石的患病率高达 6.5%,南方高达 11.63%;年新发病率为 150~200/10 万,其中 25%的患者需要住院治疗。近年来,我国泌尿系结石的发病率有增加趋势,是世界上三大结石高发区之一。

　　近年来,尿石症的治疗取得了很大进展。过去创伤较大的开放手术已经逐步被排石治疗、体外冲击波碎石术、输尿管硬镜碎石术、输尿管软镜碎石术、经皮肾镜取石术、腹腔镜肾盂或输尿管切开取石术等微创技术所代替。飞速发展的排石、碎石和取石技术,极大地降低了尿石症手术并发症的发生率和死亡率。值得一提的是,中国泌尿外科专家近年来在尿石症的治疗领域做了大量的探索,提出微通道经皮肾镜取石术、超微通道经皮肾镜取石术、针式镜经皮肾镜碎石术,制造了末端可弯孙氏输尿管镜、超细经皮肾镜、少刚镜等设备。但是,人们却对这些日新月异的技术缺乏深入的了解,许多患者对医生提出的治疗方案无法理解。

　　另外,尽管医学科学家对尿石症的病因和发病机制进行了多年的探索,但是目前只有少数尿石症可以找到明确的病因,其余大部分尿石症的病因和发病机制尚未完全清楚,这就是尿石症的发病率和复发率高居不下而且逐年呈现上升趋势的原因。也就是说,我们只能对少数尿石症患者提出有针对性预防结石发生或复发的措施。

　　对于大多数病因不明的尿石症患者,尽管没有针对性预防措施,但是仍然有一些可以降低尿石症发病风险的措施,例如,饮水、食物调节、药物预防、体育锻炼等。从结石成分进行划分,泌尿系结石可分为草酸钙结石、磷酸钙结石、磷酸镁铵结石、尿酸结石、胱氨酸结石等。不同成分的结石所采用饮水、食物调节、药物等预防措施有所不同。

　　6 年前,我们收治了一名特殊的尿石症患者。这名患者的丈夫是杨先生,杨先生毕业于中山大学化学系有机化学专业，是一名食品高级工程师。曾经担任广东省食品工业发展总公司副总经理，广东省食文化研究会创会会长，广东食品行业协会食品添加剂专业委员会理事长。曾经出版《新编食品添加剂（手册）》、鲜味科学与文化专著《"鲜"为人知》《我们还能吃什么》。长期从事食品添加剂的开发、推广、宣传、标准修订、管理方面工作，多次策划组织大型的食品安全活动，是一位名副其实的"讲饮讲食"的专家。杨先生得知自己夫人取出的结石为草酸钙结石，而且结石容易复发。于是他在网上和购书中心到处寻觅，试图找一本预防尿石症的科普书，以帮助夫人解决尿石症复发的难题。杨先生发现真正面向读者的关于尿石症的科普书籍还真有那么几本，他基本都买回来阅读了一遍。但是，遗憾的是，在同一本书的不同页面，关于草酸钙结石预防的表述竟然出现完全不同的答案，一个是大量摄入含维生素 C 的食物，一个是限制摄入含维生素 C 的食物。杨先生提议让从事尿石症防治的专家撰写一本关于尿石症的科普书，让读者或患者了解尿石症的基础知识和防治知识，为此我们历时五年酝酿撰写本书。

本书为尿石症的科普书，参考了《泌尿系结石》《中国泌尿外科诊断和治疗指南》《欧洲泌尿外科协会指南》等专著，通过问与答的形式，力求用通俗易懂的语言和简单的插图让读者了解尿石症相关的知识。从泌尿系统的结构与功能开始，介绍尿石症的基础知识、病因、发病情况、检验和检查、各种治疗方法，特殊类型的尿石症，以及不同类型的尿石症的预防措施。本书设普通阅读和深度阅读，前者适合于普通读者、尿石症患者和家属阅读，后者适合于医务人员尤其是低年资泌尿外科医生阅读。

本书从策划、撰写、修改到出版得到中国工程院郭应禄院士，中华医学会泌尿外科分会前任主任委员、中华医学会泌尿外科分会结石学组长、国际尿石症联盟主席叶章群教授和中华医学会泌尿外科分会主任委员、中山大学孙逸仙纪念医院泌尿外科主任黄健教授的支持和欣然作序，在此表示衷心感谢！本书得到广州市科技计划项目（科普项目）《尿石症的防治科普图书的撰写及软件开发》（项目编号：151500048）的支持。

由于作者的经验所限，加之目前对尿石症防控的认识不足，难免出现一些观点偏差，敬请广大泌尿外科专家同道和读者批评指正。

刘永达　陈江华

2020 年 5 月

目 录

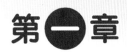

第一章

泌尿系统的结构与功能

泌尿系统由哪些器官组成

泌尿系统由肾、输尿管、膀胱和尿道组成（图 1-1-1）。

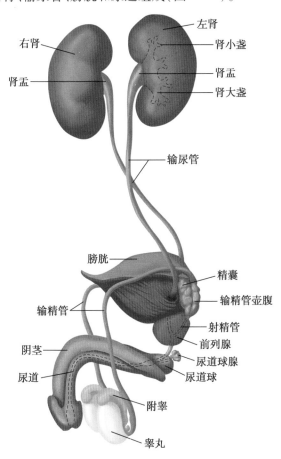

图 1-1-1　泌尿、男性生殖系统的全貌

1

🐭 肾脏在哪里

🐱 肾脏(kidney)俗称"腰子",位于脊柱的两旁,左右各一个。肝脏和脾脏都位于腹腔内,而肾脏位于腹腔的后方,腰背部肋骨的前方。肾脏的上半部分位于12肋缘的上方,下半部分位于12肋缘的下方。左肾的位置比右肾稍高(图1-1-2)。

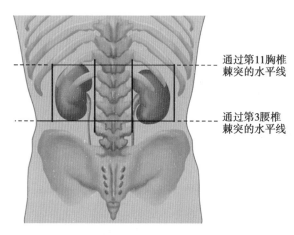

通过第11胸椎棘突的水平线

通过第3腰椎棘突的水平线

图1-1-2　肾脏的位置(人体的背面)

🐭 人体的肾脏有多大

🐱 正常成人两个肾脏的形态、大小、重量大致相同,外形似蚕豆,每个肾脏长约9.9cm(8~14cm),宽约5.9cm(5~7cm)、厚约4cm(3~5cm),重量为134~148g。

🐭 中医所指的"肾"跟西医一样吗

🐱 中医谈及的"肾",涵义广泛,由肾脏、膀胱、骨、髓、脑、耳、二阴胞宫,即属经络及奇经八脉等,包括了西医学描述的肾脏的大部分功能,也包括了神经系统、生殖系统、泌尿系统等器官系统的部分功能,在生理功能上占有十分重要的地位。因此,各种原因导致肾功能损害,期望通过中医"补肾"治疗来改善肾功能的做法是否恰当,目前难以定论。

🐭 肾脏的结构如何

🐱 肾脏的结构(图1-1-3)就像一套房子(图1-1-4),外周的"肾实质"相当于"墙";中央的"肾小盏"相当于"房","肾大盏"相当于"房"进入"厅"的"过道","肾盂"相当于"厅"。

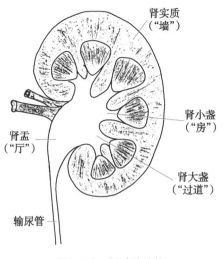

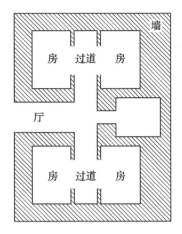

图 1-1-3　肾脏的结构

图 1-1-4　肾的结构犹如房子

尿液是怎样生成的

尿液的生成来源于肾实质("墙")。每个肾脏的肾实质("墙")内约有 100 万个"肾单位"(图 1-1-5)。"肾单位"在肉眼下看不到,在显微镜下才能被看到。

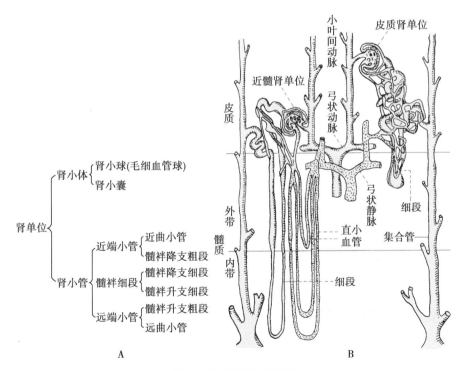

图 1-1-5　肾单位示意图

尿液就在"肾单位"中生成。

尿液怎样在"肾单位"中生成

"肾单位"负责把血液过滤成为尿液：血液→肾动脉→入球小动脉→肾小球毛细血管网（"筛子"）→肾小囊（原尿）→肾小管（近曲小管→近直小管→髓袢→远直小管→远曲小管）→集合管→肾小盏（图1-1-5、图1-1-6）。

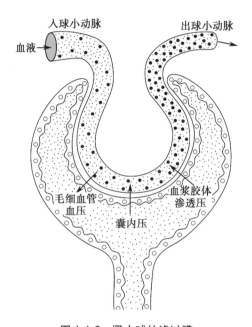

图 1-1-6　肾小球的滤过膜

简单地说，"肾单位"犹如"过滤器"，把血液中有用的成分（如红细胞、白细胞、血小板和血浆等）留着，把废物过滤出来，形成尿液。

什么是尿路

尿路（图1-1-7）是指由"肾单位"生成的尿液，排出人体的路径：肾小盏（正常人有7~8个）→肾大盏（正常人有2~3个）→肾盂（正常人有1~2个）→输尿管（上段、中段、下段）→膀胱→尿道。

什么是上尿路和下尿路

以输尿管开口作为分界，尿路分为上尿路和下尿路。即肾小盏、肾大盏、肾盂和输尿管为上尿路，膀胱和尿道为下尿路（图1-1-7）。

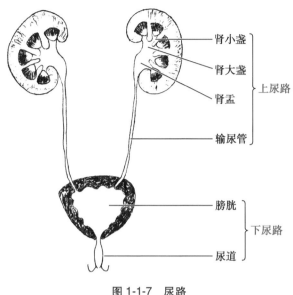

图 1-1-7　尿路

肾小盏
肾大盏
肾盂
上尿路
输尿管

膀胱
下尿路
尿道

什么是输尿管

顾名思义,输尿管(ureter)是输送尿液的管子(图 1-1-8)。它像自来水管,连接于肾盂与膀胱之间,把肾脏生成的尿液,由肾盂通过输尿管传送至膀胱。正常

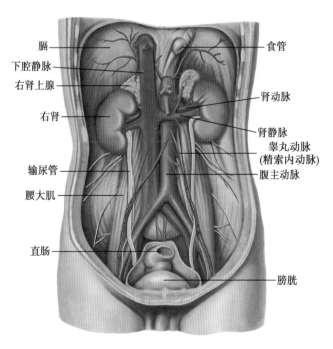

膈
下腔静脉
右肾上腺
右肾
输尿管
腰大肌
直肠

食管
肾动脉
肾静脉
睾丸动脉
(精索内动脉)
腹主动脉
膀胱

图 1-1-8　输尿管(左、右侧)

人有两条输尿管,左、右侧各一条。与自来水管不同,输尿管并不僵硬,是细长富有弹性的管子。

🐾 输尿管有多长

🐾 正常成年男性输尿管的长度为 27~30cm,平均为 28cm;成年女性输尿管的长度为 25~28cm,平均为 26cm。右侧短于左侧约 1cm。

🐾 输尿管有多宽

🐾 正常成年输尿管的管径(内腔)为 0.5~0.7cm,平均为 0.6cm。这也说明为什么横径小于 0.6cm 的输尿管结石容易自行排出。

🐾 输尿管分为哪几段

🐾 从解剖学的角度,把输尿管分为三段:①腹部(腰段),从肾盂与输尿管交界处至跨越髂血管处;②盆部(盆段),从跨越髂血管处至膀胱壁;③壁内部(膀胱壁段),斜行穿过膀胱壁,终于膀胱黏膜的输尿管口(图 1-1-9)。

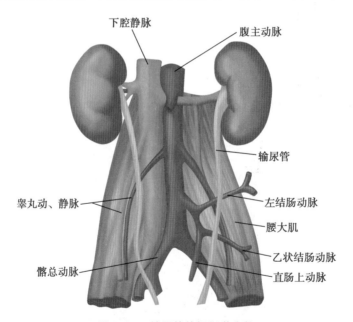

图 1-1-9   输尿管的解剖学分段

🐾 输尿管全程一样宽吗

🐾 正常人的输尿管全程并非一样宽,它有三处狭窄(图 1-1-10):第 1 个狭窄在输尿管起始处,即肾盂与输尿管的移行部位;第 2 个狭窄在越过髂血管处(相当于骨盆上口水平);第3个狭窄在穿过膀胱壁处。这些生理性狭窄常常是输尿管结石停留的位置。

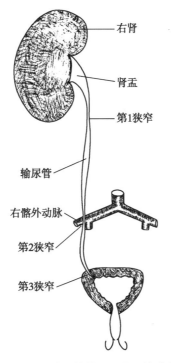

图 1-1-10 输尿管的三处生理性狭窄

膀胱在哪里

成人的膀胱(bladder)位于骨盆内(图 1-1-11)。空虚的(没有尿的)膀胱位

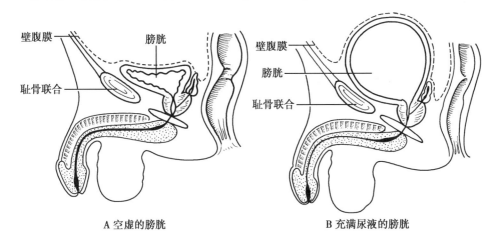

A 空虚的膀胱　　　　　　　　　　B 充满尿液的膀胱

图 1-1-11 膀胱的位置变化

于耻骨下方,人们无法扪及;随着膀胱内尿液增多,膀胱渐渐越过骨盆。充满尿液的膀胱可以超越肚脐水平(图1-1-11)。

🙋 小儿膀胱的位置与成人有何不同
👨‍🏫 婴儿膀胱较高,位于腹部,其颈部接近耻骨联合上缘(图1-1-12,图1-1-13);到20岁左右,由于耻骨扩张,骶骨角色的演变,伴同骨盆的倾斜及深阔,膀胱逐渐降至骨盆内。

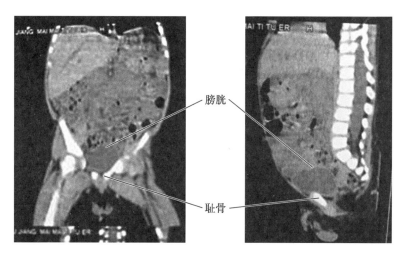

膀胱

耻骨

图 1-1-12　18 个月小儿膀胱 CT 图　　　图 1-1-13　18 个月小儿膀胱 CT 图
（冠状位）　　　　　　　　　　　　　　　（矢状位）

🙋 什么是尿道
👨‍🏫 尿道是从膀胱通向体外的管道。人们常常与输尿管相混淆,输尿管是肾盂向膀胱输送尿液的管道,而尿道是膀胱向体外输送尿液的管道。

🙋 男性尿道与女性尿道有何不同
👨‍🏫 男性尿道长、细而弯曲(图1-1-14);女性尿道短、粗而直(图1-1-15)。因此,女性尿道结石较罕见,男性尿道结石相对常见。

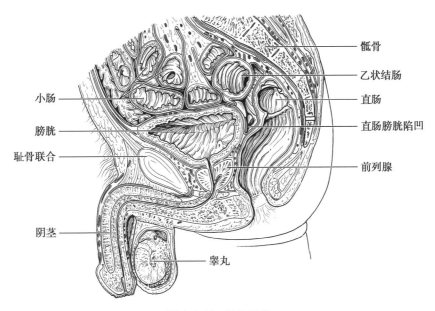

图 1-1-14 男性尿道

骶骨

乙状结肠

直肠

直肠膀胱陷凹

前列腺

小肠

膀胱

耻骨联合

阴茎

睾丸

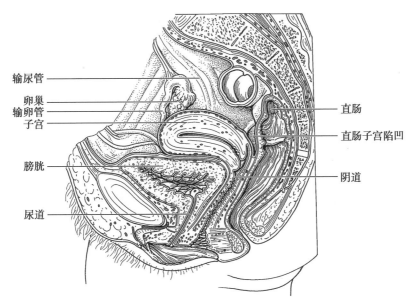

图 1-1-15 女性尿道

输尿管

卵巢

输卵管

子宫

膀胱

尿道

直肠

直肠子宫陷凹

阴道

从解剖角度,成年男性尿道与女性尿道有何不同

表 1-1-1 显示成年男性尿道与女性的差异。

表 1-1-1   成年男性尿道与女性尿道的比较

	成年男性尿道	成年女性尿道
长度	16~22cm(平均 18cm)	2.5~5.0cm(平均 3.5cm)
宽度	5~7mm	8mm
弯曲	耻骨下弯和耻骨前弯	直

男性尿道全程一样宽吗

正常男性尿道在行程中粗细不一,有三个狭窄、三个扩大。三个狭窄分别在尿道内口、膜部和尿道外口。三个扩大在前列腺部、尿道球部和尿道舟状窝。三个狭窄把结石阻挡在扩大的部位,因此,尿道结石往往停留在前列腺部、尿道球部和舟状窝。

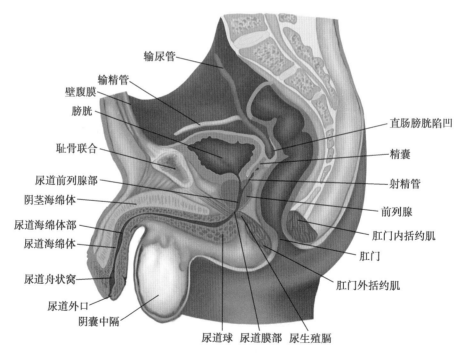

图 1-1-16   尿道的三个狭窄和三个扩大

第二节　泌尿系统的功能

尿液从哪里生成

早在公元2世纪,古罗马医学家盖伦(Galen),是世界上第一个实验生理学家,他把输尿管结扎,尿液就不会产生,从而得知尿液由肾脏产生。

肾脏有何作用

肾脏是人体的重要内脏,它对人类的生育、成长、衰老、死亡等都有很大的影响。它不仅是一个排泄器官,而且是一个对人体内环境和生理活动有关键影响的重要脏器,对维持生命有着十分重要的意义(图1-2-1)。

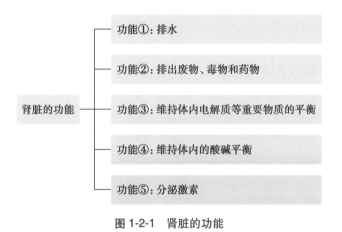

图1-2-1　肾脏的功能

肾脏怎样排水

众所周知,肾脏的第一大功能是排水。肾脏是身体排出水分的主要器官,正常人在水分过多或过少时,通过肾脏来保持体内水分的平衡。如天热、剧烈运动或劳动时出汗多,体内水分少了,尿量就会减少;冬天出汗少,体内水分多了,尿量就多些。饮水多了,尿量就多;不饮水或少饮水,尿量就少。

什么是肾性水肿

由于肾脏疾病导致水分不能排出体外,潴留在体内时,称为肾性水肿。水肿是肾脏疾病最常见的症状,轻者无明显可见的浮肿,仅有体重增加或在清晨眼睑稍许肿胀,或者双下肢浮肿。重者可全身明显水肿,甚至导致胸腔积液、腹水,体重可增加数十千克(重度浮肿)。

肾脏怎样排泄废物

肾脏的第二大功能是排出废物、毒物和药物。人体每时每刻都在新陈代谢，代谢过程中产生了人体不需要的、甚至有害的废物，如尿素、尿酸、肌酐等含氮物质、硫酸盐和其他含硫物质，以及无机磷酸盐等。肾脏可把这些废物排出体外。此外，肾脏还能把进入体内的一些有毒物质排出体外。不少药物也是主要由肾脏排泄的，一旦得了肾脏病，药物排出减少，用药量也必须相应减少，否则将发生药物中毒。

肾脏怎样维持体内重要物质的平衡

肾脏的第三大功能是维持体内电解质等重要物质的平衡。人体血液内有各种电解质，如钠、钾、钙、镁、氯、碳酸氢根及磷酸盐等，还有血浆蛋白、葡萄糖、氨基酸、激素、维生素和无机盐等。肾脏通过肾小球的滤过和肾小管的重吸收功能，维持上述物质的平衡，从而维持人体的正常生理功能。

肾脏怎样调节人体酸碱平衡

肾脏的第四大功能是维持体内的酸碱平衡。肾脏能把人体新陈代谢过程中产生的酸性物质通过尿液排出体外，并能控制酸性和碱性物质的比例。肾脏是通过肾小管重吸收碳酸氢根和排泄氢离子来实现人体酸碱平衡。有些患者失去了肾脏的排酸功能，就会出现代谢性酸中毒。

肾脏分泌的激素有哪些

肾脏分泌多种激素（图 1-2-2），影响着人体的血压调控、红细胞的合成以及钙的吸收等功能。

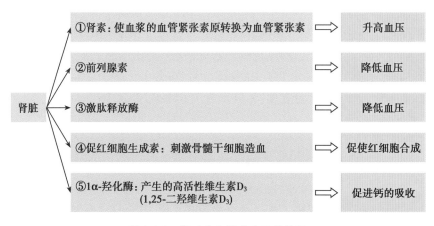

图 1-2-2　肾脏分泌的激素及其作用

何谓肾性骨病

肾性骨病,也称为骨性营养不良,是指由于肾脏功能受损,分泌的1α-羟化酶缺乏,导致高活性的维生素 D_3($1,25$-二羟维生素 D_3)合成障碍,直接影响钙的吸收,导致骨质疏松(图 1-2-3)。表现为骨痛、骨折、骨骼变形等特征(图 1-2-4)。

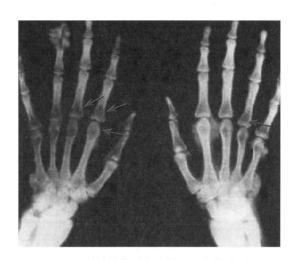

图 1-2-3 骨性骨病(骨质脱钙,红色箭头所示)

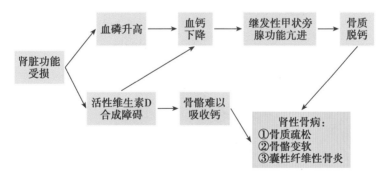

图 1-2-4 肾性骨病的形成机制

何谓肾性贫血

肾性贫血是指由于肾功能不全导致的贫血,是慢性肾功能不全发展到终末期常见的并发症(图 1-2-5)。肾功能减退越严重,贫血程度越重。

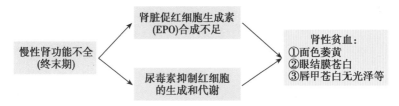

图 1-2-5　肾性贫血的形成机制

输尿管有什么作用

输尿管是输送尿液的管道,它把肾脏生成的尿液输送至膀胱。输送尿液的力量来源于肾小球的滤过压和肾盂、输尿管平滑肌的收缩作用。输尿管并不像"自来水管"这么坚硬,它的管壁主要由肌肉组成,通过肌肉规律地收缩把尿液输送至膀胱。当结石堵塞输尿管时,造成尿液输送障碍。

膀胱有什么作用

膀胱是储存尿液的池子,负责储存由输尿管输送而来的尿液。它是由肌肉组成的"囊袋样"器官(图 1-2-6),具有较好的伸展性。当膀胱内尿量达到 100~150ml 时,人就会有"小腹膨胀"的感觉;尿量达到 150~250ml 时,人就会出现尿意;当尿量达到 250~450ml 时,由于神经作用引起膀胱壁肌肉(称为"逼尿肌")的收缩,尿液经尿道排出体外。

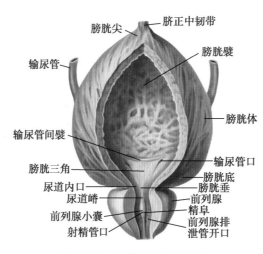

图 1-2-6　膀胱壁由肌肉组成

尿道有什么作用

尿道上接膀胱,是一条把膀胱内储存的尿液排出体外的通道,就像我们日常生活中常见的"下水道"。

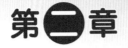

尿石症的基础知识

第一节　尿石症概述

尿石症是什么

尿石症,也称为尿路结石、尿石病或泌尿系结石,指的是尿液排出的通道内(包括肾小盏、肾大盏、肾盂、输尿管、膀胱和尿道等)形成的结石。胆道(如肝内胆管、胆囊、胆囊管、胆总管等)、消化道(如胃)、血管内(如静脉石)等均不属于尿石症的范畴。

人类从何时开始认识尿石症

考古学家已经证实,早在太古时代,尿石症已经存在。Desnos 描述了一位10 多岁的埃及男孩尸骸中骨盆内存在黄色的结石。该结石于 1901 年被 Smith在一座埃及古墓中发现,是至今人类认识到的最古老的尿路结石。这具伴有尿路结石的古尸被存放在英格兰博物馆。可惜,1941 年在第二次世界大战的空袭中,它被毁坏了。

尿石症有哪些类型

为便于寻找泌尿系结石的病因和制定治疗方案,医学家对尿石症进行多种分类(表 2-1-1)。

深度阅读

按照尿路结石形成的原因来分,分为原发性结石和继发性结石。原发性结石是指按照目前科学水平尚不能找到明确原因的结石。继发性结石是指尿路结石的形成具有较明确的病因,如继发于尿路梗阻、尿路感染、尿路异物、尿路畸形等。目前,大多数尿路结石为原发性结石。

按照尿路结石所在部位来分,分为上尿路结石和下尿路结石。上尿路结石包括肾结石和输尿管结石;下尿路结石包括膀胱结石和尿道结石。

按照尿路结石的成分来分,分为含钙结石(如草酸钙、磷酸钙、碳酸钙等)、感染性结石(主要成分为磷酸镁铵和羟磷灰石)、尿酸结石(尿酸和尿酸铵)、胱氨酸结石及其他罕见成分的结石。

根据腹部平片能否看到结石,分为阳性结石和阴性结石。

表 2-1-1 泌尿系结石分类

根据	分类			疾病
病因	代谢性结石	草酸代谢异常	原发性高草酸尿症	Ⅰ型高草酸尿症
				Ⅱ型高草酸尿症
			肠源性高草酸尿症	
			继发性高草酸尿症	
		钙代谢异常	高血钙性高钙尿症	原发性甲状旁腺功能亢进
				维生素 D 中毒
				结节病
				恶性肿瘤
				皮质醇症
				制动综合征
			正常血钙性高钙尿症	远端肾小管性酸中毒
				饮食性高钙尿症
				特发性高钙尿症:吸收性、重吸收性、肾性和肾漏磷性
		胱氨酸代谢异常	胱氨酸尿症	
		尿酸代谢异常	嘌呤形成增加	焦磷酸-磷酸核糖合成酶亢进
			嘌呤形成失调	焦磷酸-磷酸核酰胺转移酶缺乏
			嘌呤再利用障碍	次黄嘌呤-鸟嘌呤磷酸核糖转移酶缺乏
		枸橼酸代谢异常	低枸橼酸尿症	
	感染性结石			
	药物性结石	磺胺类、乙酰唑胺、乳-碱综合征、茚地那韦等		
	特发性结石			
晶体成分	含钙结石	草酸钙结石		
		磷酸钙结石/碳酸磷灰石		
		碳酸钙结石		

续表

根据	分类		疾病	
晶体成分	非含钙结石	胱氨酸结石		
		黄嘌呤结石		
		尿酸结石、二水尿酸结石、尿酸钠结石、尿酸铵结石		
		磷酸镁铵结石	分解尿素酶的细菌	
		基质结石/纤维素结石		
部位	上尿路结石	肾结石	肾集合管结石	海绵肾畸形
			肾盏(肾盏憩室)结石	
			肾盂结石	
			鹿角形结石	完全性和不完全性
		输尿管结石	输尿管上段结石	
			输尿管中段结石	
			输尿管下段结石	
	下尿路结石	膀胱结石		
		尿道结石	前尿道结石	
			后尿道结石	
X线	阳性结石	不透过X线,腹部平片(KUB)显影的结石		
	阴性结石	透过X线,腹部平片(KUB)不显影的结石		

什么是上尿路结石? 什么是下尿路结石

肾和输尿管的结石称为上尿路结石;膀胱和尿道的结石称为下尿路结石。其中位于肾小盏和肾大盏结石均称为肾盏结石,位于肾盂的结石称为肾盂结石。位于输尿管上段、中段和下段的结石分别称为输尿管上段结石、输尿管中段结石和输尿管下段结石(图2-1-1)。

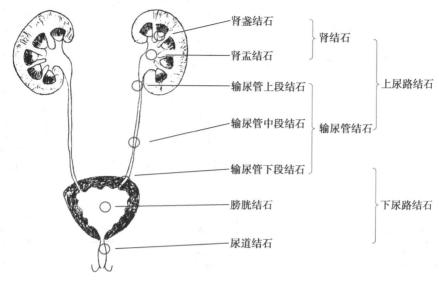

图 2-1-1 尿石症的分类

尿路结石到底是一种什么物质

尿路结石的成分主要是一些溶解度很低的体内代谢产物,如草酸钙、磷酸钙、尿酸、磷酸镁铵、胱氨酸等。

尿路结石都含有钙吗

钙是尿路结石常见的成分之一。但是,并不是所有的尿路结石均含有钙的成分。根据结石是否含有钙的成分,尿路结石分为含钙结石(包括草酸钙、磷酸钙、碳酸磷灰石和碳酸钙等)和非含钙结石(包括胱氨酸结石、黄嘌呤结石、尿酸结石、尿酸胺结石、磷酸镁胺结石和基质结石等)。

草酸钙结石的外观是怎样

一水草酸钙结石呈褐色,表面较平坦或呈颗粒状,质地坚硬(图 2-1-2,图 2-1-3);二水草酸钙结石呈白色,表面有晶莹的刺状突起,质地松脆(图 2-1-4,图 2-1-5)。

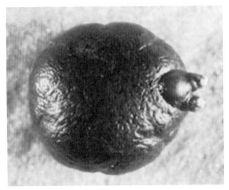

图 2-1-2　一水草酸钙结石(外观)

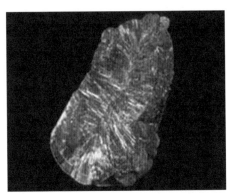

图 2-1-3　一水草酸钙结石(截面)

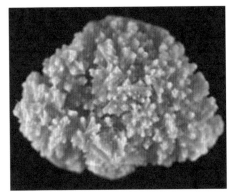

图 2-1-4　二水草酸钙结石(外观)

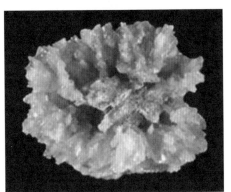

图 2-1-5　二水草酸钙结石(截面)

尿酸结石的外观是怎样的

尿酸结石通常呈圆形或卵圆形,黄色(图 2-1-6,图 2-1-7)或棕褐色(图 2-1-8,图 2-1-9),表面光滑平坦,有时呈细颗粒状。

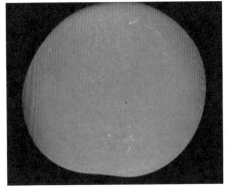

图 2-1-6　尿酸结石(外观)

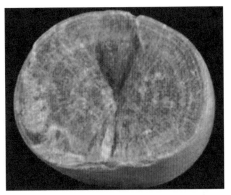

图 2-1-7　尿酸结石(截面)

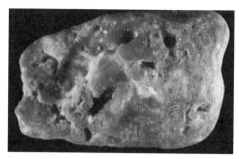

图 2-1-8 尿酸结石(外观)

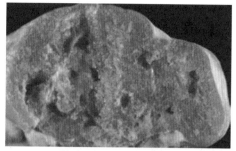

图 2-1-9 尿酸结石(截面)

磷酸钙结石的外观是怎样的

磷酸钙结石,包括碳酸磷灰石和磷酸氢钙结石等,多数体积较大,部分或完全充填于肾盂内,形成铸型结石。膀胱内呈卵圆形或锥形。磷酸钙结石呈白色(图 2-1-10,图 2-1-11)或灰色(图 2-1-12,图 2-1-13),表面粗糙,切面常呈薄壳结构(图 2-1-14 和图 2-1-15)。磷酸氢钙结石外观见图 2-1-16 和图 2-1-17。

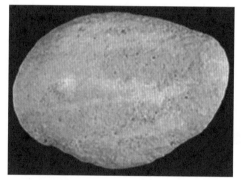

图 2-1-10 碳酸磷灰石(外观)

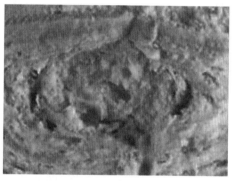

图 2-1-11 碳酸磷灰石(截面)

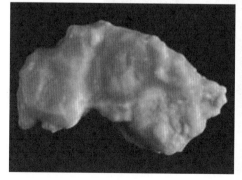

图 2-1-12 碳酸磷灰石(外观)

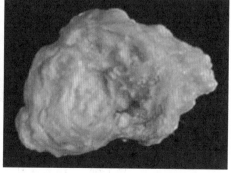

图 2-1-13 碳酸磷灰石(截面)

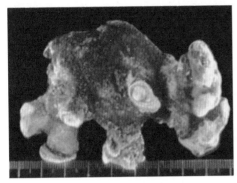

图 2-1-14　碳酸磷灰石(外观)

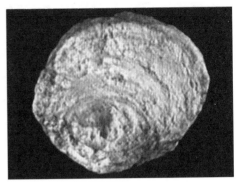

图 2-1-15　碳酸磷灰石(截面)

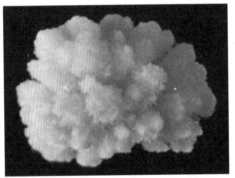

图 2-1-16　磷酸二氢钙结石(外观)

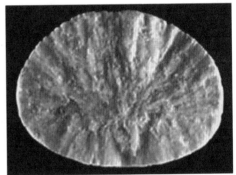

图 2-1-17　磷酸二氢钙结石(截面)

感染性结石(磷酸镁铵)的外观是怎样的

感染性结石主要由磷酸镁铵组成,大小差别较大,呈污灰色。部分易碎结石表面为泥灰状或浮石样结构(图 2-1-18)。

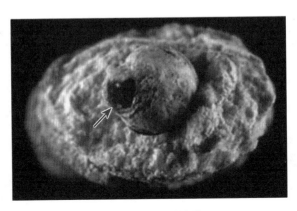

图 2-1-18　磷酸镁铵结石

胱氨酸结石的外观是怎样

胱氨酸结石的颜色为黄色,呈蜡样外观,表面光滑或颗粒状,切面有向心性分层或放射状条纹。膀胱内胱氨酸结石像扁豆样,也可形成体积很大的结石(图 2-1-19)。

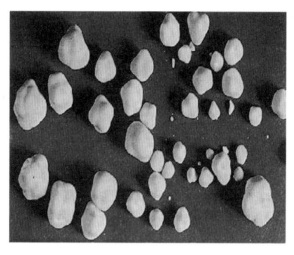

图 2-1-19　胱氨酸结石

黄嘌呤结石的外观是怎样的

黄嘌呤结石相当少见,主要由体内缺乏黄嘌呤氧化酶导致的,外观光滑、呈砖红色(图 2-1-20)。

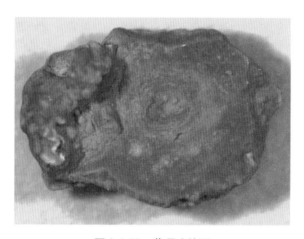

图 2-1-20　黄嘌呤结石

尿路结石都是单一成分吗

绝大多数的尿路结石是由多种成分组成的(图2-1-21,图2-1-22),如草酸钙和磷酸钙混合、草酸钙与尿酸混合、磷酸钙与磷酸镁铵混合等。单一成分的尿路结石很少见,如纯尿酸结石、纯胱氨酸结石等。

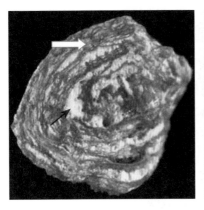

图2-1-21 混合结石
图解:草酸钙(空心箭头)与碳酸磷灰石(实心箭头)混合结石

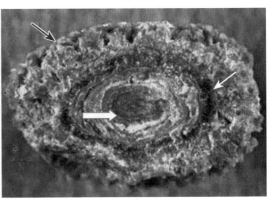

图2-1-22 多种成分混合性结石
图解:尿酸铵为核心(空心箭头)+草酸钙为中间层(白色箭头)+草酸钙与碳酸磷灰石为外核(实心箭头)

哪种成分的尿路结石最常见

含钙结石是尿路结石中最常见的结石类型,结石中晶体成分主要为草酸钙和磷酸钙。其中草酸钙结石占全部结石的80%~84%;磷酸钙结石占全部结石的6%~9%;尿酸(尿酸盐)结石占全部结石的6%~10%;磷酸镁胺结石占全部结石的6%~9%;胱氨酸结石占全部结石不到2%;黄嘌呤结石极少见。

哪种成分的尿路结石最硬

结石的硬度从高到低依次为碳酸磷灰石、二水草酸钙、一水草酸钙、尿酸、胱氨酸、磷酸氢钙、磷酸镁铵。

第二节 肾和输尿管结石

一、概 述

肾结石与肾盏结石、肾盂结石有何关系

肾脏生成的尿液经过肾小盏、肾大盏和肾盂排入输尿管。位于肾小盏、肾大盏的结石统称为肾盏结石,肾盏结石和肾盂结石均称为肾结石(图2-2-1)。

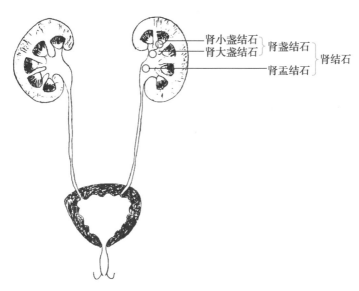

图 2-2-1 肾结石与肾盏结石、肾盂结石的关系

何谓输尿管上段结石、输尿管中段结石、输尿管下段结石

为了便于疾病的诊治,在 X 线照片上,人为把输尿管分为三段:上段为肾盂至骶髂关节的上缘,中段为骶髂关节上下缘之间的一段,下段为骶髂关节下缘至输尿管膀胱入口处。位于输尿管上段、中段和下段的结石分别称为输尿管上段、中段和下段结石(图 2-2-2)。

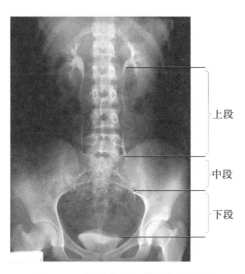

图 2-2-2 输尿管结石的影像学分类

肾和输尿管结石患者主要症状有哪些

肾和输尿管结石患者的主要症状包括腰痛和血尿。如果合并尿路感染则出现畏寒发热或/和尿频尿急尿痛等症状；如果合并肾功能不全则出现食欲不振、颜面及双下肢浮肿等症状。

二、肾和输尿管结石的主要症状——腰痛

什么是肾绞痛

肾绞痛又称肾、输尿管绞痛，其特点是突然发作剧烈疼痛，疼痛从患侧腰部开始沿输尿管向下腹部、腹股沟、大腿内侧、睾丸或阴唇放射，可持续几分钟或数十分钟，甚至数小时不等。发作时常伴有恶心呕吐、大汗淋漓、面色苍白、辗转不安等症状，严重者可导致休克。一旦痉挛或梗阻解除，症状会很快缓解。图2-2-3为典型左肾绞痛的疼痛范围；图2-2-4为典型右肾绞痛的疼痛范围。

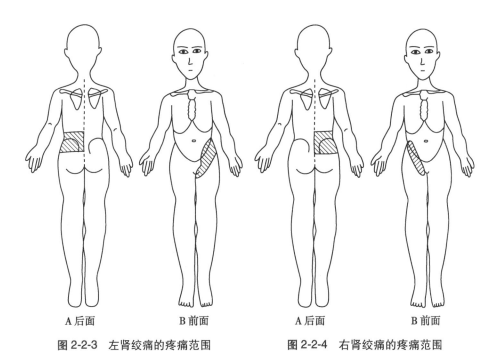

A 后面   B 前面   A 后面   B 前面

图 2-2-3 左肾绞痛的疼痛范围   图 2-2-4 右肾绞痛的疼痛范围

尿石症患者为什么会出现肾绞痛

肾结石突然下移至肾盂或输尿管，堵塞肾盂或输尿管，使结石近端的肾盂或输尿管壁的肌肉出现剧烈收缩所致。图2-2-5显示左肾上盏结石，图2-2-6显示肾上盏结石突然下移至输尿管，可引起肾绞痛。

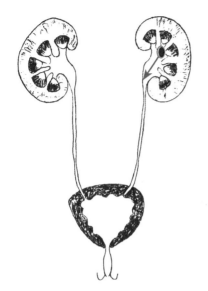
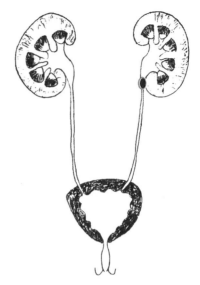

图 2-2-5　左肾上盏结石　　　　　图 2-2-6　左肾上盏结石下移至输尿管

❓ 为什么肾绞痛并不可怕

👨‍⚕️ 尽管肾绞痛的发作让人终生难忘,但是它通常预示患侧上尿路结石近期发生移动,结石通常不大,而且患侧肾功能一般较好。由于疼痛剧烈,常引起患者重视,通常能做到早期诊断和早期处理。及早处理肾绞痛,通常没有后遗症。

❓ 为什么有人说,肾绞痛发作,结石反而有机会排出

👨‍⚕️ 肾绞痛发作其实是人与结石搏斗的过程,即结石近端的输尿管收缩幅度加强、频率增加,最终可能出现两种结果,一种结果是结石被排出去;另外一种结果是结石长期无法排出,引起近端输尿管收缩减弱,肾盂或输尿管扩张,最终导致肾积水。

❓ 为什么肾绞痛发作时常常合并恶心呕吐

👨‍⚕️ 肾绞痛发作时,由于结石堵塞和近端输尿管的强烈收缩,导致肾盂内压增高,压力传导至肾包膜,引起肾包膜牵张。肾脏与胃肠的神经支配同属腹腔神经丛,肾包膜牵张引起内脏反射,迷走神经兴奋,引起恶心、呕吐。此时容易与急性胃肠炎、急性阑尾炎、结肠炎或输卵管炎相混淆。

❓ 一侧肾绞痛发作时,为什么有时会出现无尿

👨‍⚕️ 一侧肾绞痛发作时,可以因为肾-肾反射,导致对侧肾脏亦暂时停止生成尿

液,造成无尿,常在止痛治疗后又重新排尿。此时须与双侧输尿管梗阻或对侧肾无功能相鉴别。如果疼痛缓解后,仍然无尿,应该注意双侧输尿管梗阻或对侧肾无功能的可能。

偶尔可见,一侧输尿管结石,引起对侧腰痛,为什么

通常,一侧输尿管结石,引起同侧腰部疼痛;但由于肾-肾反射,临床上偶尔可见一侧输尿管结石,引起对侧腰痛。但须注意对侧有无同时合并病变,应该由医生慎重检查后作出结论。

哪些尿石症患者没有腰痛症状或仅有轻微腰部隐痛

没有堵塞尿路的肾或输尿管结石,患者表现为没有腰痛症状或仅有轻微腰部隐痛。图 2-2-7 显示肾下盏一枚结石,没有引起肾积水,患者没有腰痛症状;图 2-2-8 显示肾结石很大,但没有堵塞尿路,患者也可以没有腰痛,或仅有轻微腰部隐痛。

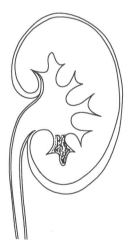

图 2-2-7　肾下盏结石

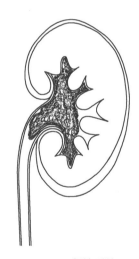

图 2-2-8　肾铸型结石

哪些尿石症患者表现为腰部胀痛

结石缓慢增大,最终完全堵塞尿路,造成一定程度的肾积水时,患者才表现为腰部胀痛。图 2-2-9 所示左输尿管上段结石,缓慢长大。

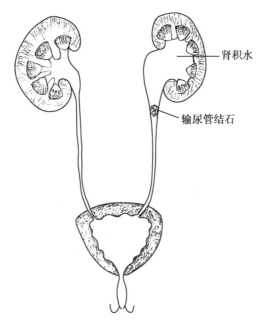

肾积水

输尿管结石

图 2-2-9　左输尿管上段结石合并左肾积水

🐾 有些患者因为尿路结石发展为肾萎缩或重度肾积水,甚至尿毒症,患者仍然没有感受到任何不适,为什么

🐾 临床上确实存在着一些患者无法接受的现实:没有任何症状,医生告诉他由于结石堵塞引起肾萎缩或重度肾积水,甚至导致尿毒症。原因是结石的生长较缓慢,引起尿路堵塞缓慢加重,相应的症状不明显,让患者无法觉察。

🐾 偶尔可见,肾脏已经化脓了,为什么患者没有任何不适

🐾 如果结石堵塞尿路,同时又合并感染,会引起肾积脓。由于肾脏位置深在,有些肾积脓患者可以没有任何不适。如果有些细菌分解代谢显著或者大量产气引起肾内压增高,或者炎症已经蔓延至肾周(称"肾周围炎"),患者才感受到同侧腰部疼痛和出现发热。

三、肾和输尿管结石的另一主要症状——血尿

🐾 尿石症患者为什么会出现血尿

🐾 由于结石在尿路移动、结石刺激或合并炎症,引起尿路上皮表面的血管破裂,可引起血尿。所以有些尿石症患者会出现活动后血尿。

尿石症患者常常出现血尿吗

100 名尿石症患者,约 95 名可出现血尿。绝大多数尿路结石患者的血尿非常轻微,肉眼看不见尿液变红,常常在显微镜下才能看见"红血球"(称为"镜下血尿");只有个别患者肉眼可看见尿液变红(称为"肉眼血尿"),常呈淡红色或"洗肉水样"。

尿石症患者出现肉眼血尿,可导致贫血吗

尿石症患者的血尿通常比较轻微。每 1 000ml 的尿液含有 1ml 血液就可被肉眼看到。正常人每天排出的尿量为 2 000~2 500ml,每天排出轻微的肉眼血尿失血量不到 10ml。因此,短期的、轻微的肉眼血尿通常不会导致贫血。但长期大量肉眼血尿,或者同时合并肾功能不全的患者,会出现贫血。

尿石症患者出现严重肉眼血尿,通常预示着什么

尿石症患者尿液出现颜色深红、黏稠的血液,甚至出现不同程度的血凝块时,要注意有无可能合并尿路肿瘤,须及时找专业的泌尿外科医生进行诊治。

什么是初始血尿

排出的尿液前半段带有血液,后半段没有血液,称为初始血尿。初始血尿通常提示病变的部位在前尿道,如前尿道结石或肿瘤。

什么是终末血尿

排出的尿液前半段没有血液,后半段带有血液,称为终末血尿。终末血尿通常提示病变的部位在后尿道、膀胱颈或膀胱三角区,如后尿道结石、膀胱结石或膀胱肿瘤。

什么是全程血尿

排出的尿液全程均带有血液,称为全程血尿。全程血尿通常提示病变的部位在膀胱或膀胱以上尿路,如输尿管结石或肿瘤、肾盂结石或肿瘤、肾结石。

四、肾和输尿管结石患者的其他症状

尿石症患者在什么情况下可出现尿频尿急尿痛

尿石症患者在以下三种情况下会出现尿频尿急尿痛的症状:

1. 合并尿路感染,炎症物质刺激膀胱三角区所致;
2. 输尿管结石下移至膀胱交界处;
3. 结石刺激膀胱三角区(接近膀胱颈处),如输尿管下段结石或膀胱结石。

🦠 输尿管下段结石患者,在腰部疼痛的基础上出现尿频尿急尿痛,医生说结石将要排出,为什么

👨‍⚕️ 当输尿管结石下移至膀胱交界处时,由于结石刺激膀胱三角区的黏膜,引起尿频尿急尿痛,提示结石将要由输尿管进入膀胱。

🦠 什么症状提示尿石症合并尿路感染

👨‍⚕️ 尿石症患者出现尿频尿急尿痛或/和发热、畏寒等症状时,提示尿石症合并尿路感染的可能。

🦠 尿石症患者突然排不出小便,通常是什么情况?

👨‍⚕️ 答:尿石症患者突然排不出小便,可能出现以下情况:①肾绞痛发作时;②一侧上尿路被堵塞,对侧没有肾脏,或者对侧肾功能严重损害;③双侧上尿路被堵塞;④下尿路被堵塞。

🦠 尿石症导致的无尿与内科肾病导致的尿量改变有何差异

👨‍⚕️ 由于尿路被突然堵塞,尿石症导致的无尿通常是尿量突然骤减,甚至尿量接近零;由于肾脏功能逐渐损害,内科肾病导致的尿量改变通常逐渐减少,或先出现尿量增多,再出现尿量减少。

🦠 尿石症患者最担心发展为尿毒症,尿毒症早期(肾功能不全早期)表现是什么

👨‍⚕️ 早期尿毒症除血肌酐升高以外,往往没有临床症状,或仅表现为食欲不振,常常不被患者所重视。

🦠 哪些症状提示尿毒症的可能

👨‍⚕️ 尿毒症影响全身各个系统,临床表现非常复杂而不典型,容易被误认为其他疾病。包括以下常见症状:

1. 水肿:晨起眼睑或颜面部水肿,午后多消退,劳累后加重,休息后减轻;
2. 高血压:可出现头痛、头昏、眼花、耳鸣等症状;
3. 尿量过多或过少;
4. 乏力;
5. 贫血;
6. 恶心呕吐、食欲不振;
7. 皮肤瘙痒。

第三节 膀胱和尿道结石

膀胱和尿道结石常见的发生原因有哪些

膀胱和尿道结石常见的发生原因包括：

1. 下尿路梗阻 包括前列腺增生、神经源性膀胱、尿道狭窄或先天性尿道瓣膜等，由于长期尿流不顺畅，尿液结晶沉积形成结石；

2. 异物 经尿道放入的异物（包括塑料管、金属发夹、草杆、电线等），遗忘拔除的输尿管支架和膀胱造瘘管，或者不被人体吸收的缝线等，这些异物可作为核心，尿液结晶沉积形成结石；

3. 尿路感染 尿路感染的细菌、脓块和坏死组织作为核心，参与膀胱和尿道结石的形成。

膀胱结石是怎样形成的

膀胱结石的形成有两种可能：主要原因是由于排尿不顺畅、尿路感染或异物等原因，导致膀胱内尿液潴留，尿盐沉积形成膀胱结石；其次是由于肾或输尿管结石排入膀胱，但是不能排出体外，在此基础上停留或增大。

尿道结石是怎样形成的

尿道结石的形成也有两种可能：主要原因是由于膀胱结石排出受阻，停留在尿道所致；其次是由于尿道狭窄、尿道憩室或先天性尿道瓣膜等原因导致尿液在尿道内潴留，尿盐沉积所致。

哪些人好发膀胱和尿道结石

膀胱和尿道结石约占尿路结石的 5%，多见于老年男性及儿童，女性少见。

为什么老年男性好发膀胱结石

膀胱结石好发于老年男性，主要原因是老年男性常伴有前列腺增生，由于排尿不畅继发膀胱结石。

为什么儿童好发膀胱和尿道结石

儿童膀胱和尿道结石的发生与婴儿期营养缺乏有关，在贫困环境下、战时和饥荒年代比较多见。随着经济不断发展，营养状态不断改善，儿童膀胱和尿道结石的发病率呈现下降趋势。

❓ 儿童膀胱和尿道结石在某些地区发病率较高,为什么

🔸 泰国北部乌汶府、中国新疆喀什地区、中国广西融水山区等地区的儿童膀胱和尿道结石的发病率较高。这些地区膀胱结石的成分与 19 世纪英国收集的膀胱结石相似,均含有大量的尿酸盐。发病原因可能与喂养方式有关,过早喂养低蛋白和低磷、高碳水化合物和高植物纤维的食物,例如糯米糊、浸水的面包或馕等。

❓ 为什么过早添加辅食会导致膀胱结石

🔸 当婴儿缺乏母乳喂养,过早地喂以低蛋白和低磷、高碳水化合物和高植物纤维的食物,例如糯米糊、浸水的面包或馕等,婴儿的尿量减少,尿液中的铵盐和草酸排泄增加,尿磷和尿枸橼酸的排泄减少,尿 pH 值降低,使尿液中的尿酸溶解度降低。同时,高碳水化合物和负氮平衡引起的吡哆醛缺乏,导致内源性高草酸尿症,易于促进尿液草酸钙呈过饱和状态,有利于形成膀胱结石。此外,高草酸尿还可以激惹膀胱颈,使膀胱内括约肌闭锁不全、外括约肌痉挛,导致尿液滞留而形成膀胱结石。

❓ 为什么女性膀胱和尿道结石相对少见

🔸 女性尿道短、宽、直,尿液结晶不容易沉积于膀胱和尿道。因此,女性膀胱和尿道结石相对少见。

❓ 膀胱结石到底有多大

🔸 膀胱结石的大小、数量与形状差异较大。膀胱结石可以细如粉末,也可像米粒或粟子大小(图 2-3-1),大则甚至超过拳头;数量少则一粒,多则上百粒(图 2-3-2);形态多为球形或椭圆形,表面多为光滑,也可凹凸不平。

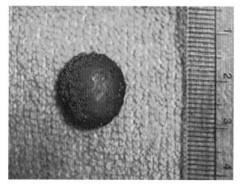

图 2-3-1　单发膀胱结石

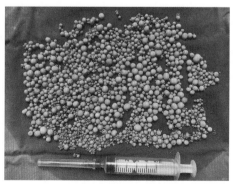

图 2-3-2　多发性膀胱小结石

膀胱和尿道结石患者通常有何不适

当出现排尿困难、排尿疼痛和血尿，或者小儿排尿时啼哭、牵拉阴茎等症状时，应考虑膀胱和尿道结石。其中膀胱结石的特征性表现为排尿中断。所谓排尿中断是指排尿的尿线突然中断，需要改为蹲位或卧位才能继续排尿。

如何治疗膀胱结石

对于小于 4cm 的成人膀胱结石，可采用经尿道膀胱镜碎石术（弹道、超声、激光等）为主，也有人尝试使用体外冲击波碎石术获得成功；对于大于 4cm 的成人膀胱结石或者大于 2cm 的小儿膀胱结石，可采用经耻骨上膀胱切开取石术，也有人尝试使用经耻骨上膀胱造瘘取石术；对于明确梗阻所致膀胱结石者应同时治疗梗阻性疾病，例如前列腺增生症并膀胱结石一并手术治疗（图 2-3-3），存在尿道狭窄或憩室者同时处理。

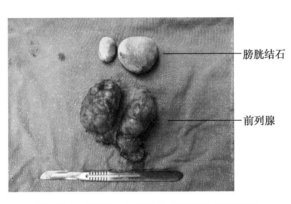

膀胱结石

前列腺

图 2-3-3   开放手术取出的前列腺和膀胱结石

如何治疗尿道结石

尿道结石的治疗方式依结石的大小、位置、形态以及有无尿道病变而定。位于尿道外口和舟状窝的尿道结石可用钳子夹碎后取出；尿道外口狭小者可局麻下切开，边挤边夹结石以防结石移动；其他部位结石可用膀胱镜或输尿管镜进行碎石，可以原位碎石，或者把结石推入膀胱后再行碎石。体外冲击波碎石术治疗球部尿道结石亦有成功的报道。

第四节   前列腺结石

前列腺在哪里

前列腺（prostate）是男性特有的性腺器官。前列腺如栗子，底朝上，与膀胱相贴,尖朝下,抵尿生殖膈,前面贴耻骨联合,后面靠近直肠,所以从肛门伸入手指至直肠,可扪及前列腺的背面(图2-4-1)。前列腺腺体的中间有尿道穿过,扼守着尿道上口,所以,前列腺有病,排尿会受影响。

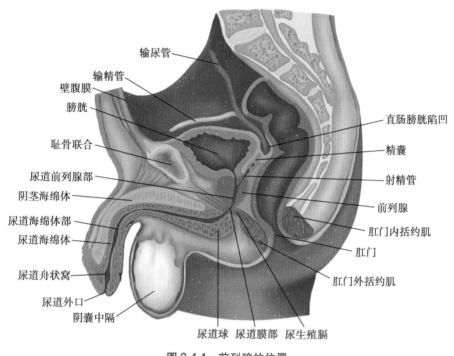

图2-4-1　前列腺的位置

前列腺有什么作用

前列腺是人体非常少有的,具有内、外双重分泌功能的性分泌腺。作为外分泌腺,前列腺每天分泌约2ml前列腺液,是构成精液的主要成分,具有促进精液液化、激发精子活力、促进受精卵形成的作用;作为内分泌腺,前列腺分泌前列腺素(降血压作用)和5α-还原酶(可引起前列腺增生)等激素。

前列腺液是如何分泌的

前列腺的实质由30~50个复管泡状腺组成,共有15~30条导管开口于尿道精阜的两侧,按腺体的分布,可分成黏膜腺,黏膜下腺和固有腺。以上腺体分泌的液体经导管排出即为前列腺液(图2-4-2)。

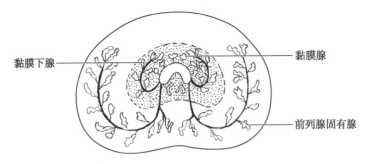

黏膜下腺　　　　　　　　　　　　　　　　　　黏膜腺

前列腺固有腺

图 2-4-2　前列腺腺泡与导管

前列腺结石是怎样形成的

前列腺结石形成原因还不完全清楚。可能有两种原因:一种是内源性因素,由于前列腺导管堵塞,导致前列腺液淤积于扩张的腺泡内,形成前列腺结石,这一类型结石无法通过导管排入尿道;另一种是外源性因素,由于尿液通过导管返流至导管或腺泡内,形成前列腺结石,这一类型结石可以通过导管排入尿道(图 2-4-3)。

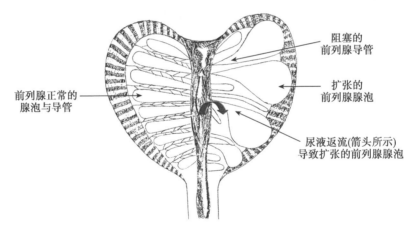

阻塞的
前列腺导管

扩张的
前列腺腺泡

前列腺正常的
腺泡与导管

尿液返流(箭头所示)
导致扩张的前列腺腺泡

图 2-4-3　前列腺结石的成因

前列腺结石属于尿石症吗

前列腺不属于泌尿系统,而属于生殖系统,它是一个生殖器官。因此,前列腺结石不属于尿石症范畴,其处理方式亦不同于尿石症。但考虑到这是读者常关注的临床问题,因此在本书进行描述。

前列腺结石最早由谁发现

前列腺结石最早在 1586 年由 Donatus 在老年人前列腺活检中发现。直到十八世纪末,第一个有临床症状的前列腺结石病例被报告。

前列腺结石的好发年龄?

答:前列腺结石罕见于儿童,少见于 40 岁以下,多见于 50 岁以上的男性患者。

前列腺结石的形态如何

前列腺结石可以小如粟米,大如豌豆;可呈圆形或椭圆形,也可呈多面形;数目可以是一个,也可能是几百个;常呈串珠样排列;一般呈棕黄色、暗棕色或黑色;小结石常较光滑,大结石或多发结石可占据整个腺腔,质地坚硬。

前列腺结石患者通常有何不适

前列腺结石患者症状表现不一,一般无症状,所以有"静石"之称;然而此病常与前列腺增生、前列腺炎、尿道狭窄同时存在,则临床上可出现尿频、尿急、血尿、排尿困难等症状。如伴有感染,这些症状更明显,同时也可出现排尿滴沥、尿潴留、灼热样尿痛或见腰部、会阴、阴囊部位放射性疼痛、性欲低下、射精时疼痛、血精和阴茎异常勃起等症状。

前列腺结石与前列腺钙化有何不同

B 超检查发现前列腺内强回声灶,或放射学检查发现前列腺高密度灶,即为前列腺钙化灶。前列腺钙化应与前列腺结石相鉴别。前列腺结石是指患者前列腺腺管内或者腺泡内形成的真性结石;前列腺钙化是指病理上前列腺组织钙盐沉着。但是,目前医学影像学技术很难分辨前列腺钙化灶存在于腺泡内或腺管内(真性结石),还是存在于基质内(假性结石)。因此,目前影像学报告的前列腺钙化可能为前列腺结石,也可能是基质钙化。最后诊断可能在前列腺增生切除或前列腺根治性切除术时才能确定。

前列腺结石可以发展为前列腺癌吗

Eu-Chang Hwang 等研究认为,前列腺结石不会增加前列腺癌的发病风险,也就是说,发现前列腺结石的患者不用担心发展为前列腺癌;但是,与没有合并前列腺结石的前列腺癌相比,合并前列腺结石的前列腺癌恶性程度(Gleason 评分)较高。

前列腺结石如何进行治疗

前列腺结石不同于尿石症,一般不会采用体外冲击波碎石术、输尿管镜等方法进行处理。无症状的前列腺结石或前列腺钙化不需要治疗;如果合并前列腺炎可按照前列腺炎进行治疗;如果合并前列腺增生可按照前列腺增生进行治疗;如果合并前列腺癌可按照前列腺癌进行治疗。

第五节 精囊结石

精囊在哪里

精囊(seminal vesicle)又称精囊腺,是一对呈长椭圆形的囊状小体,长约3.0~5.0cm,宽约1.0~2.0cm。它位于前列腺底的后上方、输精管壶腹的外侧、膀胱底与直肠之间(图2-5-1)。

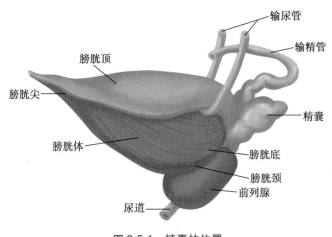

图 2-5-1 精囊的位置

精囊有何作用

精囊的功能主要是分泌精囊液。精囊液是精液的主要成分,约占精液的70%。它是弱嗜碱性淡黄色黏稠液体,主要成分有果糖、多种氨基酸、纤维蛋白原、前列腺素和枸橼酸,有营养和稀释精子的功能,对阴道和子宫颈部的酸性物质起中和作用,借此维持精子在阴道和子宫内的活力。

什么是精囊结石

精囊结石是指发生在精囊内的结石,可以单个或多个,常为多个,一般较小,为1~2mm大小,表面光滑,质硬,呈棕色。

引起精囊结石的原因是什么

引起精囊结石的原因尚不清楚,可能由于精囊的慢性炎症、射精管阻塞、精囊液潴留、代谢紊乱等引起无机盐结晶沉积在脱落的上皮细胞和炎性渗出物上形成。Corriere 报道精囊结石成分与胰腺结石极为相似,因而认为精囊结石形成的原因是精液中缺乏蛋白酶所致。

精囊结石患者通常有何不适

精囊结石患者很少出现症状,偶见血精、射精疼痛或会阴部不适;也可有尿频、尿急、尿痛、间断性血尿;精囊结石导致精囊阻塞,局部感染引起局部囊肿或纤维化,可造成射精管梗阻。如果双侧输精管完全阻塞可引起无精子症。输精管道梗阻在男性不育中的发生率为 1.0%~13.6%。

精囊结石属于尿石症吗

与前列腺相似,精囊不属于泌尿系统,而属于生殖系统,它是一个生殖器官。因此,精囊结石不属于尿石症范畴,其处理方式亦不同于尿石症。但是,考虑到这是读者常关注的临床问题,因此在本书进行描述。

如何诊断精囊结石

医生可以把手指从肛门伸入,在前列腺外上缘可触及精囊变硬,有压痛,有时可扪及结石摩擦感。诊断的确定可以依靠 B 超、CT(图 2-5-2,图 2-5-3,图 2-5-4)或磁共振。

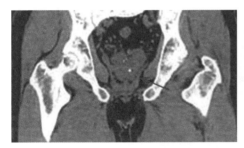

图 2-5-2　精囊 CT(冠状面)

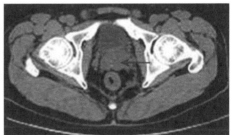

图 2-5-3　精囊 CT(横断面)

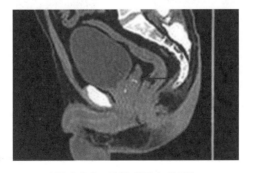

图 2-5-4　精囊 CT(矢状面)

精囊结石可以进行排石治疗吗

对于无症状精囊结石,可不治疗;如果出现症状或梗阻加重,可对症治疗和抗感染治疗。目前,尚无证据证明精囊结石的排石治疗是否有效。

对于精囊结石,何时需要手术治疗

对于精囊结石,如果患者出现血精、射精疼痛或会阴部不适等,经消炎、对症治疗症状未能缓解或反复发作时,或者由于输精管道阻塞导致无精症时,需要手术治疗。

精囊镜手术如何进行

既往精囊结石的手术治疗可能需要行精囊切除术,手术创伤较大。近年来,精囊镜手术为部分带有症状的精囊结石患者解决问题。它从尿道进入,在精阜处找到射精管开口,经射精管进入精囊(图 2-5-5),可以观察精囊内结构(图 2-5-6),是否存在精囊结石(图 2-5-7)、炎症或出血灶。如果是结石,可以进行钬激

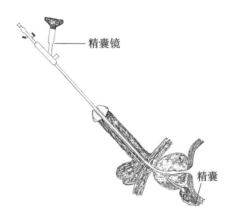

图 2-5-5　精囊镜入镜示意图

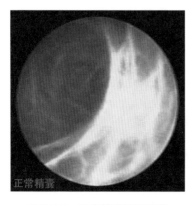

图 2-5-6　正常精囊镜下图像

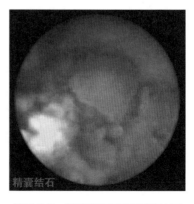

图 2-5-7　精囊镜下可见精囊结石

光碎石;如果发现出血灶,可以进行钛激光止血;如果发现感染灶,可进行抗生素灌洗;如果发现精囊肿瘤,可以进行镜下活检确诊。

第六节　睾丸微结石

睾丸在哪里

睾丸属男性内生殖器官。正常男性有两个睾丸,分别位于阴囊左右侧。睾丸呈卵圆形,色灰白。成人睾丸长 3.5~6.0cm,宽 2.3~4.0cm,厚 2.0~2.8cm,每侧睾丸重16~67g。一般左侧比右侧低0.5~1.0cm。有的人睾丸一大一小,一高一低,如果差别不大,均属正常(图 2-6-1)。

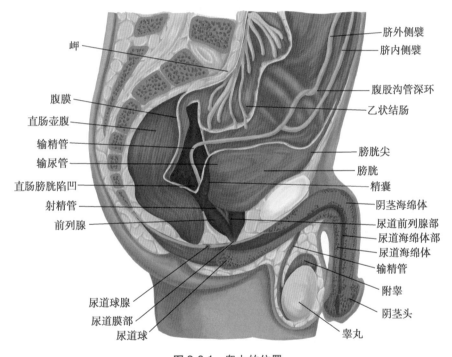

图 2-6-1　睾丸的位置

睾丸有何作用

正常睾丸内部充满着曲细精管(图 2-6-2),精子就在曲细精管内发生和发育(图 2-6-3),因此睾丸有生精功能;另外,曲细精管周围有间质细胞,具有分泌雄性激素的功能,维持男性的第二性征。

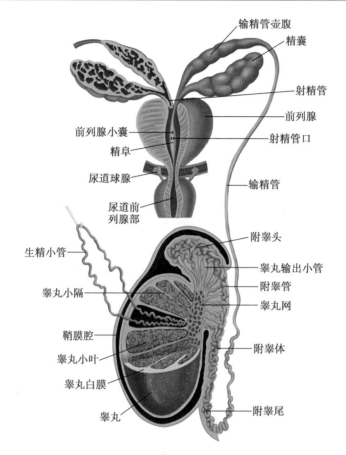

图 2-6-2 睾丸的显微结构

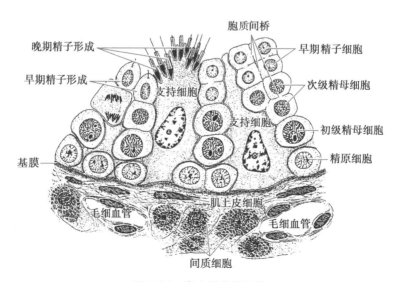

图 2-6-3 睾丸的生精过程

睾丸也会长结石吗

睾丸也会长结石,但与一般的尿路结石不同,也不属于尿路结石的范畴,但是临床偶尔会遇到。睾丸结石通常较小,一般称为"睾丸微结石"或"睾丸微石症",它是睾丸生精小管内钙盐为核心的沉积物,B超检查发现睾丸实质内多发性微小钙化灶。

人类何时发现睾丸微结石

睾丸微结石由Priebe等在1970年首次报道,1987年Doherty首次描述睾丸微结石的B超图像特征。

睾丸微结石的发生率有多高

睾丸微结石在健康人群的发病率尚未报道。大型流行病学调查显示,我国睾丸微石症的发生率为0.6%~20.0%,平均为3.3%;我国台湾地区调查的发病率略高,年龄为0~91岁的513人中发病率为14.4%(74/513),合并睾丸肿瘤患者为1.6%(8/513);荷兰19岁以下青少年的患病率为2.4%。

睾丸微结石的发病率逐年增加。而且,随着年龄而增加,睾丸微结石的发生率增高。

睾丸微结石的发病原因是什么

睾丸微结石的病因和发病机制目前尚不清楚。有人认为,它与睾丸受到创伤有关,如隐睾、特殊运动或训练诱发;或者与纳米细菌感染有关。调查显示,伴有睾丸微结石的男性不育患者,58.8%(10/17)精液标本存在纳米细菌。

睾丸微结石患者有什么症状

睾丸微结石患者,尤其在早期,一般没有任何不适。多数患者在体检或因不育等其他原因就诊时被发现。当合并睾丸炎时,患者表现为患侧阴囊红肿和疼痛,或者同时有寒战、发热等症状。当合并睾丸肿瘤时,患者发现患侧阴囊肿大,局部坠胀感。

睾丸微结石容易发展为睾丸肿瘤吗

睾丸微结石患者睾丸肿瘤的发生率为31%~46%,睾丸恶性肿瘤的发生率为30%;其发生睾丸肿瘤的危险性为正常人群的13.2~21.6倍,但老年患者发生睾丸肿瘤的危险性相对较低。

睾丸微结石会影响生育吗

睾丸微结石与不育存在一定的相关性。睾丸微结石患者男性不育的发生率为 17%～23%，而男性不育患者睾丸微结石的发生率为 3.1%～6.9%。

睾丸微结石的 B 超图像是怎样的

典型的睾丸微结石 B 超图像特点为睾丸实质内散在或密集分布的点状强回声，直径约 1mm，后方无声影。有些睾丸结石数量少，只局限在睾丸的一部分，称为限制型的睾丸微结石（图 2-6-5）。睾丸微结石合并睾丸肿瘤的 B 超图像特点（图 2-6-6）。

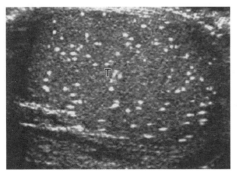

图 2-6-4　睾丸微结石（经典型）

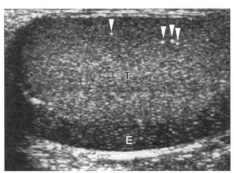

图 2-6-5　睾丸微结石（限制型）

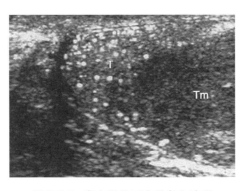

图 2-6-6　睾丸微结石合并睾丸肿瘤

如何治疗睾丸微结石

与尿路结石的治疗不同，睾丸微结石是不能通过药物排石、体外冲击波碎石、输尿管镜碎石取石术、输尿管软镜碎石术或者经皮肾镜取石术等方法进行治疗。对于无症状睾丸微结石，不需要治疗，只需要每 6～12 个月进行定期检查，包括医生体检或 B 超检查。当出现合并有症状、低生育力、睾丸萎缩、睾丸肿瘤特征等情况时,需早期进行睾丸活检或睾丸手术。

第七节　阴 囊 结 石

何谓阴囊结石

阴囊结石(或称阴囊珠)不属于尿石症的范畴,是指阴囊腔内(壁层鞘膜与脏层鞘膜)之间圆形或椭圆形游离体,罕见,为良性病变,无临床意义。C. kickham 在 1935 年首次描述该病。

阴囊结石是怎样形成的

阴囊结石的形成机制目前尚未明确,可能为先天性或后天性,以后天性多见:

1. 胎粪等异物随睾丸下降,停留在阴囊腔内被组织包裹和钙化而来;
2. 阴囊内血肿或炎症的后遗症;
3. 睾丸附件或附睾附件扭转或炎症后脱落的游离体。

阴囊结石通常有多大

阴囊结石大小差异很大,直径 2 ~ 14mm,有报道最大者为 87mm×72mm×65mm,重 420g。可以为单发,也可以为多发。阴囊结石的中央为纤维碎屑、血块或细胞成分,外周为钙质、磷酸镁、磷灰石或黏多糖蛋白质等混杂。

阴囊结石患者通常有何不适

阴囊结石患者通常没有不适,通常为超声检查或者手术探查发现,大的阴囊结石可以被患者扪及。如果合并炎症时,可以出现阴囊红肿热痛。

阴囊结石的典型超声表现是什么

阴囊结石的典型超声表现为阴囊腔内单发或多发的强回声光团,后方可伴或不伴声影(图 2-7-1)。在按压阴囊或体位变动时,结石的位置可以发生变化(图 2-7-2),常合并鞘膜积液。阴囊超声检查发现的概率为 2%,合并鞘膜积液时高达 41%。

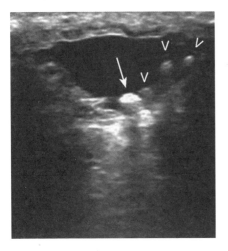 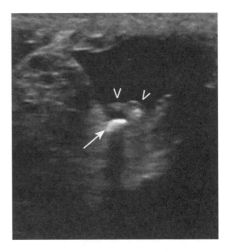

图 2-7-1　阴囊结石的超声图像　　　图 2-7-2　阴囊结石的超声图像
　　　　　　　　　　　　　　　　　　　　　　　（位置改变）

如何治疗阴囊结石

小的、无症状的阴囊结石可不作处理；大的、有症状的阴囊结石可以手术取出；合并感染者可行抗炎或者手术引流。

第八节　包皮结石

包皮在哪里

包皮，指阴茎皮肤覆盖在阴茎头处褶成双层的皮肤。在婴幼儿期包皮较长，包绕阴茎使阴茎头（俗称"龟头"）及尿道外口不能显露，为生理性包茎。随着年龄的增长。阴茎和包皮逐渐发育，青春期时，包皮向后退缩，至成人期阴茎头露出（图 2-8-1），但约有 30% 的成人包皮完全盖住阴茎头。

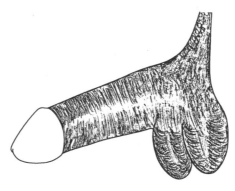

图 2-8-1　正常成人阴茎头

什么是包茎和包皮过长

如果到了成年，由于包皮口狭窄或者阴茎头与包皮粘连导致包皮不能上翻，无法露出尿道口或阴茎头，在医学称之为"包茎"（图2-8-2）。包皮过长是指包皮覆盖尿道口，但能上翻，露出尿道口和阴茎头（图2-8-3）。

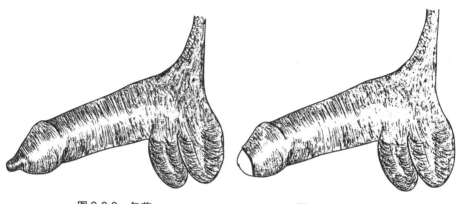

图 2-8-2　包茎　　　　　　　　　图 2-8-3　包皮过长

什么是包皮结石

包皮结石是指在包皮腔内形成的结石。包皮结石较少见，主要继发于包茎与包皮过长，多见于成人。包皮结石不属于尿石症的范畴。

包皮结石与包皮垢有什么区别

包皮结石与包皮垢同样存在于包皮腔内。前者为质地坚硬的结石，常发生于成年人；后者是由于尿液刺激包皮和阴茎头，促使其皮脂腺分泌和表皮细胞脱落，产生质地柔软的乳白色豆腐渣样物质，常发生于小儿。

包皮结石是怎样形成的

包皮结石形成过程可以分为三种：1. 包皮腔内积垢被尿盐晶体沉积形成结石；2. 包皮腔内尿液潴留，导致尿盐晶体沉积而形成结石；3. 尿道、膀胱、输尿管或肾的结石经尿道外口进入包皮腔，或者经溃烂的尿道进入包皮腔。

包皮结石患者通常有何不适

包皮结石患者可长期无症状，亦可自觉其包皮内有异物存在，部分病人性交时局部有疼痛感觉。如果继发包皮龟头炎，可出现包皮水肿，严重者包皮外口可有脓性分泌物流出，也可能有包皮溃烂。亦可出现腹股沟淋巴结肿大。继发于包皮结石的包皮龟头炎及包皮垢长期慢性刺激可引起阴茎癌。

如何治疗包皮结石

在包皮环切的同时取出结石。如果并发急性感染,则应先做包皮背侧切开术,摘除结石、引流和抗感染治疗,待急性感染消退后再做包皮环切术。

第九节 哪些疾病容易与尿石症混淆

尿路结石与胆道结石有什么不同

人们常把尿路结石与胆道结石混为一谈,均称为结石病。其实,尿路结石和胆道结石是两种完全不同的疾病(表2-9-1)。

表2-9-1 尿路结石与胆道结石的比较

	尿路结石	胆道结石
就诊科室	泌尿外科	普通外科或肝胆外科
发生部位	泌尿系统(肾脏、输尿管、膀胱、尿道等)	胆道(肝内胆管、胆囊、胆总管等)
结石成分	晶体物质(草酸钙、磷酸钙、磷酸镁铵、尿酸等)	有机物质(胆色素、胆盐等)
临床表现	肾绞痛、尿路感染、血尿等	胆绞痛、胆道感染、黄疸等
治疗方法	药物排石、体外冲击波碎石、输尿管镜取石、输尿管软镜取石、经皮肾镜取石、腹腔镜肾盂或输尿管切开取石、开放手术等	药物溶石、腹腔镜胆囊切除术、保胆取石术、胆总管切开取石术、经皮肝穿刺取石术、胆道镜取石术等

为什么有些胆囊结石容易误诊为右肾结石

胆囊结石通常以胆色素或胆固醇为主,在X线照片通常不显影。但是,15%的胆囊结石为混合性结石,它是由胆红素、胆固醇、钙盐等多种成分混合组成,因含钙盐较多,X线检查可以显影,容易与右肾结石混淆(图2-9-1)。

由于胆囊位于腹腔,肾脏位于腹膜后。在X线侧位片上,胆囊结石位于椎体前缘之前(图2-9-2),而肾结石或输尿管结石位于椎体前缘之后。当然,静脉肾盂造影和CT可以鉴别胆囊结石与右肾结石。

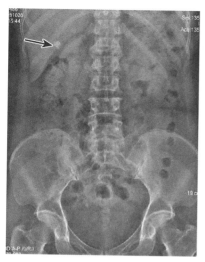
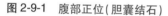
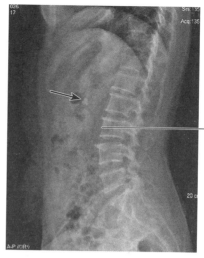

椎体前缘

图 2-9-1　腹部正位(胆囊结石)　　　　图 2-9-2　腹部侧位片(胆囊结石)

什么是胃结石

胃结石是因进食某种物质后在胃内形成的结石性团块状物。它的形状多为圆形或椭圆形,大小不一,小的如乒乓球,大者似婴孩头。临床上最多见的是空腹进食大量柿子,柿子含有较多的果胶、单宁酸,与胃酸发生化学反应生成难以溶解的凝胶块,从而形成胃结石。

什么是静脉石

静脉内形成长久的血栓,表面大量钙盐沉积形成静脉石。盆腔区有丰富的静脉丛,血流缓慢,因此容易产生静脉石。在中老年人,特别是女性是很常见的,可以多发,也可以为单个。一般没有症状,无需治疗,也不用担心。在腹部平片上,盆腔静脉石有时会被误认为输尿管下段结石(图 2-9-3),通过静脉尿路造影或 CT(图 2-9-4)可以进行区分。

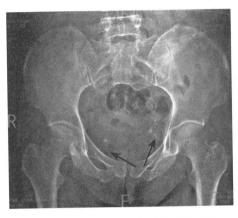

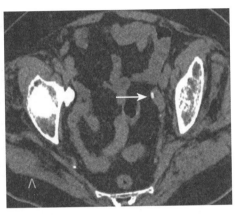

图2-9-3　盆腔静脉石的腹部平片表现　　　图2-9-4　盆腔静脉石的CT表现

什么是肾结核合并钙化

肾结核是由结核杆菌引起肾脏的慢性、进行性、破坏性炎症性病变。根据病变程度不同,肾结核通常合并不同程度的钙化(图2-9-5)。肾结核导致全肾钙化灶容易分辨,局限性钙化有时难与肾结石相鉴别。临床上曾有过把肾结核合并钙化误认为肾结石,行体外冲波碎石术导致结核扩散的惨痛教训。

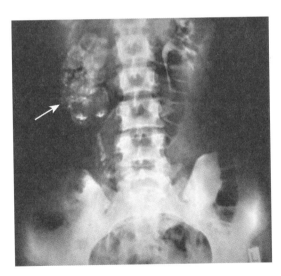

图2-9-5　右肾结核合并钙化

什么是肾上腺钙化

肾上腺钙化,可能是生理性钙化,或由于钙质沉积引起的,也可能是由于其他继发疾病引起的,如肾上腺结核、肾上腺肿瘤、肾上腺萎缩等原因导致的。典型的肾上腺钙化形状似"人"字形(图2-9-6)或三角形,容易分辨。非典型的肾上腺钙化容易误认为肾结石,可用静脉尿路造影或肾脏CT进行鉴别。

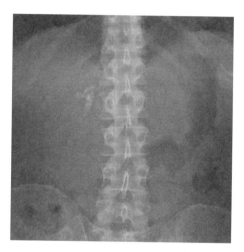

图2-9-6 右侧肾上腺钙化

什么是胰腺钙化

胰腺钙化是胰腺组织炎症损伤的最后结局,多见于酒精性或家族性胰腺炎。急性胰腺炎可于胰腺组织内形成广泛钙化,复发性慢性胰腺炎可随发作次数的增多成为全胰钙化(图2-9-7)。胰腺钙化的发生机制尚未完全清楚,可能与高血钙有关。在腹部平片上,全胰钙化容易与肾结石鉴别,胰腺局限性钙化(图2-9-8)有时

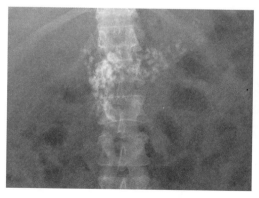

图2-9-7 腹部平片(全胰腺钙化)

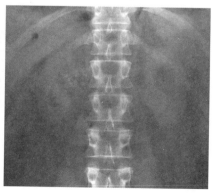

图2-9-8 腹部平片(胰腺局限性钙化)

会被误诊为肾结石,可以通过静脉尿路造影或 CT 进行鉴别。

何谓肾钙质沉着症

肾钙质沉着症(图 2-9-9,图 2-9-10)包括肾皮质钙质沉着症及肾髓质钙质沉着症。

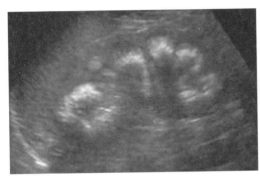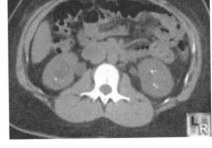

图 2-9-9　肾钙质沉着症的 B 超图像　　图 2-9-10　肾钙质沉着症的 CT 图

肾皮质钙质沉着症的常见病因为急性肾皮质坏死、慢性肾小球肾炎、慢性高钙血症等,少见原因为乙二醇中毒、镰刀形细胞病、肾移植排斥状态等。

肾髓质钙质沉着症的常见病因为甲状旁腺功能亢进(占 40%)、肾小管性酸中毒(占 20%)、髓质海绵肾等,少见原因为骨转移、慢性肾盂肾炎、库欣综合征、甲状腺功能亢进、恶性肿瘤、肾乳头坏死、结节病、镰刀形细胞病、维生素 D 过多症和肝豆状核变性等。

什么是肠系膜淋巴结钙化

肠系膜淋巴结钙化是肠系膜淋巴结发生慢性炎症以后遗留的钙化灶,一般不需要治疗。腹部平片表现为多发的、不同大小、不同位置的高密度影,而且在不同时间钙化灶的位置随着肠管的蠕动可能发生变化。但是,如果有的钙化灶落在肾脏或输尿管相当的位置,容易误诊为肾结石或输尿管结石(图 2-9-11,图 2-9-12),需要尿路造影或 CT 帮助诊断。

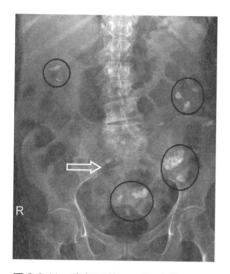

图 2-9-11　腹部平片——肠系膜淋巴结钙化（圆圈内白色影）
（其中白色箭头所指的高密度影容易误诊为右输尿管中段结石）

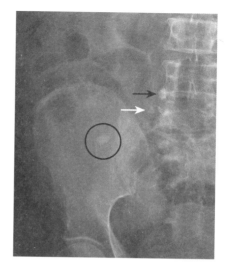

图 2-9-12　腹部平片——肠系膜淋巴结钙化
（图解:黑色箭头所指是肠系膜淋巴结钙化;白色箭头所指钙化容易误诊为输尿管上段结石;圆圈所考虑为阑尾钙化）

什么是子宫肌瘤合并钙化

子宫肌瘤合并钙化是一种良性病变。它可分为两种类型:一种为弥漫型,表现为钙化弥漫,分布在瘤体内,在腹部平片上,容易误诊为膀胱结石（图 2-9-13）,需要超声或 CT 进行鉴别;另一种为边缘性钙化,呈现周边层状钙化。

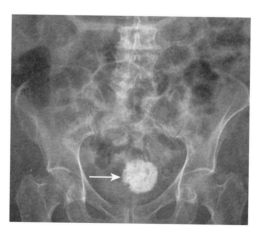

图 2-9-13　腹部平片（子宫肌瘤合并钙化）

第十节　尿石症的危害

尿石症是一种常见病吗

尿石症是一个全球性疾病,也是我国最常见的泌尿外科疾病之一。它的发病率很高,平均为 5%~10%;而且,一旦患过尿石症,以后复发概率高达 50%。因此,尿石症会影响患者的生活,甚至可以危及生命。

尿石症对人体产生哪些危害

尿石症是一种常见病和多发病,对人体产生较大的危害:

1. 引起肾绞痛、血尿等症状;

2. 引起慢性梗阻-肾积水或肾萎缩-肾功能丧失-尿毒症;

3. 在某些情况(如机体免疫低下、严重糖尿病等)下,结石合并严重感染,细菌及其毒素入血导致脓毒症,可以致命;

4. 长期结石、炎症刺激导致尿路上皮癌;

5. 结石反复治疗,增加医疗支出。

尿石症引起症状的危害性在哪

尿路结石在尿路上来回移动,损伤尿路黏膜,可引起血尿和肾绞痛等症状。尤其对于特殊行业(如飞行员、高空作业)患者影响更大,可能影响正在进行的工作,甚至需要停止工作。

尿石症会导致尿毒症吗

尿路结石在尿路内长期停留,导致慢性梗阻,可引起肾盂-输尿管扩张、肾积水,随着时间的迁移,最终导致巨大肾积水(图 2-10-1、图 2-10-2)或者肾萎缩。如果双侧肾脏出现功能严重损害,最终可导致尿毒症。

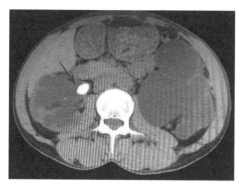

图 2-10-1 腹部 CT
右肾盂结石导致右肾重度积液,左输尿
管上段结石导致左肾重度积液

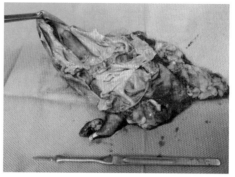

图 2-10-2 输尿管上段结石合并肾重度积水(手术切除标本)

🔍 尿石症引起的尿路感染是否会致命

👨‍⚕️ 尿石症可引起尿路梗阻,导致尿路感染。尿路感染可轻可重,轻则没有任何症状,对人体没有造成明显影响;重则出现细菌入血,导致尿源性脓毒症,如果抢救不及时,会致命。

🔍 尿石症会致癌吗

👨‍⚕️ 当尿路上皮长期受到结石、炎症或尿源性致癌物质刺激时,可使尿路上皮发生增生性改变,有时甚至出现上皮乳头样增生或者鳞状上皮化生,最终导致尿路上皮肿瘤的发生。因此,对于病程长、年龄大、结石偏大或血尿严重等尿石症患者,应该警惕是否合并尿路上皮肿瘤的可能。

🔍 尿石症可能导致哪些肿瘤

👨‍⚕️ 肾结石导致肾盂尿路上皮肿瘤以鳞状细胞癌最多见,尿路上皮癌次之;膀胱结石合并膀胱恶性肿瘤以尿路上皮癌多见,其次为鳞状细胞癌,腺癌最为少见;输尿管结石多数合并输尿管良性息肉。

🔍 治疗尿石症的花费有多高

👨‍⚕️ 与其他慢性疾病不同,尿石症往往发生在 20~60 岁的工薪阶层。治疗尿石症的花费,除了直接花费外,还包括由于治疗结石影响工作等间接费用。Saigal 报道美国在 2000 年尿石症诊治的花费情况,尿石症患者每年的平均医疗花费为 6 532 美元,显著高于没有尿石症的患者(3 038 元);对于年龄在 18~64 岁的超过 130 万人群,尿石症诊治的直接花费为 45 亿美元,尿石症病人每年平均工时损失 19 小时,其中 30% 患者因此失业。

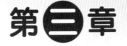

尿石症的流行病学

第一节　尿石症的流行情况

什么是尿石症的流行情况?

答:尿石症的流行情况是指尿石症的时间、地点和人群的分布情况。具体就是在什么时候、在什么地方、有多少人发生尿石症。疾病的流行强度常用发病率和患病率表示。

尿石症的发病率是指特定人群(如广州市常住人口)在一年内新发生尿石症患者的比例。例如:广州市去年每10万人口有50例新发生尿石症,则广州市去年尿石症的发病率是50/10万。

尿石症的患病率是指特定人群(如广州市常住人口)在特定时间(通常是一年)患有尿石症患者占总人口的比例。例如:广州市去年每100人中就有10例尿石症患者,则广州市去年尿石症的患病率为10%。这10例患者可能有去年新发病的,也可是以前发病的、现在还患有结石的患者。

古人有尿石症吗

根据考古学资料,从公元前4800年的埃及坟墓中发现的木乃伊就有膀胱结石。该结石于1901年被英国考古学家Smith发现,是迄今为止人类发现最古老的尿路结石。这具古尸曾经存放在大英博物馆,但在第二次世界大战期间被毁坏了。

古人尿石症的发病率高吗

虽然没有具体的数字记载,古代人尿石症的发病率并不高,以膀胱结石为主。直到20世纪初,随着欧美工业化的发展,尿石症的发病率开始增高,尤其是以肾和输尿管结石的发病率增加为主。

全球尿石症的发病率在上升还是下降

尽管个别地方尿石症的发病率在下降,但是全球尿石症的总体发病率在上升。美国 1964—1972 年尿石症人群患病率为 2.62%,而 2007—2010 年为 8.8%。意大利 1983 年尿石症人群患病率为 1.17%,而 1993—1994 年为 1.72%。苏格兰 1977 年尿石症患病率为 3.83%,而 1987 年为 3.5%。西班牙 1977 年患病率为 0.1%,而 1991 年为 10%。土耳其 1989 年患病率为 14.8%。伊朗 2005 年患病率为 5.7%。

当今全球尿石症的流行地区有哪些

全球有三个尿石症的流行地区,分别为北美洲(发病率 13%),欧洲(发病率 5%~10%),亚洲(发病率为 1%~5%)。

全球尿石症患病率最高的地方在哪里

全球尿石症患病率最高的地方在哪,目前没有最新的数据。1986 年公布美国田纳西州东部的尿石症患病率最高,达到 18.5%。其次是泰国东北部 (16.9%)。

尿石症是中国泌尿外科的常见疾病吗?

答:尿石症是一个全球性的疾病,也是我国最常见的泌尿外科疾病之一,尤其在我国的南方,泌尿系结石的发病率很高,是世界上三个主要的泌尿系结石的流行区之一。我国尿石症患者在同期泌尿外科住院患者中所占构成比越来越大,有的医院可高达 80%,即 100 个泌尿外科病人,有 80 个是尿石症病人。

尿石症有无好发年龄

尿石症可发生在任何年龄,其发病高峰为 21~50 岁,该年龄段患者占尿石症患者总体的 67.70%~89.62%。

男性患者在哪个年龄段更易患尿石症

男性尿石症的发病高峰年龄在 30~50 岁。

女性患者在哪个年龄段更易患尿石症

女性尿石症患者有 2 个发病年龄高峰:25~40 岁和 55~65 岁。女性患者出现第 2 个高峰的原因,可能与女性绝经后骨质疏松和雌激素减少引起高钙尿症,以及尿液中枸橼酸排泄减少等因素有关。

尿石症的发生有无性别差异

尿石症好发于男性,男女发生比率约为 1.15∶1~2.5∶1。可能与以下因素有关:

1. 男女的尿路解剖结构不同;

2. 男女生活饮食习惯(饮水量和饮食成分)以及工作环境有差异;

3. 雄激素有增加草酸形成的作用,而雌激素可增加尿液枸橼酸的排泄,还可抑制甲状旁腺素的活性,降低血钙和尿钙的浓度。孕激素也有同样的作用,但不如雌激素明显。

哪些职业人群容易发生尿石症

尿石症在不同职业人群的发病率是不同的。工人和干部尿路结石的发病率高于农民。医师尤其是外科医师、厨师、司机及飞行员以及从事铅作业的人群发病率较高。

哪个季节更容易发生尿石症

夏秋季容易发生尿石症。按月份分,每年的 7~9 月为尿石症的高发时间,10 月后尿石症的发生明显降低。

不同种族,尿石症的发病有无差异

理论上,各种种族的人都可患尿石症,但患病率有所差异。非洲和美国的黑种人很少发生尿石症,黄种人患尿石症比白种人多。

不同民族,尿石症的发病有无差异

我国是一个多民族的国家,在众多不同的民族中,尿石症的发病率是不同的。

据顾春林报道,新疆喀什地区 2 227 例泌尿系结石,其中维吾尔族患者 2 167 例,占 97.61%;汉族患者 60 例,占 2.69%。

据银春芬报道,1977—1986 年广西融水县各民族尿路结石的发病率,其中以汉族最高(57.10/10 万)、其余依次为苗族(46.5/10 万)、壮族(41.8/10 万)、侗族(40.8/10 万),最低是瑶族(6.80/10 万)。

曹宁生报道云南蒙自县尿路结石的发病率以彝族最高,苗族最低。

尿石症容易复发吗

尿石症容易复发。100 个尿石症患者完全清除结石后,术后 1 年约有 13 人又重新发生尿石症;术后第 5 年约有 35 人重新发生尿石症;术后第 10 年约有 52 人重新发生尿石症。

第二节　中国成人尿石症患病率调查

为什么要进行中国成人尿石症患病率调查

尿石症是一个全球性疾病。既往仅有少数国家(包括美国、德国、伊朗和冰岛等)有尿石症全国性患病率调查报告,而且中国大多数尿石症患病率调查只局限在某些地区。中国是尿石症高发的地区之一,此前尚无全国性尿石症流行情况资料,因此要进行中国成人尿石症患病率调查。

如何进行中国成人尿石症患病率调查

2013 年 5 月—2014 年 7 月,广州医科大学附属第一医院曾国华教授团队组织开展中国成人尿石症患病率调查,采用多阶段分层整群随机抽样方法。以长江为界,全国分为南方(广东、湖南、上海、重庆)和北方(山西、甘肃、黑龙江)。根据地域因素分为华南、华中、西南、华东、华北、东北及西北 7 个区域,从中抽取 11 个社区和 19 个自然村,通过现场泌尿系超声检查、问卷调查,以及进行血、尿常规和血生化等检查,对在当地居住超过 6 个月的成年居民尿石症患者生活地域、城乡、性别、年龄和结石部位等特征进行调查。

中国成人尿石症患病率调查最终完成调查情况如何?

答:本次中国成人尿石症患病率调查人数为 12 570 人,男 5 686 例,女 6 884 例,男女比例为 1.00∶1.21。年龄范围为 18~95 岁,平均年龄为(48.8±15.3)岁。9 310 例接受了泌尿系超声检查,年龄范围为 18~95 岁,平均年龄为(51.34±14.26)岁,有效应答率为 74.07%。有效应答样本中,472 例(3.75%)为无有效问卷调查,101 例(0.80%)血液检查不符合要求或结果不完整。最终完整的样本为 8 737(69.51%)例。3 260 例(25.93%)无应答样本的原因主要包括拒绝接受调查、联系失败、行动不便及无时间接受调查等。

中国到底有多少尿石症患者

本次中国成人尿石症患病率调查显示,我国 18 岁以上人群尿石症患病率为 6.06%,即是 100 个 18 岁以上成人,约 6 个患有尿石症。

中国尿石症患者以男性居多吗

中国尿石症患者以男性居多。男性尿石症患病率为 6.85%,女性为 5.25%。男性尿石症患者的数量是女性的 1.3 倍。

中国尿石症患者以农村为多吗

中国尿石症患者以农村居多。农村尿石症的患病率为 7.96%,而城市为 4.92%。农村尿石症患者的数量是城市的 1.6 倍。

中国尿石症患者分布有南北差异

中国尿石症患者以南方(长江以南)为多。中国南方(长江以南)尿石症患病率为 8.85%,北方(长江以北)2.85%。南方尿石症患者的数量是北方的 3.1 倍。

中国哪个城市尿石症患病率最高

本次调查了 7 个省、直辖市的标准患病率,由高到低依次为广东(11.63%)、重庆(11.29%)、黑龙江(8.13%)、湖南(5.98%)、上海(4.78%)、甘肃(1.86%)、山西(0.14%)。

中国哪个年龄段患者易患尿石症

总体来讲,中国尿石症患病率随年龄增长而升高。18~30 岁人群总体患病率为 4.19%,31~40 岁为 5.58%,41~50 岁 6.40%,51~60 岁为 7.04%,61~70 岁为 6.41%,70 岁以上为 9.16%。

中国尿石症患者是上尿路结石为主还是下尿路结石为主

中国尿石症患者,以上尿路结石(即肾、输尿管结石)为主,约占 90% 以上。

哪些因素可以增加尿路结石的发病风险

本次中国成人尿石症患病率调查显示,性别为男性、在农村居住、年龄越大、有结石家族史、有糖尿病、有高尿酸血症、肉类摄入量大和出汗多等因素可以增加尿石症的发病风险。

哪些因素可以降低尿石症的发病风险?

答:本次中国成人尿石症患病率调查显示,常吃豆类制品、爱喝茶及有摄入食醋习惯可降低尿石症的发病风险。

中国儿童尿石症流行情况如何

总体来讲,我国儿童尿石症呈零星散发,个别地区呈局部流行的情况。

中国哪些地区儿童尿石症呈局部流行

从目前掌握的流行病学资料来看,新疆南部地区儿童尿石症呈局部流行。流行病学调查资料显示,喀什地区儿童尿石症患病率为 1.8%。

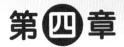

第四章

尿石症的病因

什么原因导致尿石症

除了少数尿石症患者可以找到明确的病因外,绝大多数患者尚未找到明确病因。目前普遍认为尿石症是多种原因促成的,主要包括外界环境因素(自然环境、社会环境)、个体因素(种族遗传、代谢异常、饮食营养、疾病、药物)、泌尿系统因素(梗阻、感染、异物、肾损害、肾钙化)和尿液因素(高草酸尿、高钙尿、低枸橼酸尿等)。

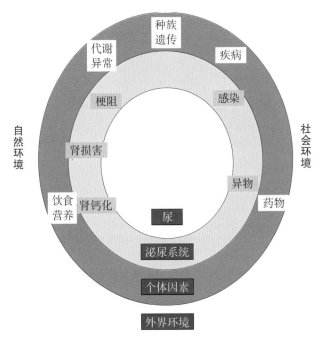

第一节　环境因素与尿石症

哪些地方好发尿石症

尿石症的发病率在不同地区差别较大。山区、沙漠、热带和亚热带地域、气温湿热和干旱的地方,如东南亚诸国、印度北方、阿拉伯半岛、澳洲北部和美国南部等尿石症发病率较高。这主要与饮食习惯、温度、湿度等环境因素有关。

高温天气是否增加尿石症发病率

高温天气使人体水分过多蒸发,使尿液高度浓缩,促进结石盐沉淀,促进结石的形成。另外,日照时间长,人体内维生素 D 形成旺盛也是一个因素。

为什么中国南部的尿石症发病率比中部、北部高

中国南部诸省结石的发病率高于中部各省,更高于北部各省,原因可能与南部的气温比中部、北部高有关。

为什么肾绞痛常在夏季发生

肾绞痛(常由于输尿管的小结石引起)往往在夏季或稍后的时间发作。可能与夏季气温高有关,汗液蒸发,尿液中盐浓度升高。同时夏季蔬菜丰盛,摄入蔬菜后,尿中草酸钙晶体和草酸含量增加导致肾绞痛发生风险增高。

水质的软硬会影响结石的发病率吗

有人设想,硬水含钙多,饮硬水的人容易发生尿石症。但流行病学调查表明,水质软硬对结石的发病率并无影响。德国图林根地区水质很硬,结石发病率不高,而英格兰北部和苏格兰等软水地区发病率却较高。

高温环境下作业人员尿石症的发病率高吗

厨师、烧火以及其他在高温环境下工作的人群,由于出汗多、脱水和尿液浓缩等因素的影响,他们比一般人更容易患泌尿系结石。当然,同样在高温环境下工作,如果能采取良好的隔热降温措施,尿石症的患病率相对低。

飞行员尿石症的发病率高吗

袁之敏报道,我国空军飞行员肾结石发病率较地勤人员高 3.5~9.4 倍,其原因主要与飞行人员活动少,摄入高蛋白质和动物内脏类食物较多有关。

白领尿石症的发病率高吗

管理人员和办公室工作人员的尿石症发病率高于体力劳动工人。其中,发病率最高的是船舶工程师。此外也有报道医生的尿石症患病率比农场工人、建筑工人和森林工人高。

尿石症的发病率与生活水平有关吗

在发展中国家或经济落后的贫困地区,下尿路结石(即膀胱结石和尿道结石)较多;随着经济的发展和营养水平的提高,下尿路结石的发病率下降,而上尿路结石(即肾结石和输尿管结石)的发病率上升。

第二节 个体因素与尿石症

哪些人易患尿石症

以下 10 种人容易患尿石症:

1. 有尿石症家族史者;

2. 肾或尿路解剖存在异常者,如马蹄肾、输尿管狭窄等;

3. 高血压病患者;

4. 代谢异常患者,如慢性代谢性酸中毒、高钙尿症、高尿酸尿症、低枸橼酸尿症、胱氨酸尿症、高尿酸血症;

5. 甲状旁腺功能亢进患者;

6. 活动少的人员;

7. 相对脱水者;

8. 在炎热天气生活的人群;

9. 社会经济水平高的人群;

10. 服用某些药物的患者,如利尿药、氨苯蝶啶等。

尿石症是遗传病吗

大多数尿石症都不是遗传病,但是有尿石症家族史的人尿石症的发生率增高。仅有少数的尿石症已明确为遗传性疾病,如胱氨酸尿症和原发性高草酸尿症是常染色体隐性遗传性疾病;原发性远端肾小管酸中毒是一种常染色体显性遗传性疾病;发生尿酸结石的痛风症和原发性黄嘌呤尿症也是遗传性疾病。

肥胖的人容易患尿石症吗

Taylor(2012)指出,肥胖的人易患尿石症:

1. 体重超过 100kg 的男人患尿石症的风险,是体重低于 68.2kg 男人的 1.44 倍;体重超过 100kg 的女人患尿石症的风险,是体重低于 68.2kg 女人的 1.89~1.92 倍。

2. 21 岁后,体重增加超过 15.9kg 的男人患尿石症的风险,是体重没有变化男人的 1.39 倍;21 岁后,体重增加超过 15.9kg 的女人患尿石症的风险,是体重没有变化女人的 1.70~1.82 倍。

3. 体重指数(BMI)超过 30 的男人患尿石症的风险,是体重指数 21~22.9 男人的 1.33 倍;体重指数超过 30 的女人患尿石症的风险,是体重指数 21~22.9 女人的 1.90~2.09 倍。

4. 腰围超过 109.2cm 的男人患尿石症的风险,是腰围小于 86.4cm 男人的 1.48 倍;腰围超过 101.6cm 的女人患尿石症的风险,是腰围小于 78.7cm 女人的 1.71~2.52 倍。

为什么肥胖的人容易患尿石症

肥胖的人易患尿石症的确切原因还不清楚,可能与肥胖的人合并代谢异常有关。肥胖的人尿液中尿酸和草酸增高,枸橼酸降低,可能增加尿石症的发病风险。

高血脂患者容易患尿石症吗

血脂异常与尿石症之间存在一定的联系。Kadlec 等对 600 例尿石症患者进行结石分析,超过 30% 的患者合并血脂异常。这些血脂异常的患者中,70% 为草酸钙结石,30% 为尿酸结石。Inci 等发现,与非尿石症患者相比,尿石症患者的总胆固醇水平显著升高,而且主要形成草酸钙结石和尿酸结石。血脂异常和尿石症的共同发病可能与肾小管细胞炎症和随后的细胞损伤有关。

高血压患者容易患尿石症吗

目前认为,高血压患者容易患尿石症,尿石症患者容易患高血压病。早在二十世纪六十年代,Cappuccio 等对 503 名男性患者进行 8 年前瞻性随访,发现高血压患者罹患尿石症的风险较正常血压者高 1.96 倍。两者关联性的机制仍不清楚,Cappuccio 等记录高血压患者常有钙代谢异常,特别是甲状旁腺功能亢进,对肠道钙的吸收增加。

代谢综合征患者容易患尿路结石吗

代谢综合征是指人体蛋白质、脂肪、糖等物质代谢紊乱的病理状态,具体包括肥胖、高血糖、高血压、血脂异常、血液黏度高、高尿酸血症、脂肪肝和高胰岛素血症等。West 等通过美国全国尿石症调查发现,肾结石的患病率随着代谢综合征的数量增加而增加,2 种或更多代谢综合征的存在增加尿路结石的发生率,如果存在 5 种代谢综合征可使尿路结石发病率增加 9.8%。

吸烟是否促进尿路结石的形成

目前大多数人认为,吸烟与尿路结石的形成关系不大。Slojewski(2009)检查抽烟者与非抽烟者尿液与结石样本的微量元素无明显差别,提示抽烟对结石形成影响不大。在芬兰,曾经有人观察 27 001 名 59~69 岁吸烟者,5 年后仅有 329 名患肾结石,认为吸烟不是尿路结石形成的危险因素。但是,Liu(2009)调查指出,同时有抽烟与咀嚼槟榔习惯的人患尿石症的风险是没有这些习惯的人的 3.73 倍。

"怕热"的人是否容易得尿石症

第二次世界大战期间,到北非的德国和英国军人尿石症的发病率很高;欧洲移民的犹太人比以色列土著犹太人的结石发病率高;大连医学院的职工迁到南方遵义后尿石症的发病率增高等。这些可能与"怕热"相关,也就是个人对气候的适应能力差,容易导致尿石症的形成。

高动物蛋白质饮食的人是否容易得尿石症

流行病学调查表明,尿石症的发生与日常生活的富裕程度密切相关。高蛋白饮食,尤其是高动物蛋白饮食,可诱发尿石症的发生。当饮食中动物蛋白质过高时,小儿膀胱结石的发病率减少,但肾、输尿管结石的发病率增加,结石的主要成分是草酸钙和磷酸钙;反之,当饮食中的动物蛋白含量减少时,膀胱结石的发生率增加,结石成分中尿酸盐含量增加而磷酸钙成分减少;如果饮食中蛋白质含量很低,并且动物蛋白质含量也不足时,上、下尿路结石的发生率都降低。

为什么高动物蛋白饮食会增加尿石症发病率

深度阅读

高动物蛋白饮食增加尿石症的发病率,可能原因包括:

1. 高动物蛋白饮食促进尿钙的排出。机制目前仍不清楚,可能与高动物蛋白促进体内胰岛素、生长激素和糖皮质激素分泌增加有关,这些激素减少钙的重吸收,增加尿钙排出;蛋白质是酸性食品,经代谢后产生酸性产物,形成一过性的代谢性酸中毒,也是高钙尿的原因之一;蛋白质含硫基氨基酸的降解,硫基通过影响体内酸碱平衡而增加尿钙的排出,还能够与尿钙螯合,增加尿钙的排出;

2. 尿草酸和尿尿酸的排泄增加。食物蛋白质中含量较多的甘醇酸酯、甘氨酸、羟脯氨酸和 α-羟-β-酮己二酸都是主要的草酸前体,代谢后产生草酸;食物蛋白质的嘌呤及嘌呤前体物质的代谢产物是尿酸;

3. 尿液枸橼酸和尿酸性粘多糖排出减少。尿枸橼酸能够与钙离子螯合,从而降低尿液钙的排泄,降低草酸钙和磷酸钙的饱和度;枸橼酸还可以抑制草酸钙结晶的形成与聚集;

4. 尿液 pH 值下降。高动物蛋白质的摄入,导致尿液 pH 值下降,后者促使尿钙排泄增加和尿枸橼酸盐排泄减少。

高植物蛋白饮食是否增加尿石症的发生风险

高植物蛋白饮食不会导致高尿钙的发生,并不增加尿石症的发生风险。南非班图族人摄入的植物粗纤维素的数量是发达国家人群的 6 倍,而动物蛋白质和糖的含量极少,其尿石症的发病率很低;当改变饮食结构,增加动物蛋白质,减少植物纤维素摄入量后,尿石症的发生率显著上升。

素食可降低尿石症的发生风险吗

以蔬菜为主的无动物蛋白质饮食虽然含草酸盐较高,但尿石症的发生风险低。Robertson 报道,素食者上尿路结石的发病率只相当于同年龄、同性别和同社会阶层非素食者的 40%~60%。素食者的尿钙一般较低,但是,素食者因食物钙较低,肠道中草酸钙形成减少,导致草酸盐吸收增加,从而使尿中草酸盐增高,特别是菠菜草酸盐含量高,在搭配饮食时应予以注意。

高脂饮食的人是否容易得尿石症

饮食中脂肪含量对尿石症的发病是否有影响,目前尚无一致的结论。在日本,人群中肾结石发病率的上升趋势与日常生活中脂肪和油的消费量增加程度相一致,即高脂饮食促进尿石症的发生。在一组初级保健人群的病例对照研究中发现,低脂或减肥饮食对尿石症的发病有显著性的保护作用。

但是,也有证据表明,富含二十碳五烯酸(eicosapentaenoic acid,EPA)的脂肪饮食能够降低泌尿系结石形成的风险。爱斯基摩人和日本沿海居民尿石症的发病率都很低,可能与他们进食大量鱼油有关。

? 为什么鱼油可以抑制尿路结石的形成

鱼油可以抑制尿路结石形成的机制,尚不完全清楚,可能与以下因素相关:

1. 鱼油能够抑制前列腺素的合成,使尿钙排出减少,从而抑制尿路结石的形成;

2. 鱼油可以增加血液循环中的纤维蛋白溶解活性,从而间接地影响尿液中的纤维溶解活性。尿液纤维溶解活性是肾结石发病的一个重要保护性因素。

临床上用鱼油治疗伴有高钙尿症的复发性尿石症患者,可使他们24小时尿钙、尿镁和尿枸橼酸排泄量下降,但尿液中草酸和纤维蛋白溶解活性没有明显变化。

? 为什么蔗糖可增加尿石症的发病风险

Blacklock发现,30%的正常人和70%的尿石症患者,对蔗糖的摄入有强烈反应,主要表现为尿液中成石物质含量增加,特别是尿钙,这是由于糖可促进肠道吸收钙,相应也增加了草酸的吸收,导致尿钙排泄增加,从而增加成石的风险。

? 蔬菜、水果会增加尿石症的发病风险吗

对于普通饮食患者,蔬菜和水果可稀释结石形成的物质,但不影响尿液中钾和枸橼酸的浓度;相反,减少蔬菜和水果的摄入,增加含钙结石形成的风险。

? 抗氧化与尿路结石形成相关吗

众所周知,抗氧化在多种疾病的预防中起重要作用。Holoch(2011)提出低水平的α-胡萝卜素、β-胡萝卜素和β-隐黄素可增加结石形成的风险。也就是说抗氧化也可以预防尿石症。

? 容易形成尿石症的十大类食物是什么

容易形成尿石症的十大类食物包括:

1. 过量的咖啡因　过量的咖啡因增加尿钙的排出,容易引起肾功能损害;

2. 大黄　大黄含有丰富的草酸,大量摄入容易形成草酸钙结石;

3. 人工合成甜味剂　长期服用人工甜味剂容易损害肾脏功能;

4. 肉类　过高的动物蛋白很难经肾脏排出,而且代谢时产生大量的尿酸,容易形成肾结石;

5. 沙丁鱼　沙丁鱼含有丰富的嘌呤,促进尿酸结石的形成;

6. 盐　盐可以引起钠水潴留,引起尿量减少,而且增加尿钙排出;

7. 碳酸类饮料　如苏打水、能量饮料、瓶装果汁容易形成肾结石；

8. 某些绿叶蔬菜　某些绿叶蔬菜(如波菜、黄秋葵、甜菜)含有大量草酸,可形成草酸钙结石；

9. 奶类制品　适量补充奶类制品,可以与食物的草酸结合,促进草酸的排出,减少草酸钙结石的形成。但是过量补充奶类制品,可增加尿钙的排出,增加形成结石的可能性；

10. 加工的食物　许多经过加工的食物,例如薯条,可以促进肾结石的形成。

第三节　钙与尿石症

钙到底是什么

钙是人体内含量最多的矿物质之一,约占体重的 1.5% ~ 2%,即 700 ~ 1 400g。在体内,99%的钙存在于骨骼和牙齿中,起到支持人体运动及辅助咀嚼的作用。另外 1%的钙存在于血液和组织器官中,称为血钙。

钙有什么作用

钙在人体中有很多重要的生理功能,常见的有:

1. 维持骨骼和牙齿的结构,缺乏时可导致骨质疏松、骨骼发育异常等；

2. 维持神经和肌肉的正常功能,缺乏时可引起肌肉抽搐、神经功能异常等；

3. 参与止血过程,缺乏时可引起流血不止等；

4. 人体代谢中很多的酶需要钙,才能发挥生理功能。

人体每天需要多少钙

表 4-3-1 显示中国居民膳食钙适宜摄入量。

表 4-3-1　中国居民膳食钙适宜摄入量(毫克/天)

年龄(岁)	适宜摄入量*	最高摄入量#
0~	300	—
0.5~	400	—
1~	600	2 000
4~	800	2 000
7~	800	2 000

续表

年龄(岁)	适宜摄入量*	最高摄入量#
11~	1 000	2 000
14~	1 000	2 000
18~	800	2 000
50~	1 000	2 000
孕早期	800	2 000
孕中期	1 000	2 000
孕后期	1 200	2 000
乳母	1 200	2 000

*适宜摄入量:指通过观察或实验获得的健康人群某种营养素的摄入量。

#可耐受最高摄入量:指平均每日可以摄入某营养素的最高量。当摄入量超过此量时,发生毒副作用的危险性增加。

人体是如何调节钙的代谢

钙代谢的调节非常复杂,目前已知三个器官和三种激素参与调节。三个器官分别为肠、骨和肾脏;三种激素分别为甲状旁腺素、降钙素和维生素 D3。以上任何一个器官或激素发生异常,均可导致钙代谢的异常。

钙是如何被人体利用的

人体的钙主要来自食物,30%的食物钙在小肠的上段被吸收入血液,其余70%随粪便排出体外。正常情况下,人体血液中的钙与骨骼的钙发生等量交换。血液中钙的一部分分泌到肠腔,又经肠腔重吸收一小部分。血液中的钙经肾小球排出,绝大部分又经肾小管被重吸收。最终,人体每天从食物摄入的钙,15%通过尿液排出,85%通过粪便排出,达到动态平衡(图4-3-1)。

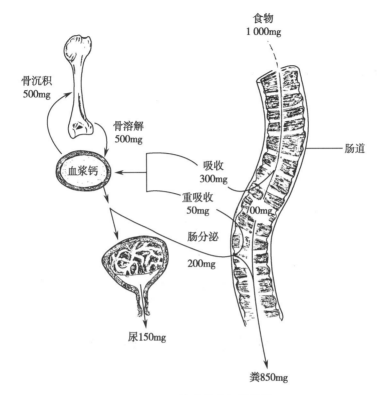

图 4-3-1 正常人体内钙的代谢

食物中的钙是如何被肠道吸收

体内的钙主要来自食物,小肠是体内钙吸收的主要部位。钙的吸收量与肠道内钙浓度、机体的需要量及肠内酸碱度有关:

1. 进入小肠的食物钙含量越高,钙被肠吸收越多;

2. 钙的吸收量与机体的需要量是相适应的,当缺钙时肠道吸收钙的速度增加,而当体内钙过多时,则吸收速度降低;

3. 当肠内酸度增加时钙盐易溶解,因而钙的吸收增加。当肠内存在碱性物质时则形成不溶解的"钙皂",从而使钙的吸收减少。例如,成年人食入含蛋白质丰富的食物时,使肠内酸度增加,则钙的吸收增加。

维生素 D₃ 是什么物质

维生素 D₃,又叫胆钙化醇。体内的维生素 D₃ 可来自食物,也可经紫外线的作用将皮肤(哺乳动物)中的 7-脱氢胆固醇转变成维生素 D₃。维生素 D₃ 本身无代谢活性,只有在肝内转变成 25-(OH)-D₃,再在肾内转化成1,25-二羟胆钙化醇［1,25-(OH)$_2$-D$_3$］,才具有高的代谢活性。因此,儿童缺钙时,多晒太阳,可使皮肤合成更多的维生素D$_3$,帮助钙的吸收。

维生素D$_3$与钙的吸收有何关系

当人体缺钙时,亦即血浆钙含量下降,肾脏的1-羟化酶促使25-(OH)-D$_3$转化成1,25-二羟胆钙化醇［1,25-(OH)$_2$-D$_3$］,促使肠道钙的吸收;当人体钙过量时,亦即血浆钙含量上升,肾脏的24-羟化酶促使25-(OH)-D$_3$转化成24,25-二羟胆钙化醇［24,25-(OH)$_2$-D$_3$］,对肠道吸收钙无影响(图4-3-2)。

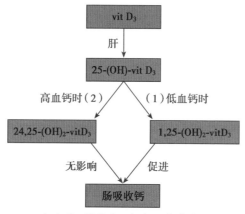

（1）为1-羟化酶；（2）24-羟化酶。

图 4-3-2　肠道对钙吸收的调控

缺钙可导致什么疾病

表4-3-2显示不同人群缺钙的病症。

表 4-3-2　不同人群缺钙的病症

缺钙人群	病症
少年儿童	厌食、偏食;不易入睡、易惊醒;易感冒;头发稀疏;智力发育迟缓;学步、出牙晚或出牙不整齐;阵发性腹痛腹泻;X或O型腿;鸡胸
青年	精力不集中;容易疲劳;腰酸背痛;免疫力低;蛀牙或牙齿发育不良
孕妇及哺乳期妇女	抽筋乏力;关节疼;头晕;贫血及产前高血压综合征;水肿;乳汁分泌不足
老年人	老年性皮肤瘙痒;脚后跟疼;腰椎、颈椎疼痛;牙齿松动、脱落;明显的驼背、身高降低;食欲减退;消化道溃疡;多梦、失眠、烦躁、易怒等

钙过量会出现哪些疾病

钙过量会出现以下病症：

1. 肾结石；

2. 影响铁、锌、镁、磷的吸收与利用；

3. 低血压；

4. 补钙过多，可使婴儿的囟门过早闭合；骨骼过早钙化闭合，使身高受到限制。

食物中的钙可引起尿石症吗

食物中的钙在胃肠道与食物中的草酸相结合，形成草酸钙复合物，随后经大便排出，减少外源性草酸被吸收入血液的可能性，从而有利于降低尿液中的草酸水平。换言之，食物中的钙摄入并不会增加尿石症形成的风险。

钙片吃得多，会惹来尿路结石吗

目前认为，维持正常或较高的钙摄入水平，可以与食物的草酸结合，促进草酸的排出，不但不会导致尿路结石，反而减少草酸钙结石形成的风险。亦即是说，中国居民每天补钙量少于 2 000mg，不会导致尿路结石形成。

为什么限制钙的摄入反而增加尿石症形成的风险

Ettinger 等报道给尿石症患者低钙饮食，常常较正常钙饮食危害性更大。Burtis 等报道，很多尿石症患者进普通饮食时尿钙较高，若进高钙低钠饮食，尿钙转为正常。这主要是由于尿草酸排泄和钙摄入成反比的缘故。

限制钙的摄入尚可刺激维生素 D_3 的分泌，促进骨重吸收及增加尿钙排泄，从而增加了尿石症形成的危险性。

正常人尿液钙的含量是多少

正常人尿液钙的含量为 $100\sim300mg$/天。

何为高钙尿

如果正常饮食，24 小时尿钙排泄男性大于 300mg，女性大于 250mg，或 24 小时尿钙排泄大于 4mg/kg 体重，称为"高钙尿症"。如果正常人每日限制钙入量 400mg、钠入量 100mg，则 24 小时尿钙排泄 100mg；如果持续此饮食 1 周，24 小时尿钙仍大于 200mg，称为"高钙尿症"。

高钙尿的原因是什么

有些高钙尿症的原因还未完全清楚。根据可能发生异常的部位,分为吸收性高钙尿(肠吸收钙增加)、再吸收性高钙尿(甲状旁腺素异常)和肾性高钙尿(肾脏重吸收钙增加)、特发性高钙尿(不明原因)等几种。

什么原因引起肠道吸入钙过多,导致高钙尿症呢

肠道对钙的吸收量取决于摄入钙的量、机体对钙的需要量以及肠道的酸碱度,并且有活化的维生素 D_3 参与。但是,肠钙吸收增加的确切机制不明确,部分病人肠钙吸收与血 $1,25-(OH)_2D_3$ 浓度无直接关系。由肠钙吸收增加导致的高钙尿症,称为吸收性高钙尿症。

吸收性高钙尿又分为 3 型:

Ⅰ型高钙尿出现于高钙及低钙饮食时;

Ⅱ型高钙尿仅发生在高钙饮食时,在限钙饮食时(400mg/天),尿钙正常,Ⅱ型的临床症状较Ⅰ型轻;

Ⅲ型继发于肾高排磷时,又名低血磷性吸收性高钙尿。

为什么有些恶性肿瘤患者容易得尿石症

有些恶性肿瘤,常见的有肺癌、乳腺癌、多发性骨髓瘤、淋巴肉瘤和肾癌等,肿瘤细胞可分泌甲状旁腺激素样物质、前列腺素样物质或破骨细胞样物质,引起高血钙,因此这些患者易得尿石症。

为什么长期卧床或制动的患者容易得尿石症

因骨折等原因长期卧床或制动的结果是骨质脱钙,血钙升高,导致尿钙、尿磷和尿尿酸均明显增高,尿石症的发生概率高于正常人,医学称这种现象为"制动综合征"或"制动性高钙血症"。而且,长期卧床容易导致尿路感染,也会增加尿石症的发病风险。

为什么肾移植患者容易得尿石症

由于肾移植前低钙血症的刺激,患者的甲状旁腺增生,分泌甲状旁腺激素增加,移植后初期肾功能逐渐恢复,使体内原来的甲状旁腺增生、甲状旁腺素分泌过多与正常肾功能形成一种不平衡状态。因此,肾移植后最初数日内会出现高钙血症,通常持续至术后半年左右,以后随着增生的甲状旁腺逐渐萎缩而恢复正常的血钙水平。部分患者移植后由于发生继发性甲状旁腺功能亢进,高钙血症可能维持数年之久。医学上称为"肾移植后高钙血症",这些患者易得尿石症。

第四节 草酸与尿石症

什么是草酸

草酸,又名乙二酸,是生物体的一种代谢产物,广泛分布于植物、动物和真菌体中,并在不同的生命体中发挥不同的功能。分子式:$H_2C_2O_4$(图 4-4-1)。

图 4-4-1 草酸的分子结构

哪些物质富含草酸

草酸主要存在于植物中。研究发现一百多种植物富含草酸,尤以菠菜、茶叶、苋菜、甜菜、马齿苋、芋头、甘薯和大黄等植物中含量最高。其中菠菜和茶叶是引起人类高草酸尿症的主要单品种食物。

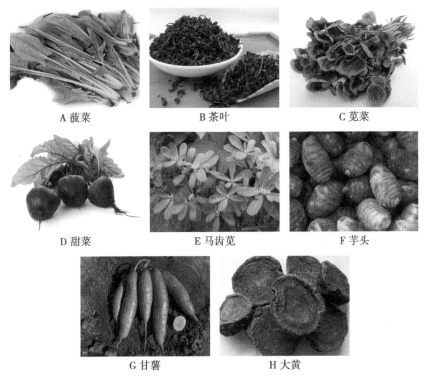

A 菠菜　　　　　　　　B 茶叶　　　　　　　　C 苋菜

D 甜菜　　　　　　　　E 马齿苋　　　　　　　F 芋头

G 甘薯　　　　　　　　H 大黄

图 4-4-2(A~H) 常见的八种高草酸食物

草酸在人体中起什么作用

草酸是一种小分子物质,是人体内没有用途的代谢终产物。体内的草酸几乎全部以原形从肾脏排泄。

饮食习惯会影响草酸的摄入量吗

饮食结构的不同使人们每日摄入的草酸数量差别较大。西方国家以肉食类为多,成人每日摄入草酸 800~1 100mmol。以蔬菜类为主要食物的印度成人每日摄入草酸量高达 900~2 300mmol。中国成人每日摄入草酸量尚无统计资料。

人体内的草酸从何处来

人体内的草酸 15% 来源于摄入的食物,85% 为体内代谢(氨基酸和葡萄糖代谢)而来(图 4-4-3)。

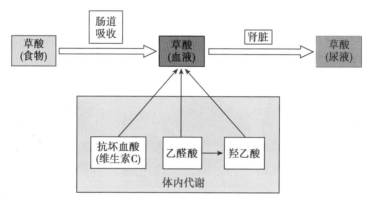

图 4-4-3　草酸的生成与排出

正常人每天尿液草酸的排出量

正常人 24 小时尿液草酸的排泄量为 91~456μmol。迄今为止,我国正常人群尿液草酸排泄量的正常值还没有统一的标准。广州医科大学附属第一医院曾国华教授团队的研究,中国汉族成人 24 小时尿液草酸正常值,男性为 70~580μmol,平均 220μmol;女性为 40~590μmol,平均 210μmol。一般认为,24 小时尿液草酸的正常值范围小于 500μmol。

什么是高草酸尿症

一般认为,24 小时尿液草酸排出量大于 500μmol 为高草酸尿症。

高草酸尿症有哪几种类型

根据尿液草酸含量以及草酸来源,高草酸尿症分为以下几种类型:

表 4-4-1　高草酸尿症的分类

类型	尿草酸
正常	<500μmol/24 小时
特发性草酸钙结石患者	400~600μmol/24 小时
轻度代谢性高草酸尿症	500~800μmol/24 小时
肠源性高草酸尿症	600~1 200μmol/24 小时
原发性高草酸尿症	>1 000μmol/24 小时

高草酸尿症与草酸钙结石的关系

尿液内草酸浓度过高(高草酸尿症),容易与钙结合,形成草酸钙结石。

草酸与钙,谁在草酸钙结石形成过程中更重要

草酸钙结石的形成与每日尿钙排泄量的关系并不密切,而与尿液草酸排泄量紧密相关。越来越多的资料表明,轻度高草酸尿症与原因不明的草酸钙结石的发生有关。对于草酸钙结石的形成,轻度高草酸尿症比轻度高钙尿症更危险。这是因为,尿中的草酸浓度(0.1~0.5mmol/L)要远低于钙浓度(1~5mmol/L),因此,草酸浓度的小幅上升就会导致草酸钙结晶的饱和度急剧增加。

食物中的草酸如何进入人体

食物中的草酸通过胃肠道吸收进入人体。空肠是外源性草酸吸收的主要部位,其次是结肠。回肠不吸收草酸。与人体自身代谢产生的草酸相比,经胃肠道吸收草酸的数量极少。草酸在肠道内吸收主要是浓度依赖的被动渗透(即是食物草酸浓度越高,人体吸收草酸越多),但亦有主动吸收(指的是即使食物草酸浓度很低,人体也会吸收草酸)。

日常饮食会影响人体对草酸的吸收吗

目前认为,大量食糖和摄入过量的蛋白质可以促进食物中草酸的吸收,从而导致尿液的草酸排泄增加。原因是大量食糖可促进草酸的吸收,而摄入过量的动物蛋白质会增加诸如羟脯氨酸和色氨酸等草酸前体物质的吸收,导致草酸合

成增加。

钙会影响草酸的吸收吗

目前多数人认为,肠道内草酸的吸收与饮食钙的含量成反比。食物补充的钙与食物中的草酸结合,形成草酸钙,经粪便排出,从而减少了草酸的吸收。

为什么胃肠道紊乱患者容易患草酸钙结石

各种原因引起的胃肠功能紊乱患者,如肠炎、肠切除、腹腔疾患、胰腺疾病等,肠道对草酸的吸收明显增多,易患草酸钙结石。这是因为小肠的吸收功能障碍时,肠腔内不能被吸收的脂肪酸与钙结合形成钙盐,使肠腔内可被吸收的呈游离状态的草酸根增多的缘故。另外,不能被吸收的胆盐和脂肪酸能够增加结肠黏膜对草酸的通透性,促使草酸在结肠内吸收。

为什么结肠炎患者容易患草酸钙结石

近年来发现,结肠内有一种能够分离草酸的细菌,称为产甲酸草酸杆菌。长期结肠炎的患者,结肠内产甲酸草酸杆菌的活性下降,而且结肠炎患者长期使用抗生素亦会抑制产甲酸草酸杆菌的生长,从而使肠道内的草酸分解率明显下降,导致肠道对草酸的吸收增加,易患草酸钙结石。

高草酸尿症是否是遗传病

目前大多数的高草酸尿症并未被发现有遗传倾向。但是,其中一种称为原发性高草酸尿症,是一种少见的常染色体遗传的草酸代谢疾病(也就是父母一方患有这种疾病,子女可能有 50% 的机会患有此病)。主要原因是肝脏内一些参与草酸代谢的酶(如丙氨酸-乙醛酸转氨酶或 D-甘油酸脱氢酶)缺乏,导致草酸合成增加。其临床特点是双侧肾脏草酸钙沉着和尿石症,在儿童时期或者成年早期有可能因为肾衰竭而死亡。

第五节　枸橼酸与尿石症

什么是枸橼酸

枸橼酸,又名柠檬酸,是体内能量代谢的重要中间产物。与尿酸和草酸不同,枸橼酸具有重要的生理功能,参与体内三羧酸循环(图 4-5-1)。三羧酸循环,是人体把糖、脂肪和蛋白质释放出能量供给自身利用的过程。

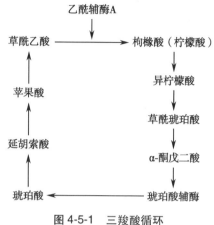

图 4-5-1　三羧酸循环

枸橼酸有什么作用

简单而言,枸橼酸可以促进人体的新陈代谢。通俗而言,它具有以下作用:

1. 瘦身美容。帮助自体循环,将多余养分和热量转化成热能消耗,代谢出体外;

2. 加速三羧酸循环,轻松变成碱性体质。现代人由于饮食偏好大鱼大肉,都市生活压力大极易造成紧张烦躁,因此,不知不觉就可能变成酸性体质,久而久之,身体的各种毛病也随之出现,而枸橼酸就是能把酸性体质变成碱性体质的优良成分;

3. 促进新陈代谢,改善体能;

4. 预防运动后的肌肉疲劳;

5. 使身心恢复元气。

哪些食物含有枸橼酸

枸橼酸,又名柠檬酸,但不只存在于柠檬,是一类广泛存在于水果和蔬菜的一种有机酸。譬如梅子、柑橘类、柳橙、莱姆、枇杷、柠檬、葡萄、番木瓜、苹果、草莓、番茄、罗望子、柚子、草莓、桑葚等水果都有含量不等的柠檬酸。

枸橼酸是促进尿路结石形成,还是抑制尿路结石形成

枸橼酸是抑制尿路结石形成的,包括草酸钙结石、尿酸结石和胱氨酸结石等,尤其能抑制草酸钙结石形成。

为什么尿液草酸与钙结合可以形成草酸钙结石,而枸橼酸与钙结合不会形成结石

主要因为枸橼酸-钙螯合物的溶解度大大高于草酸钙的溶解度,枸橼酸钙不容易形成结晶。

为什么枸橼酸可以抑制含钙结石的形成

枸橼酸抑制尿液草酸钙结石形成的作用是肯定的,其作用机制与下列因素有关:

1. 尿液中枸橼酸-钙混合物的形成降低了尿液离子钙的浓度,从而使尿液草酸钙饱和度降低;

2. 枸橼酸对草酸钙结晶的形成具有直接抑制作用;

3. 枸橼酸能增强某些元素的作用(尤其是正铁离子),具有抑制草酸钙结晶形成的能力;

4. 枸橼酸能够增加尿液尿酸的溶解度,因此可以抑制草酸钙形成的异质成核作用。

什么是低枸橼酸尿

尿枸橼酸排泄量小于220mg/24 小时称之为"低枸橼酸尿症"。不同实验室或检测机构检测尿枸橼酸的方法不同,因此参考值范围也略有差异。

低枸橼酸尿症与尿石症存在什么关系

当尿液中枸橼酸浓度过低(即低枸橼酸尿症)时,容易形成尿石症。主要包括以下现象:

1. 含钙泌尿系结石常伴有低枸橼酸尿症,其发生率为19%~63%不等;

2. 大约10%的肾结石患者体内代谢异常仅表现为低枸橼酸尿症,其余的患者可能合并其他代谢紊乱;

3. 临床试验表明,尿液中枸橼酸含量越低,其结石形成的风险越高。24 小时尿液枸橼酸低于400mg 的人群,其结石发生的风险是尿枸橼酸高于800mg 人群的2 倍;

4. 有研究表明,在尿钙偏高的甲状旁腺功能亢进患者中,只有合并低枸橼酸尿时才形成结石,若枸橼酸排出正常则不形成结石。

什么原因引起低枸橼酸尿症

部分低枸橼酸尿症患者的病因目前还不完全清楚。表4-5-1列出引起低枸橼酸尿症的部分病因。低枸橼酸尿症常与各种类型的酸中毒同时存在。

表4-5-1 引起低枸橼酸尿症的部分病因

引起低枸橼酸尿症的部分病因
酸中毒(包括糖尿病酸中毒、远端肾小管酸中毒等)
慢性腹泻
饥饿、禁食
剧烈运动
低钾血症
低镁血症
水中毒
服用部分药物(利尿酸、噻嗪类利尿剂、乙酰唑磺胺、雄激素等)
月经期
分解后产生酸的各种食物(如高蛋白饮食)

为什么酸中毒导致低枸橼酸尿症

血液中的枸橼酸可以自由通过肾小球被滤过,大约75%被滤过的枸橼酸在近曲小管被重吸收,约25%被滤过的枸橼酸从尿液排出。肾小管腔的酸化有利于近曲小管对枸橼酸的重吸收。当酸中毒时,近曲小管对枸橼酸的重吸收增加,导致低枸橼酸尿症。

为什么慢性腹泻导致低枸橼酸尿症

慢性腹泻可使小肠对枸橼酸的吸收减少,从而导致低枸橼酸尿。

为什么使用噻嗪类药物导致低枸橼酸尿症

部分高血压患者使用噻嗪类降压药物,均会降低血钾、尿钙及尿枸橼酸,造成低枸橼酸尿。

为什么尿路感染导致低枸橼酸尿症?

答:尿路感染时,细菌把氨分解为铵及羟基离子,从而使尿液碱化而减少磷酸钙的溶解度。长时间地持续感染可以产生枸橼酸裂解酶而降低尿枸橼酸。

为什么过咸饮食导致低枸橼酸尿症

在非控制饮食的情况下,过咸饮食习惯(即高钠饮食)可引起碳酸氢盐尿,诱发轻度代谢性酸中毒,从而导致低枸橼酸尿。钠负荷除了引起尿枸橼酸盐降低和尿 pH 值升高外,还导致尿钙和尿钠增加。

为什么动物蛋白摄入过多导致低枸橼酸尿症

动物蛋白中含硫氨基酸在体内氧化产生硫酸盐,其产生的酸负荷导致尿枸橼酸盐排泄降低。

第六节　嘌呤、尿酸与尿石症

嘌呤是什么

名称:嘌呤;

英文名称:purine;

分子式:$C_5H_4N_4$;

存在:广泛存在于人体中;

作用:对人体新陈代谢起重要作用,包括能量供应(如合成 ATP)、代谢调节(如 DNA 复制)及组成辅酶等;

体内嘌呤的合成器官:主要是肝脏,其次是小肠黏膜和胸腺;

体内嘌呤的合成原料:氨基酸与核酸。

嘌呤怎样变成尿酸

嘌呤在肝脏氧化为尿酸($C_5H_4N_4O_3$),见图 4-6-1。

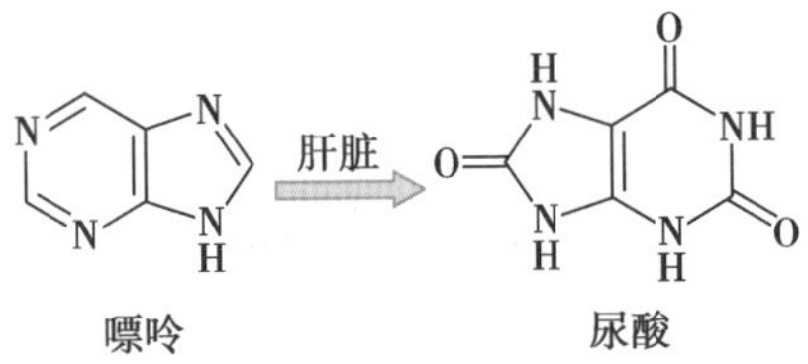

嘌呤　　　　　　尿酸

图 4-6-1　嘌呤在肝脏氧化为尿酸

尿酸来源于哪里

根据尿酸的来源,可将其分为外源性尿酸和内源性尿酸两种。从富含嘌呤的食物中分解而来的尿酸叫做外源性尿酸,外源性尿酸约占人体内尿酸总量的20%,而体内嘌呤分解而来的尿酸叫做内源性尿酸,内源性尿酸约占人体内尿酸总量的80%。

尿酸在人体内有什么作用

尿酸是人类嘌呤核苷酸分解代谢的最终产物,没有具体的生理作用。嘌呤代谢的产物大部分以尿酸盐的形式从尿中排泄;约 1/3 的嘌呤产物以尿酸盐的形式由肠黏膜分泌进入肠道,经过细菌分解为氨,再排出体外。

人体血液尿酸的正常值是多少

人体血清尿酸的正常值范围:男性<420μmol/L(7.0mg/dl);女性<360μmol/L(6.0mg/dl)。

何为高尿酸血症(HUA)

高尿酸血症(hyperuricemia,HUA)是指正常嘌呤饮食状态下,非同一日两次空腹血液尿酸水平:男性>420μmol/L,女性>360μmol/L。

高尿酸血症是一种常见疾病吗

与大家熟悉的高血压病相似,高尿酸血症(HUA)是一种常见疾病。近年来,高尿酸血症的发病特点包括:

1. 发病总数呈现逐年升高的趋势:据统计,20 世纪 80 年代欧美国家 HUA 患病率为 2%~18%。1998 年上海 HUA 患病率为 10.1%;2003 年南京 HUA 患病率为 13.3%;2004 年广州 HUA 患病率高达 21.8%;

2. 男性高于女性;

3. 发病有地区差异:南方和沿海经济发达地区较同期国内其他地区患病率高,可能与该地区居民摄入过多高嘌呤的海产品、动物内脏、肉类食品以及大量饮用啤酒等因素有关;

4. 更重要的是,高尿酸血症的患病人群呈现越来越年轻化的趋势;

5. 高尿酸血症的患病率随年龄增长而增高。

高尿酸血症是一种遗传病吗

除了罕见的由嘌呤代谢的酶缺陷导致的高尿酸血症是遗传病外,大多数的高尿酸血症并未证实为遗传病。

什么原因导致体内尿酸增高(高尿酸血症)

当体内嘌呤增多,就会产生较多的尿酸,而肾脏又不能及时将尿酸排出体外,就可引起高尿酸血症。主要有三大类原因:

1. 摄入含嘌呤的食物过多;

2. 体内的嘌呤过多地转换为尿酸　譬如体内细胞破坏增多,如红细胞增多症、横纹肌溶解症、放疗或化疗导致细胞破坏等;或者参与嘌呤代谢的酶异常,如蚕豆病(G-6-PD 缺乏症)等;

3. 肾脏病变导致尿酸排出减少　这是近年发现很多不明原因高尿酸血症病例的主要发生机制。

为什么抽血化验发现血尿酸数值增高,但是没有任何不适

与常见的高血压和糖尿病患者相似,早期、轻症的高尿酸血症患者可以没有任何身体不适,也不为人所注意,仅仅在体检中被发现。

无症状高尿酸血症可持续 10~20 年,有的可终身不出现症状。只有 5%~15% 的高尿酸血症发展为痛风(包括痛风性关节炎和痛风性肾病)。一般说来,血尿酸水平越高,出现痛风的危险性越大。

高尿酸血症与高血压病、心脏病等疾病有无关联

高尿酸血症与代谢综合征、2 型糖尿病、高血压病、心血管疾病、慢性肾病、痛风、高脂血症等密切相关,是这些疾病发生发展的独立危险因素。也就是说高尿酸血症可促使上述疾病的发生发展。

什么是痛风

痛风是由高尿酸血症引起的,指尿酸盐沉积在关节和肾脏,分别形成痛风性关节炎和痛风性肾病。

什么是痛风性关节炎

痛风性关节炎是由于过多的尿酸沉积于关节形成结晶,引起的急性关节炎或痛风结节。以第一跖趾关节最为好发,也可累及其他关节。

急性痛风性关节炎(图 4-6-2)表现为关节红、肿、热、痛,四季均可发病,以春、秋季最多。关节局部损伤、饱餐暴饮、过度疲劳、饱受湿冷、某些药物、感染及外科手术等均可诱发急性发作。

痛风结节(图 4-6-3)是尿酸钠结晶沉积于软组织,引起慢性炎症及纤维组织增生形成的坚硬的结节,又称为"痛风石"。严重者可累及全身大多数关节以及皮肤组织。

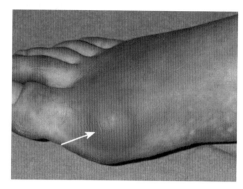

图 4-6-2 痛风性关节炎（箭头所指为第一跖趾关节）

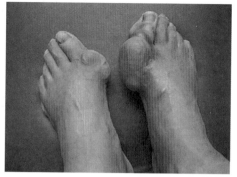

图 4-6-3 痛风性结节（又称"痛风石"）

什么是痛风性肾病

尿酸盐沉积在肾脏导致的肾病，包括尿酸盐肾病和尿酸性尿路结石。

什么是高尿酸尿症

24 小时尿液尿酸排出量在 3.60～4.75mmol/L 以下，其中男性尿酸的排出正常值上限高于女性。如果 2～3 次尿液尿酸的排出量大于 36mmol，即为高尿酸尿症。

血液中尿酸增高，尿液中的尿酸一定增高吗

高尿酸血症包括尿酸排泄不良型、尿酸生成过多型以及混合型。临床研究显示，90%的原发性高尿酸血症为尿酸排泄不良型，亦即是 90%的血尿酸增高患者的尿液尿酸不增高，只有 10%的血尿酸增高患者出现尿液尿酸增高。

尿酸结石的发生与尿液尿酸增高有关吗

尿酸结石的发病率与高尿酸尿症的程度有关。当尿酸的排泄量小于 18mmol/L 时，11%患者出现尿酸结石；而当尿酸的排泄量大于 66mmol/L 时，50%患者形成尿酸结石。

哪些关键因素促使尿酸结石的形成

尿酸结石形成的主要原因是尿液尿酸增高、饮水量过少和尿 pH 值低于 5.5 的酸性尿，其中以后者最为重要。因为，当尿的 pH 值高于 6.5 时，尿酸主要以离子化尿酸盐的形式存在，几乎不会形成尿酸结石；相反，当尿 pH 值低于 5.5 时，尿酸处于非离解状态，一旦尿液出现过饱和，尿酸结石即可形成。

尿酸增高的患者只会形成尿酸结石吗

尿酸增高的患者除了形成尿酸结石外,还可能形成尿路含钙
结石。1968 年 Prien 等发现,痛风患者也可同时伴有草酸钙肾结
石的存在。1973 年 Coe 等报告了高尿酸性草酸钙结石,它是独立于特发性含钙
肾结石和尿酸结石的临床综合征,其特征:1. 高尿酸尿症;2. 反复形成草酸钙结
石;3. 尿 pH 高于 5.5;4. 尿钙正常。

为什么尿酸可诱发含钙结石的形成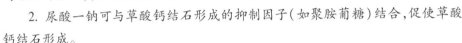

尿酸诱发含钙结石形成的机制:

1. 异质成核学说　尿酸与尿液中的钠形成尿酸一钠,作为含
钙结石的核心,在此基础上形成草酸钙结石;

2. 尿酸一钠可与草酸钙结石形成的抑制因子(如聚胺葡糖)结合,促使草酸
钙结石形成。

第七节　胱氨酸与尿石症

什么是胱氨酸

胱氨酸,又名 L-胱氨酸,化学式:$C_6H_{12}N_2O_4S_2$(图 4-7-1),是两分子半胱氨酸
经氧化得到的氨基酸,是一种含硫氨基酸,属
于二硫化物类。它是 1810 年由 Wollaston 从膀
胱结石中发现的。胱氨酸在水或乙醇中几乎
不溶;在稀盐酸或氢氧化钠试液中溶解。多含
于头发、指甲等角蛋白中,也可以采用合成法
得到。常用于医药、食品、化妆品等行业。

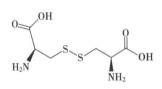

图 4-7-1　胱氨酸的化学结构

人体内的胱氨酸代谢途径

人体中同时存在胱氨酸和半胱氨酸。胱氨酸含有二硫键
(—S—S—),半胱氨酸含巯基(—SH),二者可通过氧化还原而互
相转变。不溶性的胱氨酸通过还原作用易转变为可溶性的半胱氨酸。人体中半
胱氨酸主要通过两条途径降解为丙酮酸。一条是加双氧酶催化的直接氧化途
径,或称半胱亚磺酸途径,另一条是通过转氨的 3-巯基丙酮酸途径。丙酮酸在人
体营养代谢中起着重要的枢纽作用,参与三大营养物质的代谢过程。

🤔 胱氨酸与尿石症有关系吗

👨‍⚕️ 正常人尿中胱氨酸与半胱氨酸的摩尔浓度相等。半胱氨酸在尿中的溶解度高于胱氨酸，不容易形成结晶。但胱氨酸尿病人，胱氨酸浓度超过半胱氨酸1 000倍。不溶性的胱氨酸在尿液中析出形成胱氨酸结石。

🤔 胱氨酸结石是怎样形成的

👨‍⚕️ 胱氨酸结石相对少见，只占所有尿路结石的1%。胱氨酸尿症是胱氨酸结石的唯一病因，是一种罕见的常染色体隐性遗传性疾病，其病理基础是肾近曲小管基底膜和肠黏膜上皮细胞对包括胱氨酸、赖氨酸、精氨酸和鸟氨酸等4种二羟氨基酸吸收和转运功能存在缺陷，导致这些二羟氨基酸在尿中排泄增加。而胱氨酸在生理范围的尿pH值中几乎不溶解，当其达到饱和状态时便析出结晶，最终形成结石。

🤔 什么原因引起胱氨酸尿症

👨‍⚕️ 胱氨酸尿症又称亚硫酸盐氧化酶缺乏，由于体内亚硫酸盐氧化酶缺乏，造成体内黄嘌呤代谢成尿酸、亚硫酸转变成硫酸盐及其他代谢过程受阻。它是一种肾小管遗传性缺陷病，由于肾小管重吸收胱氨酸减少，尿中含量增加而引起，尿路中常有胱氨酸结石形成。胱氨酸尿症系常染色体隐性遗传，杂合子者尿中胱氨酸分泌也可增加，但很少形成结石。

🤔 胱氨酸尿症与胱氨酸结石有何关系

👨‍⚕️ 胱氨酸尿症是胱氨酸结石的唯一病因。作为一种遗传性疾病，全面了解病史对于胱氨酸结石的诊断是非常重要的。临床数据显示，接近50%胱氨酸结石患者有尿石症家族史。胱氨酸尿症的诊断常常在结石发作几年后才能确定。因此，结石成分分析至关重要，医生可根据结石成分分析做出正确的诊断。

第八节　尿液酸碱度与尿石症

🤔 什么是尿液酸碱度

👨‍⚕️ 尿液酸碱度，亦即尿pH值，它反映肾脏调节体液酸碱平衡的能力。正常人在普通膳食的条件下尿液pH值为4.6~8.0（平均为6.0）。尿液pH值主要由肾小管分泌的酸性物质（如H^+和可滴定酸）和重吸收的碱性物质（如重碳酸盐）决定。其中最重要的是酸性磷酸盐和碱性磷酸盐的相对含量，如果前者多于后者，尿液呈酸性，否则呈中性或碱性。

尿石症的形成与尿液酸碱度有关吗

尿液酸碱度是影响结石形成的重要因素之一。除草酸钙结石外,尿液酸碱度几乎可以影响其他所有类型的泌尿系结石,如尿酸结石、感染性结石和胱氨酸结石。

尿酸结石、胱氨酸结石在酸性尿液中容易形成。尿 pH 值＝5 时,其溶解度为 80mg,尿 pH 值＝6 时,溶解度为 240mg,而 pH 值＝7 时,溶解度为 1 540mg。正常人每日的尿酸在尿液中已经过饱和,在其他一些不利因素的影响下,尿酸盐就很容易从尿中释出结晶。当尿 pH 值低于 5.5 时,尿酸结石形成风险将急剧增加。

磷酸钙及磷酸镁铵结石(亦称之为感染性结石)则在碱性的条件下容易形成。当尿 pH 值高于 6.5 时,磷酸钙结石的形成风险增加。

哪些因素影响尿液酸碱度

尿液酸碱度在很大程度上取决于饮食的种类、正在服用的药物以及疾病的类型。

哪些因素导致酸性尿液

常见引起酸性尿液的因素包括:

1. 进食大量肉类食物,动物蛋白质分解后可产生硫酸盐或磷酸盐等酸性物质,经过肾脏排出后可使尿液呈酸性;

2. 剧烈运动、大汗、应激状态及饥饿,导致蛋白分解增多;

3. 合并一些引起酸性尿的疾病,如酸中毒、肾炎、糖尿病、高尿酸尿症等;

4. 服用某些药物,如氯化钙、氯化铵、氯化钾等;

5. 体内碱性物质丢失过多,如腹泻。

哪些因素导致碱性尿液

常见引起碱性尿液的因素包括:

1. 素食为主者,植物中的有机酸在体内氧化后产生的酸性物质较少,尿液排出的酸性物质较少,碱基增加从而使尿液呈碱性;

2. 合并一些引起碱性尿的疾病,如碱中毒、泌尿系感染、肾小管性酸中毒等;

3. 服用某些药物,如小苏打、碳酸钾、碳酸镁、枸橼酸钠、酵母制剂等。

如何检测尿液酸碱度

尿液酸碱度可以简单地通过尿常规测得,也可以自行用试纸测得。由于尿 pH 值具有一定范围的波动性。对于需要检测尿 pH 值的结石患者,单次随机尿所测得的 pH 值往往不能反映 24 小时尿液的 pH 值范围。因此结石患者在评估尿液 pH 值时,应留取 24 小时内多次随机尿样本进行检测。

第九节　维生素与尿石症

什么是维生素

维生素是人体不能合成、必须由食物提供的一类小分子有机化合物。它参与体内物质代谢过程的调节,具有十分重要的生理功能。

与尿石症关系密切的维生素有哪些

目前已知与尿石症关系较为密切的有维生素 A、B_6、C、D、E、K 等。

为什么维生素与尿石症存在联系

某些维生素与体内草酸、尿酸和钙磷代谢等有关,因此,可能对尿石症的形成产生一定影响。

维生素 A 与尿石症的关系如何

目前许多动物实验证实维生素 A 缺乏可导致尿石症的形成。维生素 A 缺乏可引起肠道草酸吸收增加,尿草酸和尿酸排泄增加,而且上皮脱屑引起异质成核,促进结石形成。但是,维生素 A 缺乏与人类泌尿系结石的关系尚未确定。

维生素 A 过量也可能导致尿石症。

为什么维生素 B_6 缺乏可以促使草酸钙结石的形成

尿液中草酸 85%～90% 为体内代谢产生,从食物中摄取的仅 10%～15%。体内草酸形成主要通过两个途径:一条是维生素 C 转化而来;另一条是乙醛酸转化而来。正常情况下,体内乙醛酸在转氨酶和维生素 B_6 的作用下,转化为甘氨酸。当维生素 B_6 缺乏时,乙醛酸转化为甘氨酸的过程出现障碍,改转化为草酸,从而促进草酸钙结石的形成。另外,维生素 B_6 增加能提高尿枸橼酸水平,从而抑制尿路结石的形成。

人体在什么情况下会出现维生素 B₆ 缺乏

维生素 B₆ 在自然界中分布很广,尤以肉类、蛋黄、蔬菜、完整谷类中含量最高。一般情况下人类很少发生维生素 B₆ 缺乏。初生婴儿以乳为主食可能缺乏维生素 B₆。服用某些药物有破坏维生素 B₆ 的作用,如抗结核药物异烟肼、免疫治疗药物青霉胺等。

大量摄入维生素 C 是否促使草酸钙结石的形成

20%~40%的体内草酸来源于维生素 C,理论上过多摄入维生素 C 会增加患高草酸尿和肾结石的风险;但有也实验证明,维生素 C 可以和尿液中的钙结合,降低游离钙的浓度,减少草酸钙的形成,是泌尿系结石的保护性因素。因此,目前对大量摄入维生素 C 与草酸钙结石形成的关系尚存在争议。

一般认为,对正常人来说,每日摄入 4g 维生素 C,并不会增加罹患结石的危险性;但对有肾结石病史的人来说,由于他们可能存在代谢或解剖方面的缺陷,对尿液中草酸浓度波动的耐受性较正常人低,尿液中草酸盐轻微升高即可能出现过饱和从而引起晶体的成核、生长,导致结石形成。因此,对于草酸盐结石的患者来说,适当限制维生素 C 的摄入应当是合理的选择。

对于有结石病史的患者补充维生素 C,建议从含量较高的食物和水果中摄取,减少合成的维生素 C 片剂的使用。

大量摄入维生素 C 是否促使尿酸结石的形成

目前已有人体及动物实验证实,大量摄入维生素 C(每天摄入量超过 2~4g)可使尿液的尿酸浓度增加,可促使尿酸结石的形成。

维生素 C 是否也促使胱氨酸结石的形成

正常人尿中胱氨酸与半胱氨酸的摩尔浓度相等。半胱氨酸在尿中的溶解度高于胱氨酸,不容易形成结晶。不溶性的胱氨酸通过还原作用易转变为可溶性半胱氨酸,在供氢体存在时该反应加速。尿液中维生素 C 可转变为脱氢维生素 C,可作为供氢体。所以,尿中高浓度的维生素 C 可促进胱氨酸转变为半胱氨酸(图 4-9-1)。维生素 C 不但不会促进胱氨酸结石的形成,反而可抑制胱氨酸结石的形成。

1979 年 Asper 首先报告用大剂量维生素 C 治疗胱氨酸尿,剂量一般为每天 3~5g,分次服用,尿胱氨酸浓度可降低 50%。

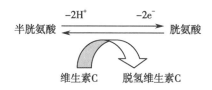

图 4-9-1 维生素 C 促使胱氨酸转化为半胱氨酸的过程

维生素 C 是否也促进感染性结石的形成

碱化尿液可促进感染性结石的形成,酸化尿液可抑制感染性结石的形成。维生素 C 是一种弱的有机酸,不会促进感染性结石的形成。

维生素 D 与尿石症的关系如何

维生素 D 吸收入体内,代谢为 $1,25\text{-}(OH)_2\text{-vit }D_3$,引起肠钙吸收增加。钙的过度吸收使小肠内草酸结合的钙离子不足,大量草酸进入结肠后被吸收入血,引起高草酸尿症,增加尿路结石形成的危险性。

不适宜地长期过量服用维生素 D,如小儿每日 2 万~5 万 U,连服数周或数日,即引起中毒,表现为血钙过高引起肾、心、胰、子宫等部位钙化,甚至出现肾结石及肾衰竭等。

维生素 E 与尿石症的关系如何

维生素 E 具有清除自由基和抗氧化作用。高草酸尿可诱发氧自由基的产生,导致肾小管的过氧化损伤,促进草酸钙结晶沉积。在用维生素 E 治疗结石的动物实验中,肾组织的结晶沉积随着维生素 E 剂量增加而逐渐较少,说明维生素 E 可以抑制尿路结石形成。

维生素 K 与尿石症的关系如何

维生素 K 具有抑制泌尿系结石形成的作用。尿液中含有的一些蛋白质,如骨钙素、Urinary prothrobin fragment 1(UPTF1)可以抑制尿路结石的形成。这些蛋白质的共同特点是富含 γ-羧基谷氨酸,合成 γ-羧基谷氨酸需要维生素 K1 参与。当维生素 K1 缺乏时,尿液中这些蛋白质合成减少,可增加尿路结石,尤其是草酸钙结石形成的风险。

人体在什么情况下会出现维生素 K 缺乏

一般情况下,人类极少发生维生素 K 缺乏。但是,以下几种情况可发生维生素 K 缺乏：

　　1. 胆道梗阻；

　　2. 长期腹泻；

　　3. 长期服用广谱抗生素；

　　4. 新生儿有可能发生维生素 K 缺乏。

第十节　性激素与尿石症

为什么说雄激素(睾酮)能促进尿路结石的形成

尿石症患者中,男女比例为 2~3:1。对于特发性钙盐结石,男性的患病率比女性高 4~5 倍。这些现象提示雄激素(睾酮)可能促进尿路结石的形成。

睾酮如何促进草酸钙结石的形成

睾酮促进尿路草酸钙结石形成的机制可能与肝内乙酸氧化酶的活性有关。人体内 85% 的草酸是在肝脏由乙醇酸代谢产生,乙酸氧化酶是这一氧化过程的催化剂,而睾酮可增强乙酸氧化酶的活性,使肝脏的草酸合成增加,引起草酸钙结石。

为什么说雌激素可抑制尿路结石的形成

尿石症患者中,男女比例为 2~3:1,但如按年龄分组则可发现在儿童和青春期尿石症发生率并无性别差异,而育龄期男女的发病率为 3:1,且大型流行病学调查发现尿路草酸钙结石主要见于绝经后妇女。这些都表明雌激素可能对尿路结石形成有抑制作用。

雌激素如何抑制尿路结石的形成

雌激素抑制尿路结石形成的机制可能为：

　　1. 雌激素可促进尿枸橼酸盐的排泄,而尿枸橼酸盐能与钙形成比草酸钙更易溶解的物质,减少尿中草酸钙过饱和与草酸钙晶体的析出,抑制草酸钙结石的形成；

　　2. 雌激素抑制甲状旁腺素的分泌,降低血钙及尿钙的浓度；

　　3. 雌激素可降低肾脏中促进成石的骨桥蛋白形成。

第十一节　微量元素与尿石症

什么是微量元素

人体是由 50 多种元素所组成。根据元素在人体内的含量不同,可分为常量元素和微量元素两大类。凡是占人体总重量的万分之一以上的元素,如碳、氢、氧、氮、磷、硫、钙、镁、钠、钾等,称为常量元素;凡是占人体总重量万分之一以下的元素,如铁、锌、铜、锰、铬、硒、钼、钴、氟等,称为微量元素。

微量元素有什么作用

到目前为止,已被确认与人体健康和生命有关的必需微量元素有 18 种,即有铁、铜、锌、钴、锰、铬、硒、碘、镍、氟、钼、钒、锡、硅、锶、硼、钴、砷等。每种微量元素都有其特殊的生理功能。尽管它们在人体内含量极小,但它们对维持人体中一些决定性的新陈代谢却是十分必要的(表 4-11-1)。

表 4-11-1　常见微量元素的含量、作用、适宜摄入量与对人体的影响

元素	人体含量	对人体的作用	适宜摄入量（每天）	摄入量过高或过低对人体的影响
铁	4~5g	构成血红蛋白,帮助氧气的运输	12~15mg	缺铁会引起贫血
锌	2.5g	影响人体发育	10~15mg	缺锌会引起食欲不振、生长迟缓、发育不良
硒	14~21mg	防癌、抗癌作用	20~350μg	缺硒可引起表皮角质化和癌症;过量摄入会引起中毒
碘	25~50mg	甲状腺素的重要成分	100~200μg	缺碘或碘过量均可引起甲状腺肿大。幼儿缺碘会影响生长发育,引起思维迟钝
氟	1.4mg	防治龋齿	3.3~4.1mg	缺氟易产生龋齿;过量可引起氟斑牙和氟骨病

哪些微量元素可促进尿路结石的形成

氟、硅、镉、铅等微量元素可以促进尿路结石的形成。

氟如何促进尿路结石的形成

摄入过量的氟可增加胃肠道对钙的吸收,血中钙/磷比例增高而促进尿路结

石形成;过量的氟可促使甲状旁腺激素分泌增加,血钙进一步升高;尿中的氟易和钙结合形成难溶性氟化钙,从而促进尿路结石形成。

人体对氟的需求量及含氟较多的食物有哪些

氟在小肠内吸收,是人体骨骼和牙齿的正常成分,它可预防龋齿、防止老年人的骨质疏松。人体对氟的需要量为:成人每天 1.5~4.0mg,儿童 0.5~2.5mg,婴儿 0.1~1.0mg,含氟较多的食物有鱼、虾、海带、海蜇、茶和矿泉水等。

硅如何促使尿路结石的形成

硅能增强尿的矿化能力,且硅能影响结石成核部位钙的蓄积,从而促进尿路结石的形成。

镉和铅如何促使尿路结石的形成

镉和铅会损伤肾小管基底膜,促进钙盐沉着,导致尿路结石的形成。

哪些微量元素可以抑制尿路结石的形成

钼、锶、锌、铜、镁、铁、铝和锰等微量元素对草酸钙和碳酸钙结石的形成具有抑制作用。

锌如何抑制尿路结石形成

锌能与草酸形成可溶性复合物而抑制草酸钙结石形成;锌能依附于晶体表面而使草酸钙晶体表面活性点生长受限;锌能通过影响嘌呤代谢中的酶系统从而影响尿酸的代谢,抑制尿酸结石形成。

人对锌的正常需求量及含锌较多的食物有哪些

食物中的锌与胰腺分泌的锌结合因子相结合才能被吸收。锌的需要量:成人每天 15mg,儿童 10~15mg,婴儿 3~5mg。锌在食物中分布广泛,含锌丰富的食物包括海产品、瘦肉、牛奶、鸡蛋及粗制谷物食品等。

铁如何抑制尿路结石形成

三价铁离子与枸橼酸协同调节磷酸钙和草酸钙的生长;枸橼酸/铁比值高时,对磷酸钙结晶有抑制作用,而对草酸钙结晶无作用;枸橼酸/铁比值低时,对草酸钙结晶有抑制作用。

人体对铁的正常需求量及含铁较多的食物有哪些

人体对食物中铁的吸收能力与对它的需要量有关,需要时吸收能力增强。酸性食物及还原剂(如维生素C)可促进铁的吸收;而食物的络合剂过多、胃酸缺乏、肠道感染和腹泻等均可妨碍铁的吸收。铁的需要量:成人男子每天10mg,成人女子每天18mg,孕妇和哺乳妇女每天30~60mg,儿童15~18mg,婴儿10~15mg。含铁较多的食物:动物肝脏、肉食、鸡蛋、核桃、蔬菜及粗制谷物食品等。

铜如何抑制尿路结石形成

铜能抑制草酸钙结晶转化为较难溶的水合草酸钙结晶,从而抑制结石的形成。

人体对铜的需求量及含铜较多的食物有哪些

食物中的铜需要与铜结合蛋白质相结合才能被吸收,人体对铜的需要量为:成人2~3mg,儿童1~5mg,婴儿0.5~1.0mg。铜在食物中分布广泛,动物肝脏、肉食、海产食品、核桃、蔬菜及粗制谷物食品等食物含铜较多。

铝如何抑制尿路结石形成

铝能减少胃肠道对草酸的吸收,降低外源性尿草酸排泄,抑制结石的形成。

含铝较多的食物有哪些

含铝较多的食物主要包括:
1. 薯片、虾条等膨化食品;
2. 油条、油饼等油炸食品;
3. 粉条、粉丝、粉皮、凉粉、凉皮等淀粉类制品;
4. 蛋糕、威化饼干等面制食品。

镁如何抑制尿路结石形成

高浓度的镁能降低草酸钙的过饱和度,增加其溶解度,而抑制草酸钙结晶的生长和聚集。低浓度的镁则无此作用。

含镁较多的食物有哪些

含镁较多的食物主要包括:
1. 紫菜含镁量最高,每100g含镁460mg,居各种食物之冠,被喻为"镁元素的宝库";

2. 谷类,如小米、玉米、荞麦面、高粱面、燕麦,通心粉和烤马铃薯;

3. 豆类,如黄豆、豌豆、豇豆、豆腐;

4. 蔬菜,如冬菜、苋菜、辣椒、蘑菇;

5. 水果,如杨桃、桂圆、核桃仁;

6. 其他,如虾米、花生、芝麻、海产品等。

第十二节　药物与尿石症

什么是药源性泌尿系结石

药源性泌尿系结石指由于药物的使用导致尿路结石的形成,在泌尿系结石中所占比例为 1%~2%。

哪些药物容易导致尿路结石的形成

常见容易导致尿路结石形成的药物包括:常用的抗生素(如磺胺类、头孢菌素、氟喹诺酮、呋喃妥英和青霉素等);用于治疗青光眼的乙酰唑胺;用于治疗胃溃疡的药物(如碳酸钙、碳酸氢钠、胃舒平等);用于治疗艾滋病的茚地那韦等。

药物导致尿路结石形成的原因是什么

药物导致尿路结石形成的原因可能是:

1. 药物溶解度差,容易在尿液沉淀;

2. 药物干扰草酸钙或嘌呤类物质的正常代谢;

3. 药物导致菌群失调等。

药物导致尿路结石的成分是什么

由于药物原型或其代谢物在尿中饱和形成的结石,结石成分为药物原型或其代谢物;由于药物干扰代谢形成的结石,结石成分为草酸钙、磷酸钙或尿酸铵等(表 4-12-1)。

表 4-12-1　药物引起尿路结石的成分及其放射学特点

药物	药物用途	主要结石成分	尿路平片的表现
祥利尿剂	利尿剂	草酸钙	阳性结石
乙酰唑胺	治疗青光眼	磷酸钙	阳性结石
托吡酯	抗癫痫药	磷酸钙	阳性结石
唑尼沙胺	抗癫痫药	磷酸钙	阳性结石

续表

药物	药物用途	主要结石成分	尿路平片的表现
泻药(滥用时)	治疗便秘	尿酸铵	阴性结石
三硅酸镁	治疗胃食管返流	硅石	轻度显影
环丙沙星	抗菌药物	环丙沙星	阴性结石
磺胺类药物	抗菌药物	磺胺	阴性结石
氨苯蝶啶	保钾利尿剂	氨苯蝶啶	轻度显影
茚地那韦	治疗艾滋病	茚地那韦	阴性结石
愈创甘油醚/麻磺碱	祛痰镇咳	愈创甘油醚	阴性结石

使用抗生素会增加尿石症的患病风险吗

发表在 2018 年《美国肾脏病学会杂志》的一项研究表明,口服抗生素可能增加患肾结石的风险,且对儿童和青少年的影响尤为明显。

论文的作者之一、美国费城儿童医院泌尿科医生格里高利·塔西安说,在过去 30 年,肾结石发病率出现大幅增长,在青少年和年轻女性尤其明显,不排除与抗生素的使用相关。

使用哪些抗生素更易患尿路结石

格里高利·塔西安率领的医疗团队调查了 1994—2015 年英国超过 1 300 万人的健康档案,找到了对患肾结石前使用过抗生素的约 2.6 万人,将他们与另外 26 万人进行了对比分析,结果发现五类常用口服抗生素与肾结石相关,分别是磺胺类、头孢菌素类、氟喹诺酮类、呋喃妥英和青霉素类。

抗生素可增加多少尿石症的患病风险

格里高利·塔西安率领的医疗团队的调查显示,使用磺胺类药物的人群患肾结石的风险是未使用抗生素者的两倍以上;青霉素使用者的肾结石患病风险则增加了 27%。

为什么抗生素会增加尿石症的患病风险

格里高利·塔西安率领的医疗团队的调查显示,使用抗生素改变了人体内特别是肠道和泌尿系统的微生物群落,可能与引发肾结石有关。专家建议应谨慎服用抗生素,特别是儿童和青少年。

使用抗生素后,多长时间易患尿石症

格里高利·塔西安率领的医疗团队的调查显示,使用抗生素后的几年内患肾结石的风险最大,然后随着时间的推移而减少。例如,使用头孢曲松不到 1 周,即可形成头孢曲松结石(见第七章第十六节头孢曲松结石)。

什么是磺胺类药物

尽管目前有效的抗生素很多,但磺胺类药物在临床治疗的应用仍然有重要价值。主要应用于大肠杆菌和变形杆菌引起的尿路感染,以及流行性脑脊髓膜炎等感染性疾病。

磺胺类药物怎样导致尿石症的发生

磺胺类药物及其乙酰化衍生物在酸性尿中溶解度低,容易结晶析出,甚至形成结石而引起肾损害。

容易引起尿路结石的磺胺类药物有哪些

容易引起结晶尿或尿路结石的磺胺类药物,以磺胺噻唑最常见,现已不用于临床;其次是磺胺嘧啶(SD)、磺胺甲嘧啶(SM)、磺胺二甲嘧啶(SM2);而磺胺异噁唑(SIZ)、磺胺甲基异噁唑(SMZ)则为易溶物质,不易引起结晶尿或尿路结石。但亦有报道 SMZ 和甲氧苄氨嘧啶(TMP)的合剂(也就是临床上常用的百炎净或者复方新诺明)可引起结晶尿或尿路结石。

服用磺胺类药物期间如何有效预防尿石症的发生

服用磺胺类药物期间,采用以下必要的措施,避免尿石症的发生:

1. 合理用药　不可任意加大剂量、增加用药次数或延长疗程;可选用磺胺合剂,因合剂中各自的药量均较小;或选用易溶剂,如磺胺异噁唑或磺胺甲基异噁唑;

2. 用药期间每日饮水量在 2 000~3 000ml,每日尿量维持在 2 000ml 以上;

3. 口服碳酸氢钠碱化尿液;

4. 定期检查尿液结晶,如有磺胺结晶析出,则马上停药并多喝白开水直至结晶消失。

治疗青光眼的药物也会导致尿路结石

乙酰唑胺的结构类似磺胺,为碳酸酐酶抑制剂,是一种弱的利尿剂,现在多用于治疗青光眼。乙酰唑胺主要以原形由肾脏排泄,此药显著减少枸橼酸的排

泄,促使磷酸钙沉积于肾小管及肾盂内,从而引起组织钙化及结石形成。

乙酰唑胺使用期间多饮开水,同时加服钾盐、镁盐及口服碳酸氢钠碱化尿液。高钙尿者应限制钙质的摄入。定期复查尿液、X 线或 B 超检查。做到这些,就不怕长结石了。

ᅟ 治疗胃溃疡的药物也会导致尿石症

ᅟ 由于长期大量摄入牛奶和服用中和胃酸的碱性药物(如碳酸钙、碳酸氢钠、胃舒平等),导致血钙升高、尿钙增多及尿 pH 值升高,进而产生磷酸钙结石,医学上称为"乳碱综合征(milk-alkali syndrome)"。它最早在 1949 年由伯内特报道 6 例相关病例,故又称 Burnett 综合征。

由此原因形成的结石一般数目多,体积不大,多能自行排出。预防方法是避免长期同时摄入牛奶与中和胃酸的碱性药物。

ᅟ 哪种治疗艾滋病的药物容易导致尿石症

ᅟ 茚地那韦是一种用于治疗艾滋病的蛋白酶抑制剂,可阻止发生新的感染病灶,临床上常与病毒核苷类药物联用治疗 HIV-1 感染的晚期或进展期免疫缺陷患者。该药口服后吸收迅速,1~2 小时后即可从尿液排出,在尿液中容易产生沉淀导致尿路结石。它引起尿路结石的概率为 2.6%。目前没有特效的预防方法,主要措施是服药期间多饮水。

第十三节　尿路梗阻与尿石症

ᅟ 什么是尿路梗阻

ᅟ 尿路梗阻即泌尿系梗阻。尿液经过肾盏、肾盂、输尿管、膀胱和尿道排出,尿路通畅方能维持泌尿系统的正常功能。任何一个地方的尿路梗阻,均能导致尿液不能排出,导致梗阻近端的尿路扩张和肾积水,严重者导致肾衰竭。

ᅟ 为什么尿路梗阻导致尿石症的发生

ᅟ 在尿路梗阻的情况下,尿液缓慢,尿液中的结晶成分容易在尿路中停留并沉积下来,导致结石的形成。尿液潴留的同时往往会并发尿路感染,细菌团、炎症坏死组织及脓块常常成为结石的核心,诱发晶体物质在它们的表面沉淀而形成结石。

尿路梗阻包括哪些类型

根据梗阻的部位来分,分为上尿路梗阻和下尿路梗阻。肾和输尿管的梗阻为上尿路梗阻;膀胱和尿道的梗阻为下尿路梗阻。

根据梗阻的发生时间来分,分为先天性梗阻和后天性梗阻。例如,肾盂输尿管连接部梗阻多为肾盂先天性蠕动功能障碍或迷走血管/纤维索压迫等原因所致,生来就有,为先天性梗阻;前列腺增生继发膀胱结石的发生,为后天性梗阻。

根据梗阻的性质来分,分为机械性梗阻和动力性梗阻。例如,前列腺增生继发膀胱结石,为机械性梗阻;神经源性膀胱继发膀胱结石,为动力性梗阻。

根据梗阻的来源来分,分为管腔内梗阻和管腔外梗阻。例如,输尿管肿瘤继发结石,为管腔内梗阻;子宫癌压迫输尿管继发结石,为管腔外梗阻。

图 4-13-1 显示常见尿路梗阻的类型。

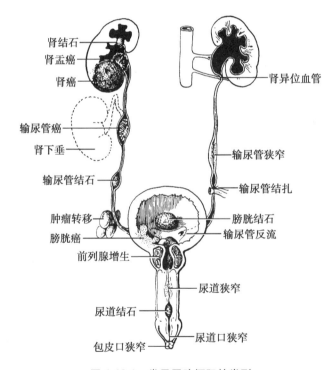

图 4-13-1 常见尿路梗阻的类型

上尿路梗阻与下尿路梗阻的有何区别

上尿路梗阻通常早期引起一侧近端尿路梗阻,继发同侧上尿路结石的发生,通常不会影响对侧上尿路;下尿路梗阻通常引起膀胱或尿道结石,如果不及时处理,最终也会导致双侧上尿路扩张,双肾积水。

🐣 对于尿路梗阻合并尿路结石,只处理尿路结石,可以吗

🐼 对于尿路梗阻合并尿路结石,在处理尿路结石的同时,必须处理尿路梗阻,可以同期手术处理,也可分期处理。如果只处理尿路结石,不处理尿路梗阻,结石很容易复发。例如,由于前列腺增生合并膀胱结石,如果只处理膀胱结石,不处理前列腺增生,术后可出现膀胱结石复发。

第十四节　尿路感染与尿石症

🐣 什么是尿路感染

🐼 尿路感染又称泌尿道感染,是尿路上皮对细菌侵入导致的炎症反应,通常伴随有菌尿和脓尿。95%以上的尿路感染是由单一细菌引起的,常见症状为尿频、尿急、尿痛,或膀胱、会阴部不适及尿道烧灼感,或伴有畏寒发热,有时也可没有明显症状。

🐣 哪些因素容易导致尿路感染

🐼 以下因素容易导致尿路感染:

1. 尿路梗阻　各种原因引起的泌尿道梗阻,如肾及输尿管结石、尿道狭窄、泌尿道肿瘤、前列腺肥大等均可引起尿液潴留,从而使细菌容易繁殖而发生感染;

2. 尿路损伤　导尿、尿路器械检查等造成的机械性损伤,同时易将细菌带入;

3. 尿路畸形　肾发育不全、肾盂及输尿管畸形等,均易使局部组织对细菌抵抗力降低;

4. 女性尿路生理解剖特点　女性尿道口与肛门接近,尿道直而宽,且长度较男性短,尿道括约肌作用较弱,故细菌易沿尿道口上行至膀胱;且女性在月经期或发生妇科疾病(阴道炎、宫颈炎等)时,阴道、尿道黏膜改变而利于致病菌侵入。

5. 机体抵抗力下降　全身性疾病,如糖尿病、高血压病、慢性肾脏疾病、慢性腹泻、长期服用肾上腺皮质激素等使机体抵抗力下降,尿路感染的发病率较高;

6. 遗传因素　遗传因素导致尿路黏膜局部抗尿路感染能力缺陷,如尿路上皮细胞菌毛受体的数目多,易发生尿路感染。

为什么说尿路感染可以促进尿路结石的形成

尿路感染促进尿路结石形成的机制包括：

1. 尿路感染时,细菌具有尿素分解酶,这种酶能把尿素分解为氨,使尿液pH值升高,有利于结石盐晶体形成并沉积;

2. 尿路感染时,尿液中的细菌或微生物本身可以成为感染性结石的核心,然后诱发一系列反应,即晶核形成-晶体生长-晶体聚集-晶体滞留在尿路,最终形成临床结石,并且结石形成梗阻反过来加重感染,从而形成恶性循环。

哪些细菌含有尿素酶,容易导致尿路结石的形成

含有尿素酶的细菌大多数属于肠杆菌属。其中,最常见含尿素酶的细菌是奇异变形杆菌,其次是肺炎克雷伯杆菌、假单胞菌属及某些葡萄球菌。少数大肠杆菌、某些厌氧菌或支原体也可以分泌尿素酶。

如何理解尿路结石容易并发尿路感染

尿石症容易并发尿路感染,其原因包括：

1. 尿石症可致尿液引流不畅,甚至发生尿路梗阻,加重感染;

2. 结石移动导致输尿管上皮损伤,损伤的尿路易发生继发感染;

3. 结石本身可作为细菌的保护屏障,削弱抗菌药物的作用;尿路结石可培养出细菌,使尿石症患者尿路感染迁延不愈。

尿路结石与尿路感染有何关系

尿路结石和尿路感染可以说是狼狈为奸。一方面尿路结石可以阻塞尿路导致肾积水,积水后细菌便可大量繁殖,引起尿路感染,因为细菌可以躲藏在结石里,所以一般的消炎药效果不佳。另一方面尿路感染后,细菌产生的脓尿会裹在结石上,导致结石越来越大,如此形成恶性循环(图4-14-1)。

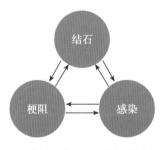

图 4-14-1 尿路结石与尿路感染、尿路梗阻的关系

第十五节　异物与尿石症

哪些异物导致尿石症

常见导致尿石症的异物包括：

1. 医源性异物　遗忘拔除的输尿管支架管（图 4-15-1、图 4-15-2）、肾造瘘管、膀胱造瘘管；不可吸收的缝线；止血的钛夹、血管夹；嵌入膀胱的节育环、治疗尿失禁的人工吊带、治疗盆腔脏器脱垂的补片等；

2. 人为置入的异物　为了寻求刺激，从尿道置入的异物，例如电线等（图 4-15-3，图 4-15-4）。

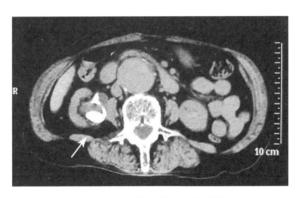

图 4-15-1　CT（输尿管支架合并结石）

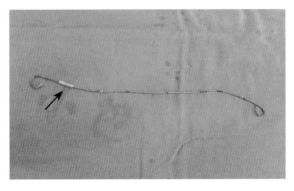

图 4-15-2　取出的合并结石的支架

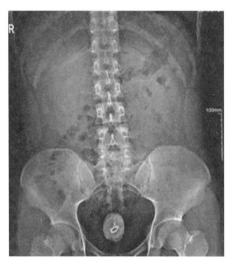
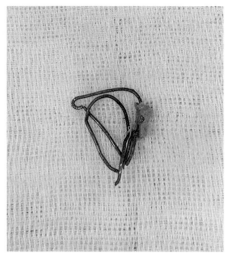

图 4-15-3 腹部平片（电线异物合并结石） 图 4-15-4 取出的电线和合并的结石

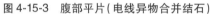 为什么异物可导致尿路结石的形成

异物作为尿路结石形成的核心，尿液的结晶沉积在异物表面形成结石；异物导致尿流缓慢和尿路感染也会导致结石的形成。

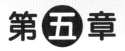

第五章

尿石症的相关检查

第一节　尿　液　检　查

尿液检查能否确定是否患有尿石症

尿液检查不能直接判断是否有尿石症。尿液检查只能告诉有关尿石症诊断的一些线索:是否有血尿? 是否有尿路感染? 是否存在与尿石症形成相关的尿液成分改变?

一、尿　常　规

留取尿液做尿常规检查要注意什么

留取尿液做尿常规应该取空腹晨尿、中段尿、新鲜尿液。女性病人留取前用清水洗净外阴,男性病人留尿前用水洗净阴茎头,包皮过长者应该显露尿道外口留取尿液。留取尿液应放在指定干净的器皿,不能随意取生活用杯。标本要在半小时内送检。

为什么尿常规检查以留取空腹晨尿为好

晨尿是指清晨第一次尿,因为夜间饮水较少,肾脏排到尿液中的多种成分都储存在膀胱内并进行浓缩,易于检测,提高阳性检出率。

为什么尿液标本要留取中段尿

中段尿指尿流时中间那一段尿。因为外阴通常存在多种细菌,留取中段尿的目的是防止尿液被污染。

为什么尿液标本要在半小时内送检

尿液放置时间过长,长期暴露于空气,其理化性质容易发生改变,如细胞形态发生改变、化学物质发生降解,可能会影响结果的判断。

为什么女性留取尿液标本要避开月经期

月经血混入尿液标本内,直接影响结果的判断。

尿常规检查包括哪些项目

尿常规检查是最简单、最基本的一项尿液检查。内容包括尿的颜色(color)、透明度(clarity 或 turbidity)、酸碱度(pH 值)、红细胞(RBC)、白细胞(WBC 或 LEU)、上皮细胞(SRC)、管型(CAST)、蛋白质(PRO)、比重(SG)、尿胆原(URO)、胆红素(BIL)、亚硝酸盐(NIT)、隐血(ERY 或 BLD)、酮体(KET)及尿糖(GLU)定性等。

尿常规是怎样做出来

既往尿常规检查的每个项目都通过人工测定,很费时。目前有自动或半自动的尿液分析仪,把检测尿液放在机器上,检测结果瞬间打印出来。

尿常规常见检测项目的正常值与检测原理是什么

表 5-1-1 为尿常规常见检测项目的正常值与检测原理。

表 5-1-1　尿常规常见检测项目的正常值与检测原理

项目及代码	正常参考值	检测原理
酸碱度(pH)	5~7	酸碱指示剂
蛋白(PRO)	阴性(<0.1g/L)	酸性环境中带正电荷蛋白与带负电荷指示剂反应显色
葡萄糖(GLU)	阴性(<2mmol/L)	葡萄糖氧化酶反应
酮体(KET)	阴性	亚硝基铁氰化钾反应
隐血(BLD)	阴性(<10 个红细胞/μl)	亚铁血红素的过氧化物酶样活性
胆红素(BIL)	阴性	重氮反应
尿胆原(UBG)	阴性或弱阳性	重氮反应或 Ehrich 反应
亚硝酸盐(NIT)	阴性	亚硝酸盐还原法
白细胞(LEU)	阴性(<15 个红细胞/μl)	中性粒细胞酯酶法
比重(SG)	1.015~1.025	多聚电解质离子解离法
维生素 C(VC)	阴性	吲哚酚法

红色的尿液一定是血尿吗

血尿是红色的,可呈淡红色、暗红色(洗肉水样)或混有血凝块。但红色的尿不一定都是血尿。譬如,口服某些食物(例如甜菜)或药物(例如呋喃妥因、利福平等)的人排出的尿液是红色的;黄疸患者的尿液是豆油样,其尿中含有大量的胆红素;溶血患者的血红蛋白尿、肌肉破坏的肌红蛋白尿均为红色。

如何确定是否血尿

光靠肉眼有时难以诊断血尿,最终确诊需要用显微镜检查尿液。正常尿液红细胞(RBC)每个高倍视野 0~1 个;如果每个高倍视野大于 3 个为血尿。

如何表达显微镜下血尿的严重程度

每个高倍视野有 10 个红细胞就计为“+、1+或+1”;20 个计为“++、2+或+2”;30 个计为“+++、3+或+3”;40 个计为“++++、4+或+4”。也就是说加号越多,血尿越严重。

血尿越严重,说明病变越严重吗

血尿的严重程度与泌尿系统疾病的严重程度不成比例。所以说血尿越严重,结石越大或肾积水越严重,这种说法是错误的。

尿潜血(BLD)阳性等于血尿吗

尿潜血和尿中红细胞是两个概念。尿潜血,又叫尿隐血。尿潜血阳性是指尿中含有血红蛋白和肌红蛋白,而非红细胞;而尿液中含有较多的红细胞,称血尿。

尿潜血检查是通过试纸法测定是否含有血红蛋白或肌红蛋白;血尿是用显微镜测定红细胞的数量。

当尿液有红细胞时,由于红细胞破坏,产生血红蛋白,尿潜血是阳性,此时两者的意义是一致的,均代表尿中有血;但有些情况下(如各种原因的溶血性疾病产生血红蛋白尿或各种原因引起肌肉破坏产生肌红蛋白尿),尿潜血阳性,但尿中无红细胞,也就不是血尿。

长期尿潜血(BLD)阳性可怕吗

临床上有些人长期尿常规检查发现尿潜血阳性,但尿中红细胞在正常范围。如果同时能排除溶血性疾病和肌红蛋白尿,这种尿潜血阳性不用处理。因为某些正常人尿液中含有与血红蛋白结构相似的物质,采用试纸法测定始终为阳性反应,没有明显的临床意义。

什么是脓尿(如何诊断尿路感染)

用显微镜检查尿液,正常尿液白细胞(WBC 或 LEU)每个高倍视野 0~2 个;如果每个高倍视野大于 5 个为脓尿(图 5-1-1),即可诊断为尿路感染。

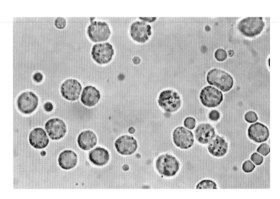

图 5-1-1 尿白细胞(紫色)

尿亚硝酸盐(NIT)阳性代表什么

某些泌尿系统存在革兰氏阴性杆菌(例如大肠杆菌等肠杆菌科细菌),可把尿中蛋白质代谢产物硝酸盐还原为亚硝酸盐,因此测定尿液中是否存在亚硝酸盐,就可以快速间接地知道泌尿系统细菌感染的情况。

尿亚硝酸盐(NIT)阴性能否排除尿路感染

尿亚硝酸盐试验阴性可能是没有细菌感染,也可能存在尿路感染,但尿路感染的细菌不能使硝酸盐还原为亚硝酸盐,或者是尿在膀胱中存留较短,或者是尿中缺乏硝酸盐,就会产生阴性结果。

如何留取尿液测定尿的酸碱度(pH 值)

24 小时尿测定 pH 值常受饮食、饮食量、尿液放置时间长受污染、尿中二氧化碳丢失等多种因素影响,而早晨新鲜空腹尿则可消除这些影响因素,能较正确地反映体内代谢与肾脏对尿液 pH 值的调控能力。

尿的酸碱度(pH 值)与结石形成相关吗

有些尿路结石的形成与尿 pH 值密切相关,例如感染性结石病人的尿 pH 值常常高于7.0,尿酸结石患者尿的pH值常常小于5.5。有些结石可以通过调整尿pH值达到溶石或预防结石复发的作用,例如对于尿酸结石和胱氨酸结石患者,需要碱化尿液(提高尿pH值);对于感染性结石患者,须酸化尿液(降低尿pH值)。

🐾 尿石症患者会出现尿蛋白吗

🐱 正常人血液中的蛋白质不能通过肾脏滤过进入尿液,也就是正常人尿蛋白呈阴性。当肾小球出现病变,如肾小球肾炎等内科性肾病,血中的蛋白质进入尿液,尿蛋白呈阳性。一般情况下,尿石症患者没有合并肾小球病变,尿蛋白应该呈阴性。但是,如果尿石症患者出现显著血尿时,尿蛋白呈阳性反应,称为"假性蛋白尿"。此时,可以把尿液离心后再取上清液进行尿蛋白检查,可以明确是血尿引起的,还是存在真正的尿蛋白。

二、尿红细胞位相(尿红细胞形态检查)

🐾 什么是尿红细胞位相(红细胞形态检查)

🐱 尿红细胞位相检查主要用于观察尿液的红细胞形态,根据红细胞形态的差异确定血尿的来源。如果红细胞来源于尿路(肾盏、肾盂、输尿管、膀胱或尿道),红细胞的形态比较均一,称为"非肾小球性血尿"(图5-1-2);如果红细胞来源于肾小球,红细胞通过肾小球和肾小管时,出现挤压损伤,呈多形性改变(或"畸形"改变),称为"肾小球性血尿"(图5-1-3)。

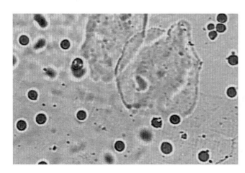

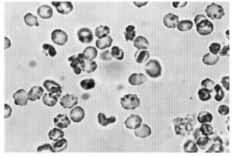

图5-1-2 均一性红细胞(未染色)　　图5-1-3 非均一性的红细胞(未染色)

🐾 如何留取尿液作红细胞位相检查

🐱 必须空腹留取新鲜晨尿。因为尿液中红细胞形态受尿液的物理和化学因素影响,如果尿液放置时间长可导致红细胞形态发生改变,会影响结果的判断。

怎样确定血尿是由尿路结石等外科疾病引起的,还是由内科肾病引起的

主要通过镜下红细胞的形态来判断。当红细胞的畸形率超过 80% 时,多为内科肾病(例如肾小球肾炎、慢性肾炎、紫癜性肾炎、狼疮性肾炎等)引起的;当红细胞的畸形率小于 50% 时,多为外科疾病(例如尿路结石、泌尿系统肿瘤、膀胱炎等)引起的。

三、尿液细菌涂片检查

什么是尿液细菌涂片检查

尿液细菌涂片检查是留取清晨第一次新鲜中段尿 10ml,通过 3 000rpm 离心后之沉渣做涂片,火焰固定,进行革兰氏染色,必要时行抗酸染色或真菌染色,可初步判断尿路感染是革兰氏阴性菌、革兰氏阳性菌、真菌或结核杆菌感染,还是球菌感染。

尿液细菌涂片检查与尿液细菌培养及药敏试验的区别

表 5-1-2 显示尿液涂片检查与尿液细菌培养及药敏试验的区别。

表 5-1-2　尿液涂片检查与尿液药敏试验的区别

区别	尿液细菌涂片检查	尿液细菌培养+药敏试验
检查条件	适合于基层医院开展	适合具备相关检验条件的医院开展
检查复杂性	操作方便,设备简单	操作相对复杂,需要一定的设备
报告的时效性	可即时获取结果(1~2 天)	细菌繁殖后才能得到结果(通常 3~7 天,结核杆菌需 1 个月)
结果判断	只能识别细菌类别	可以识别具体何种细菌
能否进行药敏检测	不能进行药敏检测	可以进行药敏检测

尿液细菌涂片检查与尿液细菌培养及药敏试验的联系

表 5-1-3 显示尿液涂片检查与尿液细菌培养及药敏试验的联系。对于已开始使用抗生素的病例,尿培养阴性,尿沉渣革兰氏染色找细菌仍有可能找到,这样就可弥补在应用抗生素的情况下尿细菌培养阴性的缺点。

表 5-1-3　尿液涂片检查与尿液药敏试验的联系

尿液细菌涂片检查	尿液细菌培养+药敏试验
每高倍视野细菌数少于 10 个或未找到	中段尿培养阴性或菌落数低于 $10^3/mL$
每高倍视野细菌数少于 10~30 个	中段尿培养菌落数常大于 $10^5/mL$

四、尿细菌培养和药物敏感试验

如何留取尿液作尿培养和药物敏感试验

除了按照尿常规的要求（空腹晨尿、中段尿、新鲜尿）外，还要对外阴进行消毒。具体方法是留取尿液前，用肥皂水清洗外阴；留取前先用消毒液（安尔碘或1/5 000的高锰酸钾等）清洗外阴，女性包括大阴唇、小阴唇及阴部前庭，男性包括阴茎头、包皮和冠状沟，最后再清洗一次尿道外口。然后嘱患者排尿，将中段尿置于无菌试管中，无菌试管口及塞子在留取尿液前后均须用火焰消毒。

为什么要做尿培养和药物敏感试验

尿培养和药物敏感试验目的是确定是何种细菌感染，细菌对何种抗生素敏感，为临床医生使用有效的抗生素提供依据。

什么是尿液细菌培养

尿液细菌培养是把尿液放在适合细菌生长的环境（称为"培养基"），如果尿液存在细菌，细菌在培养基上繁殖，经过系列的染色方法，通过显微镜观察细菌的生长形态特征，判断为哪一种细菌感染。图5-1-4为大肠杆菌的形态特征；图5-1-5为肺炎克雷伯菌的形态特征。

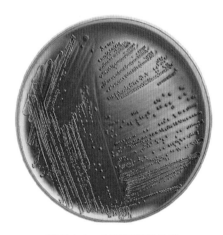 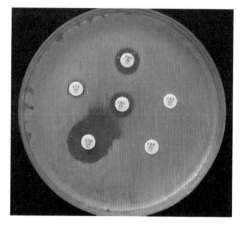

图5-1-4 大肠杆菌培养基   图5-1-5 肺炎克雷伯菌培养基

什么是菌落计数

将待测样品经适当稀释（图5-1-6）之后，其中的微生物充分分散成单个细胞，取一定量的稀释样液涂布到平板上，经过培养，由每个单细胞生长繁殖而形成肉眼可见的菌落，即一个单菌落代表原样品中的一个单细胞；统计菌落数，根

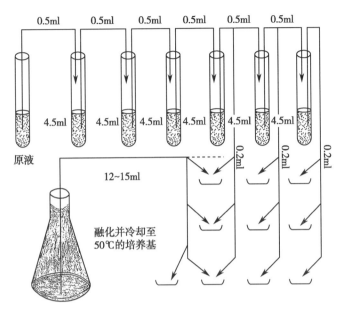

图 5-1-6 菌落计数过程待测样品的稀释过程

据其稀释倍数和取样接种量即可换算出样品中的含菌数。

什么是菌落形成单位

菌落形成单位(CFU,Colony-Forming Units)指单位体积中的活菌个数。菌落的个数,传统上叫"个"。但是,一个菌落并不一定是一个细菌所生成,也可能是由一簇细菌(一个细菌团)所生成,因此叫"个"不太准确,准确的叫法是"菌落形成单位"。就像"公斤"和"千克",只是叫法不同,数量上没有变化。

CFU/ml 指的是每毫升样品中含有的细菌菌落总数;CFU/g 指的是每克样品中含有的细菌菌落总数;CFU/cm^2 指的是每平方厘米样品中含有的细菌菌落总数。

如何通过菌落计数确定是否尿路感染

菌落总数就是指在一定条件下(如需氧情况、营养条件、pH 值、培养温度和时间等)每克(每毫升)检样所生长出来的细菌菌落总数。

如果菌落总数<10^3 个 CFU/ml,一般以正常标本处理;如果菌落总数为 10^3 ~ 10^5 个 CFU/ml,可能存在感染,重新留标本检验,或过几天再查;如果菌落总数>10^5 个 CFU/ml,确诊为尿路感染患者,进行鉴定,做药物敏感试验。

影响尿液细菌培养结果的因素有哪些

以下因素可影响尿液细菌培养的结果:

1. 尿液收集要新鲜,放置时间不宜超过 1 小时,否则细菌大大增加,出现假阳性;

2. 膀胱内尿液停留时间短(不到 6 小时),或饮水太多,稀释了尿中细菌,影响了结果的正确性;

3. 中段尿收集不合标准,外阴消毒对尿培养影响很大,消毒液过多而混入尿标本,抑制了细菌生长,出现假阴性结果;

4. 尿培养前曾使用抗菌药物,可能出现假阴性;

5. 尿路感染的排菌可呈间歇性,如慢性肾盂肾炎没有急性症状时,尿培养可为阴性,但在其急性发作时,尿培养则常为阳性;

6. 接种技术上的错误,也可影响结果;

7. 血源性急性肾盂肾炎、肾实质内小脓肿形成,慢性肾盂肾炎黏膜病变趋向痊愈,而肾实质病变依然存在;或尿路梗阻并存感染灶和尿路不相通,则尿中细菌往往呈阴性;

8. 菌种不同,对菌落计数有影响。

什么是药物敏感试验

药物敏感试验,全称为"体外抗菌药物敏感性试验",简称为"药敏试验(AST)",是指在体外测定药物抑菌或杀菌能力的试验。

如何观察药物敏感试验的结果

在涂有细菌的琼脂平板上,抗菌药物在琼脂内向四周扩散,其浓度呈梯度递减,因此在纸片周围一定距离内的细菌生长受到抑制,过夜培养后形成一个抑菌圈(图 5-1-7)。抑菌圈越大,说明该菌对此药敏感性越大,反之越小,若无抑菌圈,则说明该菌对此药具有耐药性。其直径大小与药物浓度、细菌浓度有直接关系。

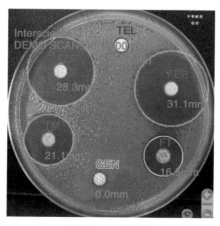

图 5-1-7　抑菌圈

如何根据抑菌圈判断药物敏感度

药敏实验的结果,应按抑菌圈直径大小作为判定敏感度高低的标准(表5-1-4)。

表 5-1-4　药物敏感实验判定标准

抑菌圈直径	敏感度	抑菌圈直径	敏感度
20 毫米以上	极敏	10 毫米以下	低敏
15 毫米~20 毫米	高敏	0 毫米	不敏
10 毫米~14 毫米	中敏		

备注:具体对于不同的菌株,及不同的抗生素纸片需参照 NCCLs 的标准或者 CLSI 标准。多黏菌素抑菌圈判断采取以下标准:在 9mm 以上为高敏,6~9mm 为低敏,无抑菌圈为不敏。

什么是 ESBL 阳性细菌

ESBL 阳性细菌是指可产生一种超广谱 β-内酰胺酶(Extended-Spectrum β-Lactamases,ESBL)的细菌。ESBL 能水解含有 β-内酰胺环的抗生素(包括青霉素类、头孢菌素类以及氨曲类抗生素),从而使这些细菌对含有 β-内酰胺环的抗生素无效或产生耐药。

ESBLs 主要存于革兰氏阴性杆菌,其中以肠杆菌科细菌多见。在肠杆菌科细菌中,以大肠埃希菌和克雷伯菌(包括肺炎克雷伯菌和产酸克雷伯菌)最为常见。其他常见产 ESBLs 细菌有产气肠杆菌、变形杆菌、沙门属菌、阴沟肠杆菌、黏质沙雷菌、铜绿假单胞菌、不动杆菌属等。

治疗 ESBL 阳性菌推荐使用的抗生素包括碳青酶烯类抗生素(如亚胺培南、美罗培南、帕尼培南、厄他培南或者多尼培南等)、头孢菌素类(头孢美唑、头孢西丁)、含有 β-内酰胺酶抑制剂(如舒巴坦、他唑巴坦、克拉维酸等)抗生素。也可以根据药敏试验和病情选择氨基糖苷类抗生素、氟喹诺酮类抗生素与上述抗菌药物联合应用。

什么是 MRSA

MRSA 是指耐甲氧西林的金黄色葡萄球菌。金黄色葡萄球菌是临床上常见的毒性较强的细菌,自从上世纪 40 年代青霉素问世后,金黄色葡萄球菌引起的感染性疾病受到较大的控制,但随着青霉素的广泛使用,有些金黄色葡萄球菌产生青霉素酶,能水解 β-内酰胺环,表现为对青霉素的耐药。科学家研究出一种新的能耐青霉素酶的半合成青霉素,即甲氧西林(methicillin)。1959 年应用于临床后曾有效地控制了金黄色葡萄球菌产酶株的感染,英国的 Jevons 首次发现了耐甲氧西林金黄色葡萄球菌(MRSA)，MRSA从发现至今感染几乎遍及全球，已成为院内和社区感染的重要病原菌之一。

MRSA感染的治疗是临床十分棘手的难题之一，关键是其对许多抗生素产生多重耐药。它的耐药机制是PBPs(青霉素结合蛋白)性质的改变，因此，MRSA几乎对所有的β-内酰胺类抗生素耐药，而且还可能对大环内酯类抗生素、氨基糖苷类抗生素等多种抗菌药物出现耐药性。目前最常用的、疗效最肯定的抗生素为万古霉素、去甲万古霉素、替考拉宁等。对于以上药物有禁忌证，或是不可耐受的患者，也可使用其他的抗菌药物，如夫西地酸钠。而在某些国家和地区，也可使用头孢吡普、替加环素、利奈唑胺、达托霉素等，均有较好的疗效。

如何解读尿培养+菌落计数+药物敏感试验的报告
以下为尿培养的报告单(节选)：

××××××医院检验报告单(节选)

检查项目：尿培养+菌落计数+常规药敏定量试验

姓名：	性别：	年龄：	病区：	床号：

样本类型：尿	样本状态：正常	采集部位：尿道

培养鉴定结果：大肠埃希菌	提示：ESBL(+)	菌落计数：$4.0×10^5$

序号	抗生素名称	方法	结果	敏感度	成人剂量	血药浓度
1	头孢哌酮/舒巴坦	KB	14	R		
2	美罗培南	KB	6	S	IV：0.25~0.5g/次 2~3次/d	IV：25.6μg/ml (0.5g 30min)
3	哌拉西林/他唑巴坦	MIC	64	I	IV：2.0~5.0g/d 2次/d	
4	ESBL	Neg	+			
5	头孢吡肟	MIC	>=64	R	IV，IM：2~4g/d 2次/d	IV：126~193μg/ml (30min)

以上中段尿培养结果提示为大肠杆菌感染，ESBL(+)，细菌对头孢哌酮/舒巴坦及头孢吡肟耐药(R)，对美罗培南敏感(S)，对哌拉西林/他唑巴坦中度敏感(I)。因此，以美罗培南为首选抗生素。

第二节　血液检查

血液检查能否判断是否患有尿石症

与尿液检查一样,血液检查不能直接判断是否有尿石症。血液检查只能显示有关尿石症诊断的一些线索:与尿石症相关的尿路感染的情况、贫血情况? 是否存在与尿石症形成相关的血液成分改变?

一、血　常　规

什么是血常规

血常规是最一般、最基本的血液检验。血液由液体和有形细胞两大部分组成,血常规检验的是血液的细胞部分。血液有三种不同功能的细胞——红细胞(俗称"红血球",图 5-2-1)、白细胞(俗称"白血球",图 5-2-1)和血小板(图 5-2-2)。通过观察这些细胞的数量变化及形态分布可以进行疾病的判断,是医生诊断病情的常用辅助检查手段之一。

　　红细胞系列主要用于判断是否贫血、贫血的类型以及贫血的严重程度;白细胞系列主要用于判断是否感染、感染的类型以及感染的严重程度;血小板系列主要用于判断与凝血相关的血小板情况。

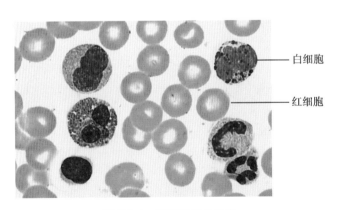

图 5-2-1　红细胞与白细胞

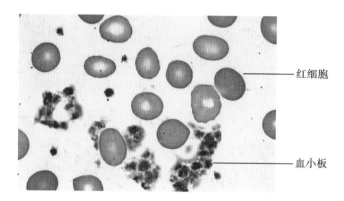

图 5-2-2 红细胞与血小板

进行血常规检查患者是否需要空腹

血常规主要是观察血液中的有形成分,饮食对血常规的结果影响不大,因此进行血常规检查的患者不需要空腹。

做血常规检查是抽血好还是扎手指好

抽血的结果比较稳定,如果做失败了或者发现可疑情况还有标本可以重做,而且痛感小于扎手指;扎手指的结果可以接受,但不如抽血稳定,如果一次做失败了往往需要重新采血,加重患者痛苦,但用血量少,操作简单,适合于门诊和不易抽血的患者。

何为贫血

贫血是指人体外周血的红细胞容量减少,低于正常值范围下限的一种常见的临床症状。

贫血的标准:在我国海平面地区,成年男性血红蛋白(Hb)<120g/L,成年女性(非妊娠)<110g/L,孕妇<100g/L。

如何划分贫血的严重程度

表 5-2-1 显示贫血的严重度划分标准。

表 5-2-1 贫血的严重程度的划分标准

贫血严重程度	血红蛋白浓度	贫血严重程度	血红蛋白浓度
轻度	>90g/L	重度	30~59g/L
中度	60~90g/L	极重度	<30g/L

何为肾性贫血

肾性贫血是指尿毒症患者血浆中一些毒素物质造成肾脏促红细胞生成素（Epo）产生不足，或干扰红细胞的生成和代谢而导致的贫血。

贫血的程度常与肾功能减退的程度相关。血肌酐值大于 $308\mu mol/L$（3.5mg/dl）时多会伴发肾性贫血。

反映尿路感染严重程度的血常规指标有哪些

尿石症常合并尿路感染。反映尿石症合并尿路感染严重程度的血常规指标有血白细胞、中性粒细胞和血小板。

血白细胞的正常值范围

白细胞（英文名：leukocyte，white blood cell，简称：WBC），旧称"白血球"。血液中的白细胞数目：

正常成人 WBC：$(4.0\sim10.0)\times10^9/L$；

新生儿 WBC：$(15\sim20)\times10^9/L$；

6 个月~2 岁 WBC：$(11\sim12)\times10^9/L$；

5 岁以下儿童 WBC 也往往高于成人水平，平均值在 $8\times10^9/L$ 左右，以后随着年龄的长大，逐渐接近成人水平。

什么是中性粒细胞

根据细胞形态的不同，白细胞分为中性粒细胞、嗜酸性粒细胞、嗜碱性粒细胞、淋巴细胞和单核细胞。中性粒细胞在白细胞中的比例最高，主要反映细菌感染的情况。中性粒细胞的正常值百分数为 50%～70%，正常绝对值是 $(2.5\sim7.5)\times10^9/L$。

什么是核左移

中性粒细胞发育成熟的过程：由圆形细胞核变为分叶核。周围血中出现不分叶核粒细胞（包括杆状核和未成熟粒细胞）的百分率超过 5%时，称为核左移（图 5-2-3）。常见于感染，特别是急性化脓性感染、急性失血、急性中毒及急性溶血反应等。

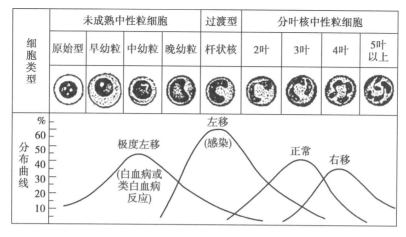

图 5-2-3 中性粒细胞的核象变化

尿路感染时,血细胞发生什么变化

轻度尿路感染时,血白细胞计数可以正常或轻度升高。

中重度尿路感染时,血白细胞计数显著升高或者减少,中性粒细胞分类及绝对值增加,并出现核左移,甚至出现血小板计数减少。

什么是血小板

血小板(blood platelet),简称 PLT。它只存在于哺乳动物血液中,是从骨髓成熟的巨核细胞胞质裂解脱落下来的具有生物活性的小块胞质。血小板的正常值(100~300)×10⁹/L。

血小板有什么作用

血小板(图 5-2-4 和图 5-2-5)的主要功能是凝血和止血,修补破损的血管。

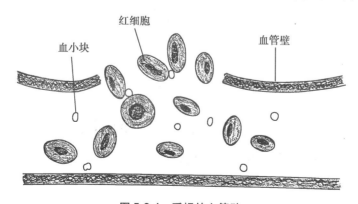

图 5-2-4 受损的血管壁

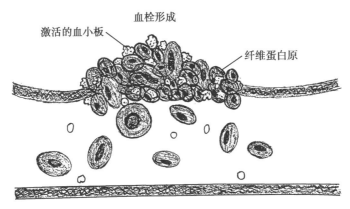

图 5-2-5　血栓形成

血小板降低可以做手术吗

如果血小板计数>50×10^9/L,且血小板功能正常,则手术过程不会出现明显出血;当血小板计数<50×10^9/L 时,轻度损伤可引起皮肤黏膜紫癜,手术后会出血;当血小板计数<20×10^9/L 时,常有自发性出血。一般认为,当血小板计数<20×10^9/L 时,需要预防性输注血小板。关键还要让血液科医生帮助寻找血小板下降的原因。

为什么严重尿路感染会引起血小板下降

病毒、细菌或其他感染可引起血小板减少,统称为感染性血小板减少症。可能的机制为:

1. 病原体的毒素抑制血小板生成;

2. 病原体作为半抗原,与某些血小板糖蛋白结合形成抗原,刺激血小板相关抗体的产生,导致血小板破坏;

3. 由于病原体毒素影响血管壁功能而增加血小板消耗。

与血白细胞升高相比,血白细胞下降和血小板下降,代表合并更严重的感染。在严重感染病例中,血小板降低的出现时间比白细胞降低更早,而且血小板降低预示感染更严重;血白细胞和血小板的恢复,代表感染受到控制。

二、反映肾功能的血液生化指标

反映肾功能的血液生化指标有哪些

反映肾功能的血液生化指标包括血肌酐、血尿素氮、内生肌酐清除率、血 β$_2$-微球蛋白、血清胱抑素等。

什么是肌酐

肌酐(creatinine,Cr)是肌肉在人体内代谢的产物,每 20g 肌肉代谢可产生 1mg 肌酐。肌酐主要由肾小球滤过排出体外。血中肌酐来自外源性和内源性两种,外源性肌酐是肉类食物在体内代谢后的产物;内源性肌酐是体内肌肉组织代谢的产物。在肉类食物摄入量稳定时,身体的肌肉代谢又没有大的变化,肌酐的生成就会比较恒定。

为什么血肌酐的浓度可以作为反映肾功能损害的指标

血中的肌酐主要由肾小球滤过排出体外,肾小管基本不重吸收而且排泌量也较少。在外源性肌酐摄入量稳定的情况下,血肌酐的浓度取决于肾小球的滤过能力。当肾实质损害到一定程度(肾小球滤过率下降至正常人的 1/3 时),血肌酐浓度就会明显上升,故测定血肌酐浓度可作为反映肾功能损害(肾小球滤过率受损)的指标。

血肌酐的正常值范围

全血肌酐为 88.4~176.8μmol/L;血清或血浆肌酐,男性 53~106μmol/L,女性 44~97μmol/L。

什么是尿素氮

血尿素氮(blood urea nitrogen,BUN)是蛋白质的代谢的终末产物,体内氨基酸脱氨基分解成 α-酮酸和氨(NH_3),NH_3 在肝脏内与 CO_2 生成尿素,因此尿素氮的生成量取决于饮食中蛋白质摄入量、组织蛋白质分解代谢及肝功能情况。

为什么血尿素氮的浓度可作为肾功能损害的指标

尿素主要经肾小球滤过随尿排出,正常情况下 30%~40% 被肾小管重吸收,肾小管有少量分泌。当肾实质受损害时,肾小球滤过率降低,致使血尿素氮浓度增加,因此目前临床上多测定血尿素氮,粗略反映肾小球的滤过功能。

血尿素氮的正常值范围

血尿素氮的正常值:成人 3.2~7.1mmol/L;婴儿、儿童 1.8~6.5mmol/L。

为什么 B 超检查发现一侧甚至两侧肾积水,但血肌酐和血尿素氮仍然正常

B 超发现肾脏积水,已经客观存在肾功能损害。但是,因为肾脏有强大的储备能力,超过 50% 的肾损害(即肾小球滤过率小于 50%),血肌酐和血尿素氮才

开始上升。因此,血肌酐及血尿素氮并不能反映早期的肾功能损害。

为什么血肌酐轻度升高,血尿素氮仍然正常

血肌酐及血尿素氮是反映肾功能损害的两个指标,其中血肌酐的敏感性较血尿素氮稍高,临床上可见血肌酐轻度升高,但血尿素氮仍然正常的现象。当肾功能损害进一步加重,血肌酐和血尿素氮则同时升高。

血尿素氮升高,但血肌酐正常,肾功能是否存在损害

与血肌酐不同,血尿素氮的数值还受蛋白质分解代谢的影响。当机体蛋白质分解或摄入过多时,如急性传染病、高热、上消化道出血、大面积烧伤、严重创伤、大手术后和甲状腺功能亢进、高蛋白饮食等,血尿素氮升高,但血肌酐仍然正常,并不代表肾功能存在损害。

什么是内生肌酐清除率

人体血液中的肌酐来源有内源性和外源性。在严格控制外源性肌酐的前提下(严格控制饮食条件和肌肉活动相对稳定时),血肌酐的生成量和尿的排出量比较恒定,其含量变化主要受内源性肌酐的影响,而且肌酐分子量为 113,大部分从肾小球滤过,不被肾小管吸收,排泌量很少,故肾脏单位时间内把若干毫升血液中的内在肌酐全部清除出去,称为内生肌酐清除率(endogenous creatinine clearance rate,Ccr)。与血肌酐及血尿素氮相比,内生肌酐清除率可以早期反映肾功能损害。

如何测定内生肌酐清除率

内生肌酐清除率的测定较为复杂。通常采用 24 小时留尿计算法:

1. 病人连续 3 天进食低蛋白饮食(<40g/d),并禁食肉类(无肌酐饮食),避免剧烈运动;

2. 第 4 天晨 8 时将尿液排净,然后收集记录 24 小时尿量(次日晨 8 点前留取全部尿液),并加入甲苯防腐。取血 2~3ml(抗凝或不抗凝均可),与 24 小时尿同时送检;

3. 测定尿及血中肌酐的浓度;

4. 下列公式计算 Ccr:

$$Ccr(ml/min) = \frac{尿肌酐浓度(\mu mol/L) \times 每分钟尿量(ml/min)}{血浆肌酐浓度(\mu mol/L)}$$

5. 为了排除人体肾脏大小的个体差异,可进行体表面积较正:

矫正清除率＝实际清除率×标准体表面积(1.73m²)/受试者体表面积

如何通过血肌酐简单测算内生肌酐清除率

上述方法过于复杂,可以通过血肌酐简单测算内生肌酐清除率:

$$Ccr(ml/min) = \frac{(140-年龄)\times 体重(kg)}{72\times 血肌酐浓度(mg/dl)}(男性)$$

$$Ccr(ml/min) = \frac{(140-年龄)\times 体重(kg)}{85\times 血肌酐浓度(mg/dl)}(女性)$$

如何判定患者肾功能损害处于哪一阶段

表 5-2-2 显示肾功能损害的不同阶段。

表 5-2-2　慢性肾功能不全的分期

内生肌酐清除率 (Ccr)	血肌酐	血尿素氮	慢性肾脏病 (CKD)分期
			CKD1 期 (GFR≥90ml/min)
肾功能不全代偿期 (Ccr 50~80ml/min)	133~177μmol/l (1.5~2mg/dl)	<7.1mmol/l (<20mg/dl)	CKD2 期 (GFR 60~89ml/min)
肾功能不全失代偿期 (Ccr 20~49ml/min)	178~442μmol/l (2~5mg/dl)	7.1~17.9mmol/l (20~50mg/dl)	CKD3 期 (GFR 30~59ml/min)
肾衰竭期 (Ccr 10~19ml/min)	443~707μmol/l (5~8mg/dl)	18.0~28.6mmol (50~80mg/dl)	CKD4 期 (GFR 15~29ml/min)
尿毒症期 (Ccr≤9ml/min)	>708μmmol/l (>8mg/dl)	>28.7mmol (>80mg/dl)	CKD5 期 (GFR≤14ml/min)

什么是胱抑素 C

胱抑素 C(cystatin c,Cys C),是一种半胱氨酸蛋白酶抑制剂,也被称为 γ-微量蛋白及 γ-后球蛋白,广泛存在于各种组织的有核细胞和体液中,是一种低分子量、碱性非糖化蛋白质,分子量为 13.3KD,由 122个氨基酸残基组成,可由机体所有有核细胞产生,产生率恒定。循环中的胱抑素 C 仅通过肾小球滤过而被清除,是一种反映肾小球滤过率变化的内源性标志物,并在近曲小管重吸收,但重吸收后被完全代谢分解,不返回血液,因此,其血中浓度由肾小球滤过决定,而不依赖任何外来因素,如性别、年龄、饮食的影响,是一种反映肾小球滤过率变化的理想同源性标志物。其对肾小球滤过功能的诊断准确性和敏感性优于血肌酐和血尿素氮。

正常情况下,Cys C 在血清和血浆中的浓度为 0.51~1.09mg/L(参考范围)。当肾功能受损时,Cys C 在血液中的浓度随肾小球滤过率变化而变化。肾衰时,肾小球滤过率下降,Cys C 在血液中浓度可增加 10 多倍;若肾小球滤过率正常,而肾小管功能失常时,会阻碍 Cys C 在肾小管吸收并迅速分解,使尿中的浓度增加 100 多倍。

什么是 β_2 微球蛋白

β_2 微球蛋白(β_2-M)是体内有核细胞包括淋巴细胞、血小板、多形核白细胞产生的一种小分子球蛋白;与免疫球蛋白稳定区结构相似。它的分子量为 11 800,由 99 个氨基酸组成的单链多肽。β_2-M 广泛存在于血浆、尿、脑脊液、唾液及初乳中。正常人血中的 β_2-M 浓度很低(平均约 1.5mg/L),可自由通过肾小球,然后在近端小管内几乎全部被重吸收。

当肾小球滤过功能下降时,血 β_2-M 水平上升。故血 β_2-M 测定为肾小球滤过功能减退的一个标志。与年龄、性别、肌肉组织的多少等均无关。但当体内有炎症或肿瘤时,血中 β_2-M 也会增高。

三、与尿路结石形成的相关血液检查

血钙的正常值范围与临床意义

血钙(邻甲酚酞络合酮比色法)的参考值:

儿童 2.5~3.0mmol/L

成人 2.25~2.75mmol/L

临床意义:血钙浓度升高常见于甲状旁腺功能亢进、维生素 D 增多症、多发性骨髓瘤、代谢性骨病等。甲状旁腺功能亢进者。血清钙常高于正常(可大于 265mmol/L),常伴有血磷降低。血钙增高常伴有尿钙增高,后者是形成含钙结石的重要因素。

血磷的正常值范围与临床意义

血磷(硫酸亚铁法)的参考值:

儿童 1.45~2.10mmol/L

成人 0.87~1.45mmol/L

临床意义:甲状旁腺功能亢进患者肾小管重吸收磷受抑制而减弱,尿磷排出增多,血磷常降低,可低至 0.81mmol/L 以下。

血镁的正常值范围与临床意义

血镁(原子吸收分光光度法)的参考值:

新生儿:0.75~1.15mmol/L

儿童:0.70~0.95mmol/L

成人:0.65~1.25mmol/L

临床意义:血镁降低见于甲状腺功能亢进、晚期肝硬化、严重呕吐等。

血尿酸的正常值范围与临床意义

血尿酸(磷钨酸法)的参考值:

新生儿:0.12~0.32mmol/L

成人(男):0.21~0.42mmol/L

成人(女):0.15~0.35mmol/L

临床意义:男性>0.42mmol/L、女性>0.35mmol/L 为高尿酸血症。由于高尿酸血症常伴尿中尿酸排出增加,因而可形成尿酸结石。

注意:血尿酸浓度受进食的影响,因此检查血尿酸值,需要空腹 8 小时以上再抽血,一般要求晚上 12 点后禁食,但可喝水。

血甲状旁腺素的正常值范围与临床意义

血甲状旁腺素(放射免疫分析法)的参考值:136~153.1ng/L。

临床意义:甲状旁腺素有溶骨作用,并促进肾远曲小管对钙的重吸收,使血钙升高,并减少磷的重吸收。约55%的甲状旁腺功能亢进者发生肾结石。

四、反映感染严重程度的生化指标
(降钙素原、C 反应蛋白、乳酸、血沉)

反映尿路感染严重程度的生化指标有哪些

反映尿石病合并尿路感染的严重程度的血生化指标包括降钙素原、C 反应蛋白、乳酸、血沉等。

什么是降钙素原

降钙素原(procalcitonin,PCT)是一种含 116 个氨基酸的无激素活性糖蛋白,是降钙素的前体物质。在生理情况下,由甲状腺-C 细胞产生,含量极少,在健康人群的血清中几乎不能被检测出。

在细菌、真菌、寄生虫等感染性疾病并有全身性炎症反应时,经由致病菌的内毒素诱导,由甲状腺-C 细胞、肝脏中的巨噬细胞和单核细胞、肺和肠道组织的淋巴细胞以及神经内分泌细胞等甲状腺以外的组织大量产生,而导致 PCT 水平升高或明显的持续性升高,且与感染的程度、进展或消退呈正相关。因此,PCT 适合用于判断尿路感染的严重程度和预后。

在病毒感染、慢性非特异性炎症反应、癌性发热、药热、自身免疫性疾病以及手术创伤患者,PCT 水平却不增高或仅有轻度增高。其敏感度高于传统的 C-反应蛋白和外周血白细胞计数的检测,因而具有重要的临床诊断和鉴别诊断价值。

为什么降钙素原对细菌感染的判断优于其他炎症指标

降钙素原的敏感性和特异性高于其他炎性反应因子。PCT 在细菌感染特别是脓毒血症方面的敏感性和特异性均高达 95% 以上,尤其是严重脓毒血症和脓毒血症性休克的诊断特异性高达 100%。PCT 在血浆中出现最早,在全身细菌感染患者血浆中浓度的升高比 C 反应蛋白(CRP)及其他炎性因子出现都要早,2 小时即可检测到,6 小时急剧上升,8~24 小时维持高水平。而 CRP 在 8~12 小时后才缓慢升高。

如果患者处于免疫抑制状态下,降钙素原还能反映出细菌感染的情况吗

PCT 浓度的升高不受机体的免疫抑制状态的影响。当机体处于严重的细菌感染或脓毒血症时,即使患者处于免疫抑制状态或尚无明显的临床表现,血浆中 PCT 的浓度可见明显升高,且其增高程度与感染的严重呈正相关,而 CRP 虽是常用的全身炎症反应的早期指标之一,但当机体处于免疫抑制状态时,血浆中的 CRP 浓度并不升高。

如何通过降钙素原判断细菌感染及其严重程度

表 5-2-3 显示降钙素的浓度越高,感染的程度越严重。

表 5-2-3　降钙素原浓度与感染的相关性

PCT 浓度(ng/ml)	感染程度
<0.05	无细菌感染
0.05~0.1	非细菌感染
0.1~0.25	可能是局部细菌感染,不建议使用抗生素,6~24 小时内复查

续表

PCT 浓度(ng/ml)	感染程度
0.25~0.5	局部细菌感染,建议使用抗生素
0.5~2.0	严重细菌感染,脓毒症
2.0~10.0	重症脓毒症
>10.0	重症脓毒症、脓毒症性休克或多器官系统功能衰竭

为什么降钙素原是细菌疗效观察和预后观察的重要指标

PCT 在血浆中存在时间短,半衰期为 22~29 小时,在体内外稳定性好,不易被降解,而且 PCT 的检测不受临床用药的影响(OKT_3 除外),与机体感染的严重程度呈正相关。因此,动态观察血浆中 PCT 浓度的变化能更好地判断预后和疗效。

什么是 C 反应蛋白

C 反应蛋白(C-reactive protein,CRP)是指在机体受到感染或组织损伤时血浆中一些急剧上升的蛋白质(急性蛋白)。CRP 可以激活补体和加强吞噬细胞的吞噬而起调理作用,从而清除入侵机体的病原微生物和损伤、坏死、凋亡的组织细胞。

对于细菌感染,CRP 的特异性和敏感性较降钙素原低,但较血白细胞高。而且,CRP 半衰期较长,恢复至正常水平所需的时间较长,不适用于判断预后和疗效观察。

CRP 的正常值<10mg/L,10~15mg/L 提示病毒感染,15mg/L 以上提示细菌感染。

什么是血乳酸

乳酸是体内糖代谢的中间产物。在某些病理情况下(如呼吸衰竭或循环衰竭时),可引起组织缺氧,由于缺氧可引起体内乳酸升高。另外,体内葡萄糖代谢过程中,如糖酵解速度增加,剧烈运动、脱水时,也可引起体内乳酸升高。体内乳酸升高可引起乳酸中毒。检查血乳酸水平,可提示潜在疾病的严重程度。

尿路结石合并中重度尿路感染时,乳酸水平升高。尿路感染越严重,乳酸水平越高。

血乳酸的正常值:全血乳酸测定(分光光度法)0.5~1.7mmol/L,血浆乳酸测定(比色法)小于 2.4mmol/L。

什么是血沉(ESR)

将抗凝血放入血沉管中垂直静置,红细胞由于密度较大而下沉。通常以红细胞在第 1 小时末下沉的距离表示红细胞的沉降速度,称为红细胞沉降率,即血沉(ESR)。

以下疾病血沉会升高:

1. 全身性或局部炎症性感染:如尿路感染、活动性结核等;

2. 各种胶原性疾病,如类风湿性关节炎、系统性红斑狼疮、硬皮病、动脉炎等;

3. 手术与创伤;

4. 患有严重贫血、血液病、慢性肝炎、肝硬化、多发性骨髓瘤、甲亢、重金属中毒、恶性淋巴瘤、巨球蛋白血症、慢性肾炎等疾病。

尿路结石合并中重度尿路感染时,血沉升高。由于血沉的升高与多种原因有关,还需要注意是否同时合并其他疾病。

正常参考值(魏氏法):

<50 岁:男性 0~15mm/h,女性 0~20mm/h;

>50 岁:男性 0~20mm/h,女性 0~30mm/h;

>85 岁:男性 0~30mm/h,女性 0~42mm/h;

儿童:0~10mm/h。

五、血培养和药物敏感试验

什么是血培养

血培养是指将新鲜离体的血液标本接种于营养培养基上,在一定温度、湿度等条件下,使对营养要求较高的细菌生长繁殖并对其进行鉴别,从而确定病原菌的一种人工培养法。用于菌血症、败血症及脓毒血症的病因学诊断。

尿石症合并菌血症、败血症或脓毒血症时,通过血液培养确定何种细菌感染,用于针对性选择有效抗生素。

什么情况下需要做血培养

对入院的危重病人未进行系统性抗生素治疗时,应及时进行血液培养,病人出现以下临床表现时可作为进行血培养的重要指征:

1. 发热(≥38℃)或低温(≤36℃);

2. 寒战;

3. 白细胞增多($>10\times10^9$/L,特别有"核左移"未成熟的或带状的白细胞增多);

4. 粒细胞减少(成熟的多核白细胞$<1\times10^9$/L);

5. 血小板减少;

6. 皮肤、黏膜出血;

7. 昏迷;

8. 多器官衰竭;

9. 血压降低;

10. 呼吸加快。

如何抽血进行血培养检查

采血量:对从菌血症或真菌菌血症病人血培养中获得的微生物,每个培养瓶抽取的血量相当重要。对婴幼儿和儿童,一般采血1~5ml 用于血培养;成人血培养的标本量为10ml。血液和肉汤比一般推荐为1:5~10。

血培养的数量:血培养的数量和采血时间直接影响检验结果,一次静脉采血注入到多个培养瓶中应视为单份血培养。一般而言,采集血培养都应该在使用抗生素之前进行,推荐同时采集2~3份血。

血培养需要多少天才能出报告

细菌的生长繁殖需要一定的时间,因此,与尿液细菌培养报告相似,血培养检查一般需要5~7天才能出报告。

如何解读血培养的报告

与尿液细菌培养报告相似,血培养报告包括两个内容:一是是否培养出某种细菌,二是细菌的药物敏感试验怎样。

如果培养出细菌则报告"检出××菌",如未发现细菌则报告"无致病菌生长"。这个报告从病原学的诊断来说是足够了,但对于临床治病来说还不够。因为检出某种细菌,虽然对治疗可能起重要作用,但由于各种致病菌对药物的敏感性各不相同,而且致病菌对抗菌药物的耐药性越来越多,所以,还必须测定细菌对药物的敏感程度。

药物的敏感试验分为高度敏感、中度敏感、轻度敏感及抗药(即耐药)。高度敏感表示在体外某种药物对检出的细菌杀灭作用很强;轻度敏感则表示不甚敏感;抗药则表示药物对细菌无效。这对临床治疗中选择用药、及时有效地控制感染更具有重要意义。一般而言,血液的细菌性培养结果受外界干扰的因素不大,可信性比较大。所以,它对疾病的诊断与治疗具有重要意义。

第三节 B超

B超诊断尿路结石有什么优势

超声检查比较简便、无创伤、无辐射、无不良反应,常规检查一般不需要造影剂,而且价格便宜,可以反复检查,最适合于尿石症的初步筛查和随诊复查。

与腹部平片相比,超声具有以下优势:

1. 可以发现阴性结石(可透过X线的结石)和阳性结石(不可透过X线的结石);

2. 可以了解有无肾积水和积水的程度;

3. 可以了解肾实质厚度;

4. 可以发现某些结石形成的原因,如肾囊性疾病、肾畸形等;

5. 可以鉴别一些疾病,如结石与钙化、肿瘤、血块等鉴别,尿路结石与胆囊结石、胆管结石、静脉石等疾病鉴别。

B超诊断尿路结石的不足之处是什么

B超诊断尿路结石不足之处在于:

1. 它是一个断面扫查,一张图像,只能显示一个断面,有时难以显示肾结石的大小、整体形态与空间位置;

2. 输尿管结石的显示率较低,主要原因是肠管内容物及气体的干扰;

3. 对于位于肾实质与集合系统交界的强回声斑,有时难以鉴别结石与钙化灶。

B超检查对胎儿和儿童的生长发育有影响吗

用于检查的超声波能量极低,其生物学效应可以忽略不计;而且,在扫查时,探头是不断移动的,超声波能量不是持续聚焦于某一部位,对胎儿和儿童的生长发育不会产生不良影响。当然,对于胎儿比较敏感的部位,比如眼睛、睾丸,要避免长时间的扫查。

进行泌尿系统B超检查需要憋尿吗

使用B超单独检查肾脏时,一般不需要憋尿。但如果使用B超进行肾、输尿管、膀胱或尿道的全面检查,往往要求患者适度憋尿。

膀胱与后尿道位于盆腔,膀胱适度充盈后,可以推移周围的肠管,避免肠道内容物的干扰;充盈的膀胱在超声显示为液性暗区,作为良好的衬托背景,有助于输尿管、膀胱、后尿道等部位疾病的诊断。

进行泌尿系统 B 超检查需要禁食吗

人体进食时,会吞咽下大量空气;食物在胃肠道消化时,也会产生大量气体。气体对超声波产生明显的阻挡与干扰,影响图像的质量。因此,进行粗略的泌尿系统 B 超检查的患者可以不禁食;但是,如果需要进行精细的泌尿系统 B 超检查,排除肠管内容物的干扰显得至关重要,要求检查前严格禁食 8 小时。总体而言,检查前禁食对泌尿系统的超声检查是利大于弊。

正常肾脏的 B 超图像特点是什么

正常肾脏的 B 超图像特点是:经侧腰部冠状长轴切面,肾脏呈"蚕豆"形;包膜呈带状强回声;肾皮质呈点状低回声;肾髓质呈均匀弱回声;肾柱由肾皮质伸展到各髓质之间,呈柱状分隔肾髓质,回声与肾皮质一致;肾窦也称肾集合系统,由肾盂、肾大盏、肾小盏、肾内血管、神经及脂肪综合构成,呈均匀高回声。

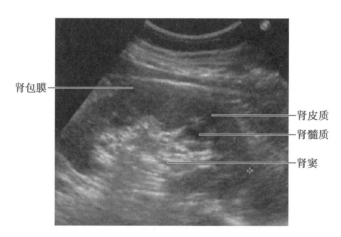

肾包膜

肾皮质
肾髓质
肾窦

图 5-3-1　正常肾脏 B 超图像(冠状长轴切面)

超声如何判断肾积水的严重程度

一般来说,肾集合系统分离(或称肾窦分离)在 1.0cm 以下,而且在排尿后肾集合系统分离消失,可能为生理性肾积水(图 5-3-2A)。如果肾集合系统分离超过 1.0cm,确定为肾积液,综合多个参数,分为三度:

1. 轻度肾积水:肾脏大小和形态多无明显异常,肾实质厚度及肾内血流正常,肾集合系统分离 1.0~3.0cm(图 5-3-2B);

2. 中度肾积水：肾脏轻度增大，形态饱满，实质轻度变薄，肾柱显示不清晰，肾内血流有所减少，肾盂肾盏均较明显扩张，肾集合系统分离 3.0～4.0cm，如"花朵"样、"烟斗"样(图 5-3-2C)；

3. 重度肾积水：肾体积增大，形态失常，肾实质显著变薄或不能显示，肾内血流明显减少，整个肾区均为液性暗区，肾窦回声呈"调色板"或巨大囊肿样(图 5-3-2D)。

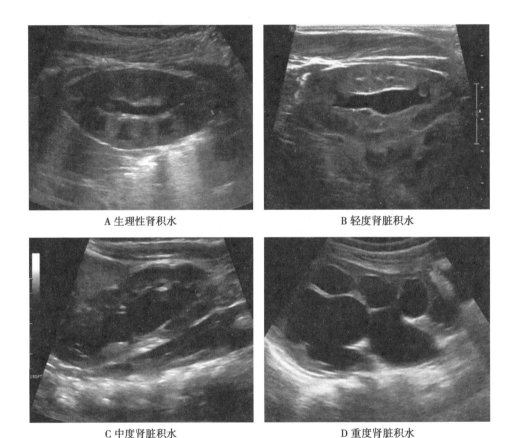

A 生理性肾积水　　　　　　　B 轻度肾脏积水

C 中度肾脏积水　　　　　　　D 重度肾脏积水

图 5-3-2　不同程度肾积水的 B 超图像

单个肾结石的典型超声图像特点是什么

由于结石的密度高于周围的肾脏组织，结石与周围组织的声阻抗差值大，结石表现为非常明亮的强回声光团；超声波能量大部分在结石表面被反射回探头，另一部分能量被结石成分吸收，以致结石的后方组织失去照射而形成声影，在彩超表现为颜色鲜艳的、五彩镶嵌的"彩色彗尾征"(图 5-3-3)。

结石的后方并不总是表现为黑色的、低回声的影子-声影。由于结石成分的

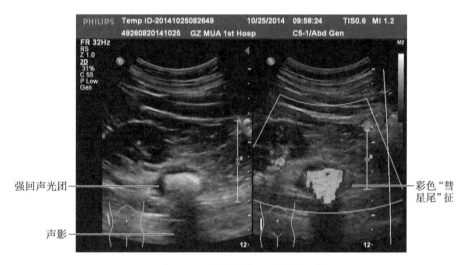

强回声光团————

声影————

————彩色"彗星尾"征

图 5-3-3　单个肾结石的典型超声图像

不同,结石周围结构的不同,比如结石密度并不太高,其前方存在薄层液体,由于多重反射的原因,其后方会出现越来越窄、越来越弱的白色尾巴,称为"彗星尾"征(图 5-3-4)。

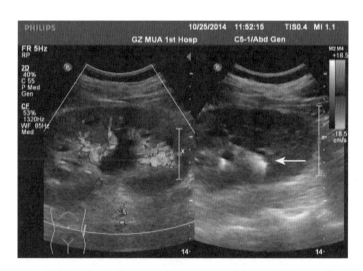

图 5-3-4　单个肾结石的特殊超声图像("彗星尾"征)

超声所见的小于 3mm 的光斑,到底是不是肾结石

典型的肾结石在超声图像上表现为肾窦内或肾窦边缘强回声,后方伴声影。对于小于 3mm 的小结石或钙化,因其直径几乎与超声波波长相当,可以发生绕射,后方不出现声影(图 5-3-5)。因此,对于小于 3mm 的光斑,未必是结石,可能

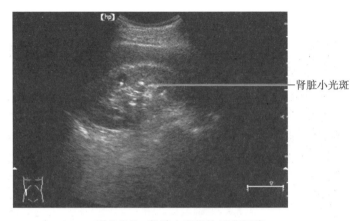

肾脏小光斑

图 5-3-5 肾脏小光斑的 B 超图像

为肾窦壁局部纤维化或钙化灶,难以鉴别,需要追踪复查。

肾多发性结石的超声图像特点是什么

肾多发性结石的超声图像特点是:肾集合系统内多个强光团,伴声影,相互堆积连接或散在分布,大小不一,根据结石位置不同,可伴有或不伴有肾积液(图 5-3-6)。由于声影的干扰,部分结石可能位于大结石的声影后方而无法显示,这是 B 超难以确切诊断结石数量的原因,需要有经验的医生进行多个体位、多个角度进行扫查。

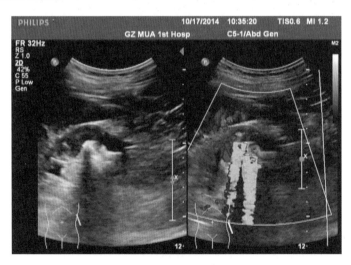

图 5-3-6 肾多发性结石的典型超声图像
(超声描述:左肾中盏至下盏多发结石堆积,后伴声影,肾集合系统未见明显积液,肾实质未见明显受压变薄。彩超见结石后方明显彩色"彗星尾"征。)

肾鹿角形结石的超声图像特点是什么

肾结石充满整个肾盂,并可向肾盏空间延伸生长,外形类似"鹿角"而称为"肾鹿角形结石"。但因声影影响,声像图上往往不能显示结石的整体轮廓,仅能显示其前面部分,表现为肾盂与肾盏内多个大小不等的强光团,连续或不连续,伴有明显声影,结石后方结构显示不清(图5-3-7)。

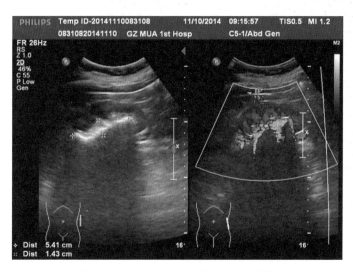

图5-3-7 肾鹿角形结石的典型超声图像
(超声描述:左肾脏轮廓清,形态规则,表面平滑,肾实质回声低。于集合系统上盏、中盏、下盏见强光团,堆积成铸型,充填肾盂、肾盏,大小约54mm×14mm,后伴声影,未见明显液性暗区。彩超可见结石后方彩色"彗星尾"征。)

为什么超声检查是肾多发性结石,但最终结果是巨大结石

超声的图像是结构或病变的一个断面,只有对感兴趣区进行连续、顺序扫描,各断面信息在检查者脑中叠加,进行三维重建,才是扫查区的空间立体结构。

巨大结石,表面凹凸不平呈结节状,其表面或多或少有积液,或肾盂、肾盏结构附着,在大多数单一断面的超声图像看,这些结节状结石似乎是有分隔的、不连续的,因此提示为"多发性结石",而实际情形是,这些结节是巨大结石的多个突出部位。

另一方面,由于结石的内部结构不均质,密度相差大,声阻抗大,对超声波的反射系数大,因此其前半部分表现为相当明亮的强回声;但超声波难以穿透结石,后半部分结石及结石的后方由于"失照射"而成为黑色的"声影",因此超声难以显示巨大结石的后半部分,这无疑又丢失了结石的部分信息。

🐾 肾盂结石的超声图像特点是什么

🕵 肾盂与输尿管交界处可见强光团,后面伴声影,合并不同程度的肾盂肾盏扩张、积液(图5-3-8)。

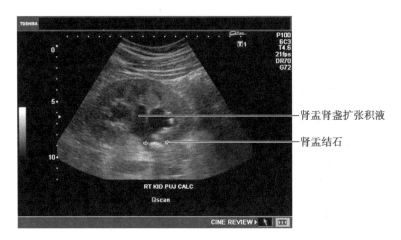

肾盂肾盏扩张积液

肾盂结石

图5-3-8 肾盂结石的典型超声图像

🐾 正常输尿管的B超图像特点是什么

🕵 正常输尿管管径细小,超声难于显示。大量饮水后或膀胱高度充盈时,可在肾盂输尿管连接处、膀胱后方分别显示部分输尿管上段与输尿管下段。管壁回声较高,呈细管状结构,管壁纤细、光滑,管腔内细条状无回声区为尿液(图5-3-9)。B超上调增益或彩超,可见两侧输尿管开口有尿流信号。

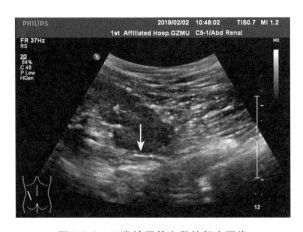

图5-3-9 正常输尿管上段的超声图像

🐾 输尿管上段结石的超声图像特点是什么

👨 输尿管上段内可见强光团,后伴声影,同时合并不同程度的近端输尿管、肾盂肾盏扩张积液(图5-3-10)。

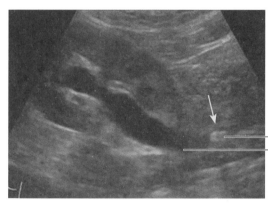

图5-3-10　输尿管上段结石的典型超声图像

🐾 输尿管中段结石的超声图像特点是什么

👨 在输尿管中段内,常在髂血管的前方,可见强光团,后伴声影,同时合并不同程度的近端输尿管、肾盂肾盏扩张积液(图5-3-11)。

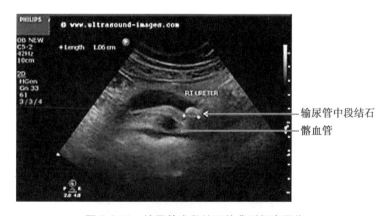

图5-3-11　输尿管中段结石的典型超声图像

🐾 输尿管下段结石的超声图像特点是什么

👨 在膀胱充盈尿液的情况下,输尿管下段可见强光团,后伴声影,同时合并不同程度的近端输尿管、肾盂肾盏扩张积液(图5-3-12)。结石不会随着体位变化而移动,这是与膀胱结石鉴别要点之一。

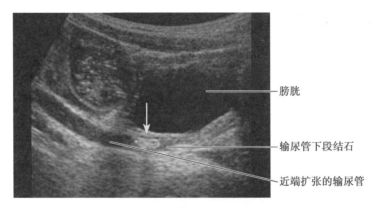

图 5-3-12 输尿管下段结石的典型超声图像

为什么表现为典型的肾绞痛,但超声没有发现异常

肾绞痛往往由细小的输尿管结石引起的。由于神经和血管的调节,肾绞痛患者的病侧肾脏血供减少,尿液产生减少,输尿管的管腔不扩张。同时,因为输尿管的管壁与周缘软组织的密度几乎没有差别,两者之间的声阻抗差值几乎为零,超声难以直接显示输尿管管壁。而且,超声探查输尿管时,往往需要对探头施加持续的压力,以挤压、推移肠管内容物,减少干扰。由于肾绞痛发作无法进行腹部加压检查,也会影响超声的诊断。

正常的膀胱 B 超图像怎样

膀胱壁回声较强,连续性完整、光滑,厚度随膀胱充盈度而有变化,但应该均匀一致,充盈时约 1mm,排空后约 3mm。由里到外呈强-弱-强三层结构,分别代表黏膜层、肌层和浆膜层。尿液为均匀无回声暗区。后壁及后方回声增强,双侧侧壁后方可见声影伪像(图 5-3-13)。

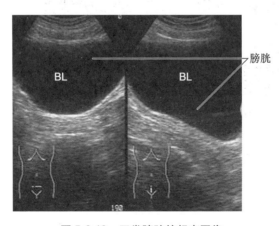

图 5-3-13 正常膀胱的超声图像

膀胱结石的超声图像是怎样

膀胱液性暗区内见强光团,单个或多个,可随体位变化而移动,后伴声影。结石尺寸可从米粒样到充满整个膀胱腔,大结石后方的声影明显(图5-3-14),小结石后方的声影不明显,甚至由于超声波的绕射原理而没有声影。发生于膀胱憩室内、膀胱炎症粘连的结石,位置可以不移动。

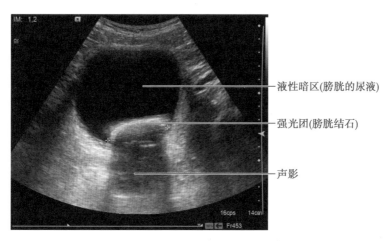

液性暗区(膀胱的尿液)

强光团(膀胱结石)

声影

图 5-3-14 膀胱结石的典型超声图像

后尿道结石的超声图像特点是什么

尿道内口及其下方强光斑,伴或不伴声影,不随体位移动。由于结石造成尿道的梗阻,膀胱充盈往往较好,残余尿往往较多(图5-3-15)。

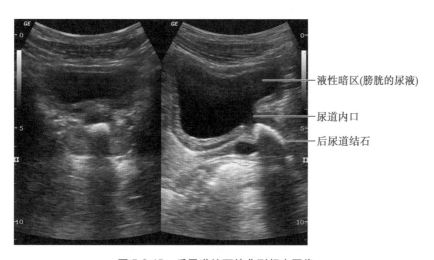

液性暗区(膀胱的尿液)

尿道内口

后尿道结石

图 5-3-15 后尿道结石的典型超声图像

前尿道结石的超声图像特点是什么

在前尿道走行区,可见强光斑,伴或不伴声影。嘱患者做排尿动作,可见强光斑上方出现细线状暗区,此为排尿状态、开放的尿道(图 5-3-16)。

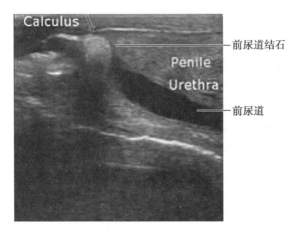

图 5-3-16 前尿道结石的典型超声图像

前列腺结石的超声图像特点是什么

前列腺结石是指发生于前列腺实质内钙盐沉积物,密度高,表现为强回声,伴或不伴声影,也称为前列腺钙化灶。主要发生于内、外腺交界处或沿尿道周缘腺区走向,呈弧形走向;发生于内腺或外腺者,往往堆聚成簇状,伴明显声影(图 5-3-17)。

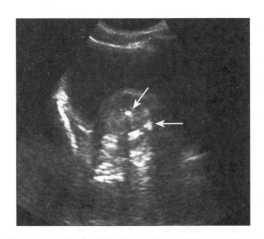

图 5-3-17 前列腺结石的典型超声图像(白色箭头)

手术清除结石后，为什么 B 超仍然显示肾积水持续存在

肾积水的原因复杂、繁多，并不仅仅由尿路结石堵塞所致。部分患者尿路结石病程长，积液量多，导致肾解剖结构不可逆性变形。即使结石清除、机械性梗阻解除，由于肾脏解剖结构的弹性无法复原，肾盂、肾盏内的尿液无法完全排出，会长期存在少或中量肾积液。但是，如果没有出现新的尿路阻塞，这些肾积液不会随着时间的延长而增多，也不会导致肾功能下降。

简单做个比喻，肾盂肾盏好像一个气球，把气球吹大，然后放气，气球不一定能恢复原来大小。吹得越大，越不可能恢复原状。

第四节 腹 部 平 片

什么是腹部平片

腹部平片，又称"KUB"，即肾脏（kidney）、输尿管（ureter）和膀胱（bladder）英文单词首字母的组合。它是用于尿石症的初步诊断和治疗后复查首选方法之一，也是行静脉肾盂造影前的必须检查项目。患者只需要做好肠道准备，站到 X 线照片机上即可完成，不需要注射任何药物。腹部平片可以了解肾脏的大概位置、大小、轮廓以及泌尿系统有无阳性结石等。

腹部平片诊断尿石症的优缺点是什么

腹部平片诊断尿石症的优点是该检查方法简单，价格低廉，且能清晰显示不透 X 光的阳性结石。

腹部平片诊断尿石症的缺点是：

1. 对于阴性结石或者小于 1~2mm 的阳性结石，腹部平片显示不出来；

2. 只能显示结石的大概位置，需要结合尿路造影或 CT 等其他检查才能确定结石的准确位置；

3. 有时难以区分腹部其他病变，如淋巴结钙化、胆囊结石、静脉石等，需要结合尿路造影或 CT 等其他检查才能确定；

4. 不能显示肾积液情况；

5. 不能显示肾功能情况。

腹部平片检查前应该做哪些准备

由于腹部平片上重叠的器官结构比较多，特别是肠道内的气体和内容物会影响泌尿系统的观察。所以，除急诊外，应进行相应的检查前准备，包括检查前1日少渣饮食，睡前服用轻泻剂，如番泻叶、酚酞片、石蜡油或和爽（复方乙二醇

电解质散)等,检查当日应该禁食,从而减少肠道对泌尿系统的干扰。

　　备注:何谓少渣饮食,包括瘦肉、大米、煮鸡蛋、除了乳糖以外的糖、少量的果汁、咖啡和茶水,也包括滤渣的蔬菜汁、白色意大利面、精面做的面包和谷物、牛奶。

腹部平片检查对人体危害有多大

普通人每年接受的自然辐射约 3mSv(mSv 为计量辐射剂量的一种单位)。腹平片的辐射剂量比较小,每次照片约 0.7mSv。如果不是频繁地进行放射学检查,不会对人体造成明显的伤害。

两次腹部平片检查最好间隔时间有多长

目前来说,没有明确规定两次腹平片必须间隔多长时间,而是依据病情和诊疗的需要。只要每年接收的辐射剂量不超过 50mSv,应该来说都在安全范围。

如何解读正常腹部平片

正常腹部平片,双侧肾脏均为蚕豆形,呈"八"字状位于脊柱两侧。正常肾脏密度均匀,外缘光整,内缘中部稍内凹,为肾门所在。成人肾脏通常位于第 12 胸椎至第 3 腰椎之间,长径约 12~13cm,宽径约 5~6cm。由于右肾位于肝脏下方,所以位置比左肾略低 1~2cm。图 5-4-1 为正常腹部平片,显示左肾影、右肾影和腰大肌。

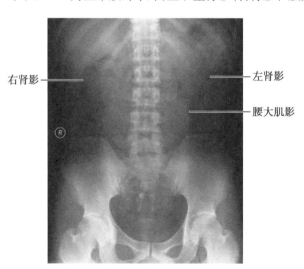

右肾影　　　　左肾影　　　腰大肌影

图 5-4-1　正常腹部平片

另外,需要强调,由于照片投射的原因,照片的左侧为右侧肾脏,照片的右侧为左侧肾脏。

何谓阳性结石和阴性结石

腹部平片能显示的结石为阳性结石;腹部平片不能显示的结石为阴性结石。

由草酸钙、磷酸钙构成的结石,密度高,X 线通过结石时大部分被吸收,在腹平片上表现为小点状或块状的高密影,放射学称之为"阳性结石"。图 5-4-2A 腹部平片箭头所指为右输尿管上段阳性结石,图 5-4-2B 静脉尿路造影证实右输尿管上段结石引起右输尿管上段扩张,右肾盂肾盏扩张积液。

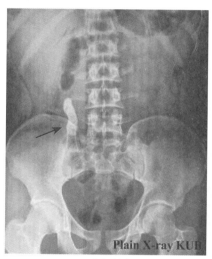 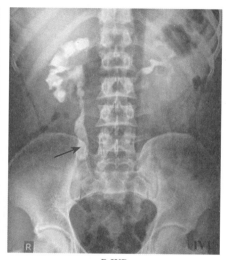

A 腹部平片　　　　　　　　　　　　　　　B IVP

图 5-4-2(A,B)　右输尿管上段阳性结石

尿酸盐类结石,因含钙少,仅少量 X 线被吸收,所以腹平片上不能发现,放射学称之为"阴性结石",此时需要借助其他的影像学检查如超声、IVP、CT 或 MRI 等来显示。图 5-4-3A 腹部平片显示双侧上尿路没有发现任何结石,图 5-4-3B 静脉尿路造影箭头所指为右肾盂负性充盈缺损,边界光滑,考虑右肾盂阴性结石。

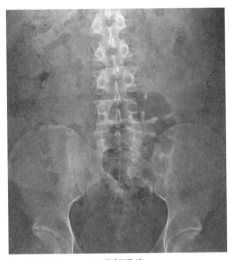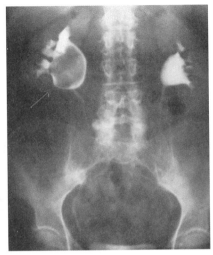

A 腹部平片   B 静脉尿路造影

图 5-4-3(A,B) 右肾阴性结石

如何在腹部平片识别肾结石

阳性肾结石的腹部平片表现为肾区内单个或多个大小不等的圆形、块状或鹿角形的高密度影,因其成分不一,密度可不均匀。图 5-4-4 箭头所指为左肾区鹿角形的高密度影,考虑为左肾鹿角形结石。

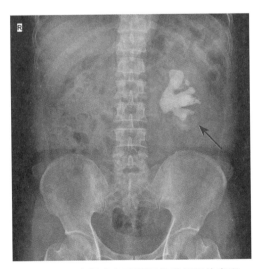

图 5-4-4 左肾鹿角形结石的腹部平片表现

如何利用腹部平片鉴别尿路结石与胆囊结石

85%~90%胆囊结石为胆固醇结石,在腹部平片不能显示,不容易被诊断为肾结石;但是,10%~15%为胆囊结石为含钙结石,可以在腹部平片被显示,容易被误诊为肾结石。

图 5-4-5 组图为主要鉴别要点:

A 图腹部正位片显示胆囊结石(黑色箭头)位于肾影外(白色箭头);

B 图腹部正位片显示胆囊结石堆积如胆囊形状(实心箭头);

C 图腹部侧位片显示胆囊结石(实心箭头)位于椎体前方(空心箭头);

D 图腹部倒位片显示肾结石(实心箭头)位于椎体前缘(空心箭头)的后方。

有些病例需要结合尿路造影或 CT 等其他检查才能鉴别。

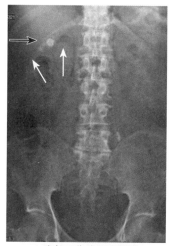

A 腹部正位片显示胆囊
结石位于肾影外

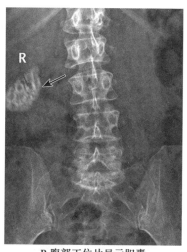

B 腹部正位片显示胆囊
结石堆积如胆囊形状

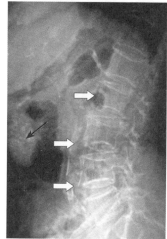

C 腹部侧位片显示胆囊结石
位于椎体前缘的前方

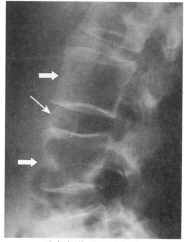

D 腹部侧位片显示肾结石
位于椎体前缘的后方

图 5-4-5 A,B,C,D 胆囊结石与尿路结石鉴别组图

如何在腹部平片识别输尿管结石

输尿管分为上、中、下段,解剖上有三个生理狭窄区,第一个位于肾盂、输尿管移行处,第二个在盆腔的边缘,第三个在进入膀胱处。输尿管结石往往嵌顿在这三个生理狭窄处,导致尿路梗阻。在腹平片上输尿管结石表现为输尿管行程上的短条状、结节状高密影,长轴与输尿管一致。当然,如果需要明确高密影是否为输尿管结石,可以行静脉肾盂造影检查。

图 5-4-6 显示左输尿管上段区域(方框区域)一个短条状的白色致密影,考虑为左输尿管上段结石。

图 5-4-7 显示左输尿管中段区域(方框区域)一个球形的白色致密影,考虑为左输尿管中段结石。

图 5-4-8 显示左输尿管下段区域(方框区域)一个短条状的白色致密影,考虑为左输尿管下段结石。

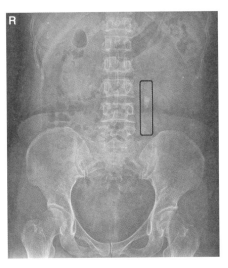

图 5-4-6　左输尿管上段结石的腹部平片表现

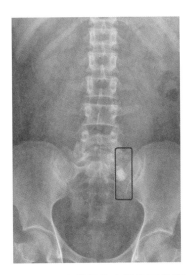

图 5-4-7　左输尿管中段结石的腹部平片表现

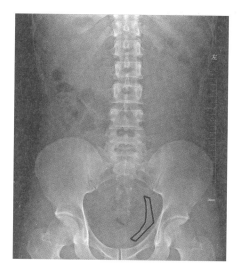

图5-4-8　左输尿管下段结石的腹部平片表现

怎么在腹部平片识别膀胱结石

膀胱区域可见单个或多个、大小不等、边缘光滑、圆形或卵圆形致密影。由于膀胱黏膜比较光滑,所以膀胱结石通常是圆形或卵圆形,有时表现为分层状;由于结石在膀胱内可以活动,它的位置会随着体位的改变而变化。图5-4-9显示膀胱区域(圆圈区域)一个卵圆形的致密影(黑色箭头),考虑为膀胱结石。

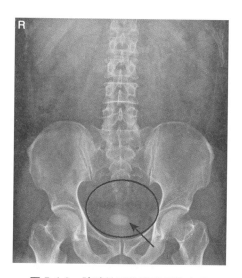

图5-4-9　膀胱结石的腹部平片表现

如何在腹部平片中识别后尿道结石

后尿道区域可见单个或多个、大小不等、边缘光滑、圆形或卵圆形致密影。图 5-4-10 显示后尿道区域(圆圈区域)一个卵圆形的白色致密影,考虑为后尿道结石;其上方箭头所指的白色致密影为膀胱结石。

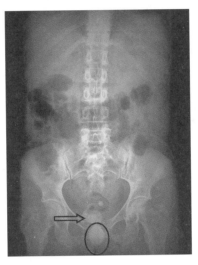

图 5-4-10　后尿道结石的腹部平片表现

如何从腹部平片上识别前尿道结石

前尿道区域可见单个或多个、大小不等、边缘光滑、圆形或卵圆形致密影。图 5-4-11A 正位片显示前尿道区域(圆圈区域)多个卵圆形的白色致密影,相当于图 5-4-11B 侧位片箭头所指的密影,考虑为前尿道结石。

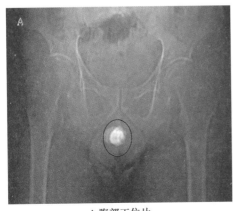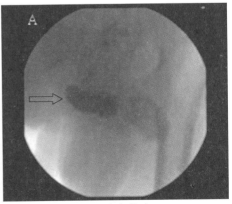

A 腹部正位片　　　　　　　　　　　B 腹部侧位片

图 5-4-11　前尿道结石的腹部平片表现

第五节　静脉肾盂造影

静脉肾盂造影是什么检查

静脉肾盂造影,临床常称为 IVP(intravenous pyelography),也称为排泄性尿路造影或静脉尿路造影(IVU,intravenous urography)。由于注射到人体血管内的含碘造影剂是通过肾脏排泄的,当造影剂由肾脏排出,与肾盂、肾盏、输尿管及膀胱里的尿液混合时,就可以显示出整个泌尿系统的形态。医生可以根据 IVP 检查来判断肾功能有无损害,尿液排泄有无受阻,以及受阻的原因及严重程度等情况。

哪些人不能做静脉肾盂造影

以下患者不能做静脉肾盂造影:

1. 对造影剂过敏的患者。对造影剂过敏的患者,在注射造影剂后会产生程度不同的过敏反应,严重者可危及生命;

2. 中重度肾功能不全患者。由于碘造影剂具有一定的肾毒性,肾功能不全的患者行该项检查会加重对肾脏的损害。因此,当血肌酐超过 200μmol/L,不宜进行静脉肾盂造影检查。

但是,多发性骨髓瘤患者、糖尿病患者,如果肾功能良好,同样可以做静脉肾盂造影;

急性肾绞痛、严重血尿的患者可在症状缓解后再行 IVP 检查;

心力衰竭患者在病情稳定后再行 IVP 检查,检查时须减少造影剂剂量,以免增加心脏的负荷。

静脉肾盂造影前需要做什么准备

和腹部平片一样,由于腹部肠道内的气体和内容物会影响尿路的观察,静脉肾盂造影检查同样需要肠道准备。在检查前 2 日吃少渣食物,检查前一天晚上 8 时左右应服用番泻叶等轻泻剂,将肠道内容物尽可能排出,注意服用轻泻剂后不能再进食,检查当日需要禁食和禁水。如果患者没有用轻泻剂准备,也可在检查前 2 小时行清洁灌肠。通过这些肠道准备,可以保证肠道不会对图像质量造成明显的影响。

静脉肾盂造影检查的过程是怎样

静脉肾盂造影检查的过程(图 5-5-1):

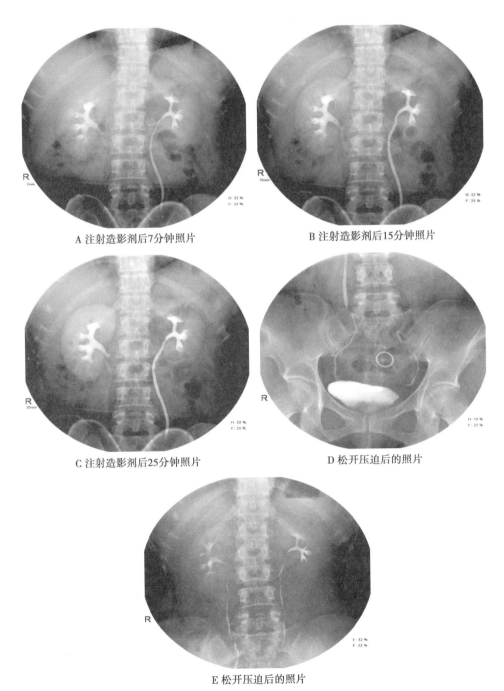

A 注射造影剂后7分钟照片

B 注射造影剂后15分钟照片

C 注射造影剂后25分钟照片

D 松开压迫后的照片

E 松开压迫后的照片

图 5-5-1 静脉肾盂造影的全部过程

1. 患者取仰卧位,根据患者的体重,通过肘关节附近的血管(肘静脉)在20~30秒内向体内注射一定量的碘造影剂;

2. 为了让造影剂更好地充盈肾盂和肾盏,通常在患者脐下两旁(相当于输尿管经过双侧骶髂关节处)对称放置两个椭圆形的压迫器,用腹带束紧;

3. 经过7~10分钟后,碘造影剂通过肾脏排泄,医生开始摄片,期间需要患者旋转身体,通过不同的角度来显示尿路的整个形态;

4. 20~30分钟后,解除压迫后拍全尿路(包括双侧肾、双侧输尿管和膀胱)照片。若肾功能差,则延长摄片时间至40或60分钟,最长可延长至120分钟。

整个检查过程非常简单、安全。检查完成后应多喝水,促进造影剂的排泄。

正常的静脉肾盂造影怎么看

正常肾小盏因肾乳头的突入呈杯口状,肾盂、肾盏呈喇叭形或漏斗状。输尿管由肾盂向下逐渐移行,沿腰大肌前方下行,止于膀胱。由于蠕动波的原因,输尿管常为节段性显影(图5-5-2)。

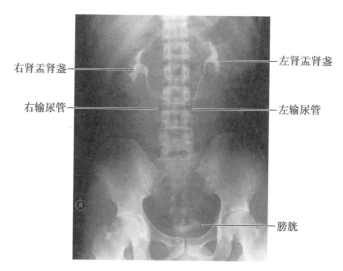

右肾盂肾盏

左肾盂肾盏

右输尿管

左输尿管

膀胱

图 5-5-2　正常的静脉肾盂造影图像

另外,需要强调,与腹部平片相似,由于照片投射的原因,照片的左侧为右侧肾脏,照片的右侧为左侧肾脏。

肾结石(阳性结石)的静脉肾盂造影表现是什么

肾结石(阳性结石)的静脉肾盂造影表现:在腹部平片已经看到结石的大

小、形态和位置,注入造影剂后可以进一步明确阳性结石的位置,还可显示了解肾盂、肾盏有无扩张、积液等情况,粗略评估肾脏功能情况。

图 5-5-3A 为腹部平片,显示双肾区多发高密度影,白色箭头所指为右肾多发性结石,最大长径约 3.5cm,大致位于右肾上部;黑色箭头左肾多发性结石,最大长径为 8.5cm,并粗略了解结石的形态。图 5-5-3B 为注入造影剂后的照片,可以确定右肾结石位于右肾上盏,右肾盂肾盏显示不清提示右肾功能欠佳(因为右肾盂没有梗阻);左肾结石充满左侧肾盂肾盏,左侧肾盂和输尿管显示不清,提示左肾功能欠佳或肾盂结石梗阻严重,需要结合临床其他资料鉴别。

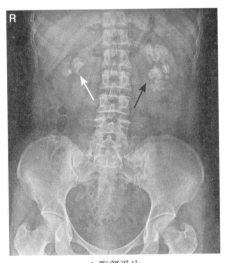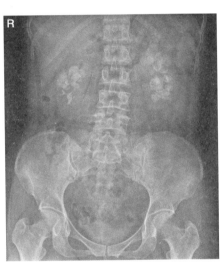

A 腹部平片　　　　　　　B 注入造影剂后的图片

图 5-5-3　双肾结石(阳性结石)的静脉肾盂造影图像

肾结石(阴性结石)的静脉肾盂造影表现是什么

肾结石(阴性结石)的静脉肾盂造影表现:在腹部平片并不能看到结石,注入造影剂才能看到结石大小、密度比造影剂低,还可显示肾盂、肾盏有无扩张、积液等情况,粗略评估肾脏功能情况。

图 5-5-4A 为腹部平片,双肾区没有看到任何结石。图 5-5-4B 为注入造影剂后的照片,可以确定右肾结石(箭头所指)位于右肾盂(壶腹型肾盂),密度比造影剂低,右肾盂没有明显梗阻,右输尿管通畅,右肾功能良好;左肾也是壶腹型肾盂,但未见结石,左肾盂和输尿管顺畅,左肾功能良好。

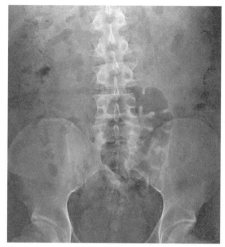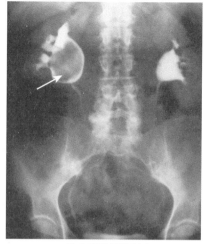

A 腹部平片　　　　　　　　　　　B 注入造影剂的照片

图 5-5-4　右肾结石(阴性结石)的静脉肾盂造影图像

输尿管结石的静脉肾盂造影表现如何

静脉肾盂造影除可直接显示输尿管结石的位置外,还可以显示继发的尿路梗阻表现,如肾盂、肾盏扩张、积水,输尿管扩张等。

图 5-5-5A 为腹平片,显示左侧输尿管上段行程可见一小点状高密影(黑色箭头所指);图 5-5-5B 为注入造影剂后的图像,显示腹平片所见高密影位于左侧输尿管上段(黑色箭头所指),造影剂排出受阻,左侧肾盂、肾盏略扩张,右侧输尿管通畅(空心箭头所指)。

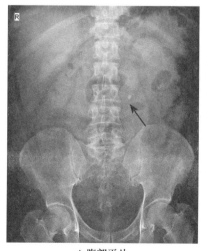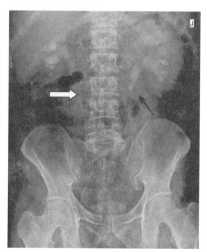

A 腹部平片　　　　　　　　　　　B 注入造影剂的照片

图 5-5-5　左输尿管上段结石的静脉肾盂造影图像

图 5-5-6A 为腹平片,显示右侧输尿管下段行程可见一圆形高密影(黑色箭头所指);图 5-5-6B 为注入造影剂后的图像,显示腹平片所见高密影位于右侧输尿管下段(白色箭头所指),造影剂排出受阻,右侧肾盂、肾盏明显扩张(空心箭头所指),右侧输尿管不通畅。

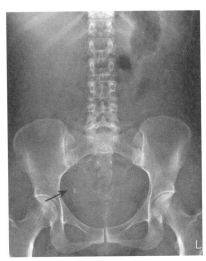 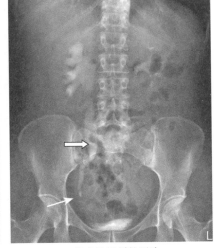

A 腹部平片　　　　　　　　　B 注入造影剂的照片

图 5-5-6　右输尿管下段结石的静脉肾盂造影图像

第六节　逆行肾盂造影

什么是逆行肾盂造影?

答:逆行肾盂造影,也称为逆行尿路造影,是指在膀胱镜观察下,将一根输尿管导管插入输尿管,并通过输尿管导管注入造影剂,使肾盏、肾盂、输尿管充盈,用以观察全尿路情况。图 5-6-1 为正常逆行造影图像,显示双侧上尿路可见输尿管导管,向右侧输尿管导管内注入造影剂,可见右侧上尿路显影良好。

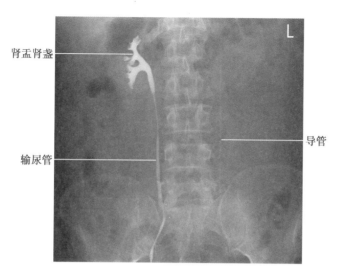

图 5-6-1　正常逆行肾盂造影

逆行肾盂造影有何优缺点

逆行肾盂造影的优点是造影剂不需要通过肾脏排泄,而是直接通过导管注入。因此,尿路的显影不受肾功能的好坏影响,而且造影剂浓度高,尿路显影清晰。此外,造影剂不需要进入血管,发生造影剂不良反应的风险相对较低。

逆行肾盂造影的缺点是插管时需要局部麻醉,会产生轻微的尿道不适感,有时会并发尿路感染。

什么情况下需要做逆行肾盂造影

大多数尿石症患者行静脉肾盂造影(IVP)检查即可。以下情况需要做逆行肾盂造影:

1. 因为肾功能不全,无法行静脉肾盂造影;

2. 由于造影剂过敏,不适合行静脉肾盂造影;

3. 静脉肾盂造影效果不佳,无法显示相关病变。

肾结石的逆行肾盂造影表现是怎样的

图 5-6-2 显示右侧上尿路逆行肾盂造影情况。除了显示结石外,还可显示有无尿路梗阻以及梗阻的程度。图 A 腹平片显示右肾多发性结石(空心箭头),输尿管导管插入至右肾盂内(实心箭头);图 B 经输尿管导管注入造影剂,显示右肾多发性结石,其中右肾盂一颗结石堵塞右肾盂(实心箭头)。

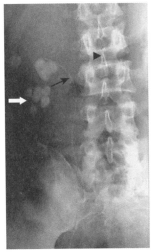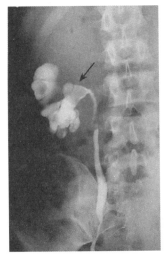

A 腹部平片   B 逆行造影

图 5-6-2   右侧逆行肾盂造影(右肾多发性结石)

输尿管结石的逆行肾盂造影表现是怎样

图 5-6-3 显示右侧上尿路逆行肾盂造影情况。除了显示结石外,还可显示有无尿路梗阻以及梗阻的程度。图 A 腹平片显示输尿管导管插入至右输尿管上段(空心箭头);图 B 经输尿管导管注入造影剂,显示右输尿管上段一枚结石堵塞(实心箭头);图 C 拔除输尿管导管后,可见造影剂排泄至结石所在的位置受阻(实心箭头)。

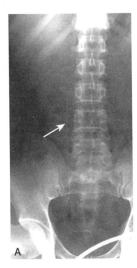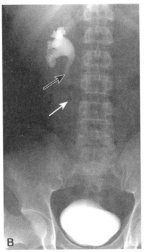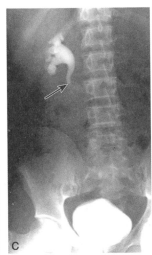

图 5-6-3   右侧逆行肾盂造影(右输尿管上段结石)

逆行肾盂造影可能出现哪些并发症

逆行肾盂造影很少发生并发症,主要包括输尿管损伤、输尿管膀胱连接处暂时水肿、肾实质造影剂反流以及尿路感染扩散。偶尔可出现,造影剂反流导致过敏反应,或者双侧输尿管开口水肿导致急性梗阻性肾衰竭的发生。

第七节　经皮肾穿刺尿路造影

什么是经皮肾穿刺尿路造影

经皮肾穿刺尿路造影,又称顺行尿路造影,是指在 B 超、CT 或 X 线透视引导下,经过腰部皮肤用穿刺针向肾盏或肾盂穿刺,注入造影剂以显示尿路的一种检查方法(图 5-7-1)。

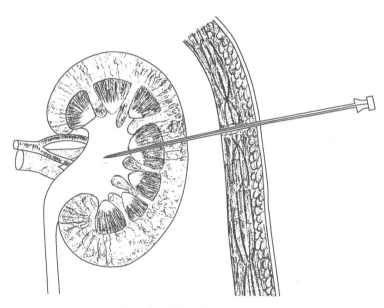

图 5-7-1　经皮肾穿刺尿路造影示意图

哪些人需要做经皮肾穿刺尿路造影

经皮肾穿刺尿路造影是一种有创性的检查方法,一般不常规应用。但因为某种原因不能做静脉肾盂造影和逆行肾盂造影患者,譬如找不到输尿管开口不能逆行插管,或者尿流改道患者,可以采用这种方法显示上尿路的通畅情况。

经皮肾穿刺尿路造影的优缺点是什么

经皮肾穿刺尿路造影的优点在于它不依赖于肾脏排泄造影剂。如果在经皮肾穿刺的同时置入肾造瘘管,既可造影又可行尿液引流。缺点为有一定的创伤性,可能会继发出血或感染。

如何解读经皮肾穿刺尿路造影的图像

经皮肾穿刺尿路造影的图像与静脉肾盂造影、逆行肾盂造影类似。图5-7-2A为腹部平片,显示双肾区各见一条引流管放置(白色箭头),右侧输尿管上段可见一个高密度结石影(黑色箭头);图5-7-2B为双侧肾造瘘管造影,显示双肾盂肾盏明显扩张、积液,右侧造影剂在腹平片显示的高密影的位置下行受阻(白色箭头),左侧输尿管增粗,下段可见梗阻,考虑阴性结石(黑色箭头)。

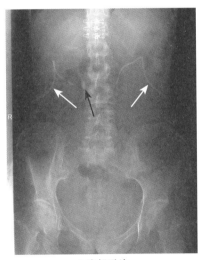 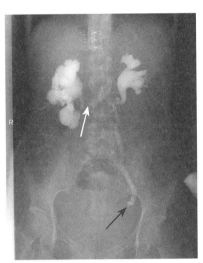

A 腹部平片　　　　　　　　B 经肾造瘘管注入造影剂

图 5-7-2　双侧经皮肾穿刺肾盂造影

经皮肾穿刺尿路造影可能出现哪些并发症

经皮肾穿刺尿路造影很少发生并发症,偶而可出现尿漏、肾出血、肾周血肿、尿路感染等并发症。采用B超或者CT引导下细针穿刺,可减少相关并发症的发生。

第八节　CT

CT 检查是什么

CT 的中文名叫电子计算机断层成像(computed tomography),它是用X射线束对人体某部位一定厚度的层面进行扫描,由探测器接收透过该层面的 X 射线,转变为可见光,由光电转换变为电信号,再经模拟/数字转换器(analog/digital converter)转为数字,输入计算机处理,最后形成图像。现在大部分医院都配备了高端螺旋 CT,机器的成像速度更快,辐射剂量更小。

CT 检查的辐射有多大

和腹平片一样,CT 检查对人体也有一定的辐射,而且辐射剂量比腹平片大,腹盆腔 CT 多期相扫描的辐射剂量大概为 30mSv。但如果不是短期内频繁进行 CT 检查,一般不会对身体造成明显的危害。

CTU 是什么检查

CTU 中文名为 CT 尿路造影,它的检查过程和静脉肾盂造影类似,不过检查设备不是 X 线机,而是 CT 机。CTU 可以说是泌尿系统的一站式检查方法,它不但可以显示肾脏、输尿管和膀胱的形态,还能提供肾的血管、肾功能等情况。除了尿石症外,其他疾病如肾动脉病变、肿瘤、先天畸形等都可以通过 CTU 来诊断。

图 5-8-1 为正常 CTU 图像,CTU 类似静脉肾盂造影,双侧肾盂、肾盏呈喇叭形,输尿管呈节段性显影。

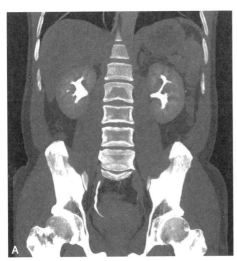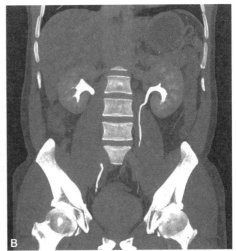

图 5-8-1　正常 CTU 图像

已经通过超声和静脉尿路造影诊断了尿石症，为什么还要做 CT 扫描

以往临床诊断泌尿系结石主要采取腹部平片检查，静脉肾盂造影及泌尿超声检查。腹部平片和静脉肾盂造影在检查前须做肠道准备，检查时须行腹部压迫，检查时间长，易受周围器官重叠干扰及肾功能影响，对阴性结石、小结石等病变显示较难。B 超受人为因素、腹腔肠气等多种因素影响，对小结石检查效果不佳。

随着螺旋 CT 技术的不断发展，螺旋 CT 检查在泌尿系结石诊断中的临床应用越来越广泛，并逐渐被广大医师和患者所接受：

1. 螺旋 CT 诊断泌尿系统结石不易受肠道内气体干扰，术前不需要肠道准备；

2. 与腹部平片和静脉肾盂造影相比，螺旋 CT 有更高的敏感性和特异性，几乎所有的尿路结石（包括不同大小、成分结石）均可检出；

3. 螺旋 CT 定位准确，能够明确显示梗阻的部位及程度，以及输尿管周围情况，并通过多平面重建而更准确地判断结石的部位、大小、形态，为临床治疗提供有力的依据；

4. 螺旋 CT 不仅能准确判断泌尿系统结石的直接征像，还能够反应结石的间接征像，如软组织边缘征、肾盂积水、输尿管扩张、肾周水肿、肾肿大等，为临床鉴别诊断提供有力的依据；

5. 螺旋 CT 可以提供更多疾病鉴别的信息，例如尿路结石与周围软组织钙化进行鉴别诊断，确定尿路结石有无同时合并泌尿肿瘤等；

6. 结石的 CT 值、结石至皮肤的距离、泌尿系统与邻近器官的关系等 CT 信息，对判断结石成分、选择治疗方法、预测治疗效果十分重要。

尿石症的 CT 表现有哪些

CT 的密度分辨率很高，除了阳性结石外，阴性结石在 CT 上也能很清楚地显示。结石在 CT 上表现为圆形、块状和鹿角形高密影，如果合并梗阻，可以观察到肾盏杯口变浅、扩张，肾盂扩张、积液等。

图 5-8-2A 为冠状位 CT 平扫，显示右肾盂、肾盏内多发高密度结石影（白色箭头），右侧肾盏扩张、积液（黑色箭头）；图 5-8-2B 为 CTU 显示右肾盂、肾盏明显扩张、积液（黑色箭头），左肾盂肾盏无明显扩张积液，左输尿管顺畅。

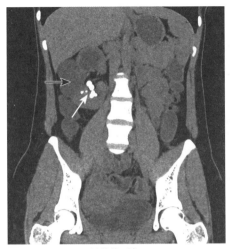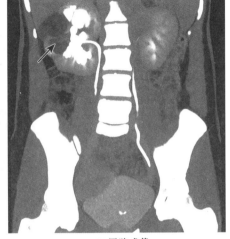

A 冠状位平扫CT

B CT尿路成像

图 5-8-2　右肾结石的 CTU 图像

第九节　MRI

MRI 是什么检查

MRI 的中文名为磁共振成像,是借助一个强大的磁场,先对人体内丰富的氢质子进行磁化,然后发射射频脉冲使氢质子产生共振,经过一段时间后再检测体内氢质子向平衡状态恢复时发出的信号。不同组织或正常组织与病变组织之间有不同的信号特点,可以用计算机生成的磁共振图像显示出来,帮助医生进行疾病的诊断。

MRI 检查安全吗? 有没有辐射

MRI 检查是一项非常安全的影像学检查方法,它的成像原理和普通 X 光和 CT 检查不同,完全没有电离辐射。常规 MRI 检查到目前为止未见有对人体产生危害的报道。

什么叫 MRU

MRU 中文名为磁共振尿路造影,是属于磁共振水成像技术的一种。由于含尿液的肾盂、肾盏、输尿管和膀胱在 MRU 上表现为高信号,而其他结构均为低信号,成像效果类似于静脉肾盂造影(IVP)。该检查特别适合对碘对比剂过敏、孕妇和肾功能不全的患者。

图 5-9-1 为正常人的 MRU 图像,MRU 上双肾、输尿管及膀胱呈高信号,类似静脉肾盂造影。

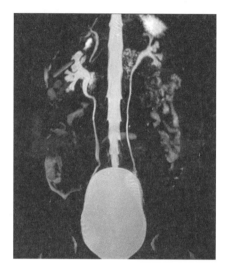

图 5-9-1 正常人的核磁尿路水成像(MRU)

哪些人群不适合做 MRI 检查

由于 MRI 检查需要将人体置于一个强大的磁场内,所以并不是每位患者均适合做 MRI 检查。以下人群不适合做 MRI 检查:

1. 幽闭恐惧症患者:由于目前大部分磁共振扫描仪的孔径很深,而磁共振扫描的时间比较长(数分钟到数十分钟不等),幽闭恐惧症者可能会在扫描过程中会出现恐惧、焦虑等情况,不能顺利完成检查;

2. 装有心脏除颤器或心脏起搏器者,以及血管手术后留有金属夹、金属支架者,或其他的冠状动脉、食管、前列腺、胆道进行金属支架手术者,严禁做核磁共振检查,否则,由于金属受强大磁场的吸引而移动,将可能产生严重后果以致出现生命危险。

MRI 检查有什么注意事项

如果体内有任何的植入物,都需要告知医生,医生会判断磁共振检查是否能安全进行。在进入 MRI 检查室前,需要将身上携带的易受磁场影响的物体如金属、通讯设备和磁卡等取出放至储物柜或交由他人保管,避免进入磁场范围。建议最好把身上所有的物品都放在 MRI 检查室外的暂存柜里,以免发生意外。

尿石症患者都需要做 MRI 吗?需要什么准备

尿石症的患者通过超声、X 线或 CT 检查即可确诊,一般不需要做 MRI 检查,如果患者由于碘对比剂过敏等因素不能行 IVP 或 CT 检查时,可以考虑做 MRI 检查。当然,做 MRI 检查前一定要阅读注意事项,保证整个检查过程的安全。在检查前需要喝一定量的水,以保证泌尿系统有一定量的尿液充盈,这样 MRU 的成像效果更佳。

🦴 尿石症的 MRI 表现有哪些

👨‍⚕️ 由于结石主要有钙盐构成,含氢质子少,故而在 MRI 上表现为低信号。如果结石导致了尿路梗阻,则我们可以观察到梗阻上方的输尿管、肾盂肾盏扩张或积液。

图 5-9-2 为 MRU 图像,显示双侧肾盏、肾盂呈高信号,左侧肾盂内可见一低信号充盈缺损(白色箭头),为结石。

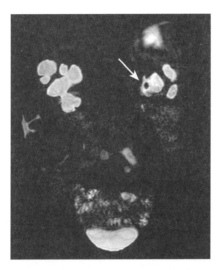

图 5-9-2　左肾结石的 MRU 图像

第十节　肾动态显像

🦴 什么是肾动态显像

👨‍⚕️ 肾动态显像是指往人体内注入放射性核素,利用核素示踪技术获得反映肾血流、功能、形态和尿路通畅性等多方面的临床信息,是诊断泌尿系统疾病不可缺少的方法。与静脉肾盂造影、CT 和 MR 不同,肾动态显像检查时,注射的是放射性核素,主要用于显示肾脏的血流、功能和尿路的通畅性。

🦴 放射性核素对人体有害吗

👨‍⚕️ 放射性核素纯属原子能的和平利用,对 1 次或多次接受检查者来说都是没有害处的。有人把 1 次 X 线心血管造影和 1 次核素心血管造影所受的辐射量比较,核素检查所受的射线量,比 X 射线检查低 10~15 倍。由此可见,放射性核素检查,是现阶段一种理想的、没有创伤的、安全可靠的检查方法,当前已广泛地应用在日常医疗工作。

为什么做了B超、造影和CT,还要做肾动态显像

对于尿石症患者,B超、静脉肾盂造影、CT检查侧重于显示形态学方面,如肾脏的位置与形态、结石的大小、位置与分布等;它们也能粗略显示肾功能的情况(定性),但不能精准显示肾功能的情况(定量)。而肾动态显像可以精准显示肾功能的情况,有利于制定精准的治疗方案。

譬如,图5-10-1为静脉肾盂造影,右侧肾脏显影良好,提示右肾功能良好;左肾不显影可能为尿路梗阻引起的,也可能为左肾功能不全引起的,但不能确定左肾功能损害的程度。图5-10-2为肾动态显像可以清晰地看到左肾的血流较右肾差。

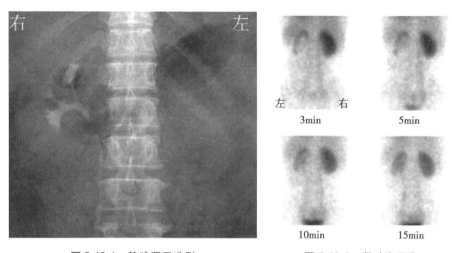

图5-10-1　静脉肾盂造影　　　　图5-10-2　肾动态显像

"血尿素氮"和"血肌酐"反映的肾功能,与肾动态显像有何不同

正常人有两个肾脏。抽血检验"血尿素氮"与"血肌酐"反映两个肾脏加起来总的肾功能情况,并不能反映每个肾脏的功能。而肾动态显像可以显示每个肾脏的功能。了解每个肾脏的功能,有助于为患者制定精准的治疗方案。

肾动态显像可为尿石症患者提供哪些信息

肾动态显像可为尿石症患者提供以下信息:

1. 它可以显示双侧肾脏的血流灌注和血流分布;

2. 它可以显示双侧肾脏肾小球的滤过功能;

3. 它可以显示双侧上尿路是否通畅。

肾动态显像怎样反映肾脏的血流供应

正常情况下,注射核素腹主动脉显像2秒左右后,双侧肾脏开始显影;4秒至6秒后,双侧肾脏显影轮廓清晰,大小和形态对称,双侧放射性浓度对称。两侧肾影出现的时间差小于1~2秒(图5-10-3),双肾血流灌注峰值之差小于25%(图5-10-4)。

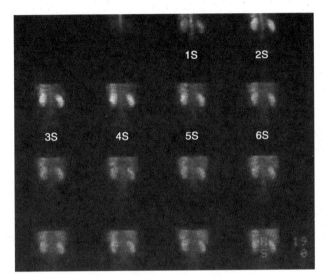

图 5-10-3　肾动态显像(血流灌注图)

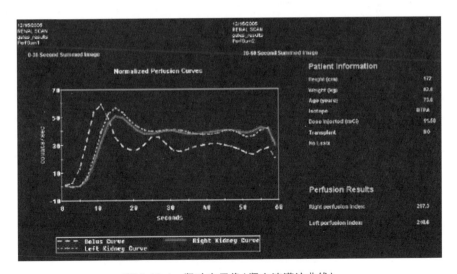

图 5-10-4　肾动态显像(肾血流灌注曲线)

❓ 肾结石导致肾功能不全的肾动态显像图像如何

深度阅读

🐢 病例为左肾结石导致左肾功能不全,图 5-10-5 显示左肾显影较右肾明显延迟,左侧肾影缩小,提示左肾血流灌注下降(实心箭头为右肾,空心箭头为左肾)。

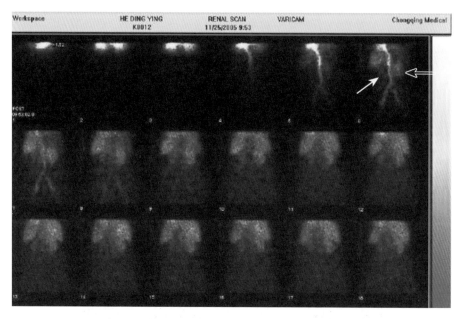

图 5-10-5　左肾功能不全的肾动态显像(肾脏的血流灌注图)

❓ 肾动态显像怎样反映肾脏滤过功能

深度阅读

🐢 肾脏的滤过功能是反映肾脏排泄代谢产物的能力。肾动态显像检查的肾小球滤过率(GFR),即可反映肾脏的滤过功能。

　　双侧肾脏总的 GFR 正常值为 80~120ml/min,单侧肾脏 GFR 的正常值为 40~60ml/min。如果单侧肾脏的 GFR 为 25~40ml/min,肾功能为轻度受损;如果单侧肾脏的 GFR 为 10~25ml/min,肾功能为中度受损;如果单侧肾脏的 GFR 为<10ml/min,肾功能为重度受损。

　　图 5-10-6 显示左肾的 GFR 为 35.2ml/min,提示左肾功能轻度受损;右肾的 GFR 为 59.1ml/min,提示左肾功能正常。

Gates GFR Results

	Left	Right	Total
2~3 minute Count Total	20 092	33 697	53 789
% Contribution	37.4	62.6	
GFR	35.2	59.1	94.3
Kidney Depth (cm) Tonnesen	4.9	4.9	
Normalized GFR			110.5
Mean Normal GFR for Age			101.0
Lower Limit Normal GFR for Age			78.0

图 5-10-6 左侧上尿路梗阻的肾动态显像(肾小球滤过率)

❓ **肾动态显像怎样反映尿路的通畅程度**

👨 正常情况,显影剂注入 2~4 分钟,肾实质内的放射性浓度达到高峰,肾影清晰完整;4~6 分钟肾实质内显像剂逐渐进入肾盏、肾盂,肾影开始减淡;15~20 分钟两肾影放射性明显减退,膀胱影像逐渐增强;输尿管不显像或隐约可见(图 5-10-7A)。正常肾图曲线如 5-10-7B 所示。

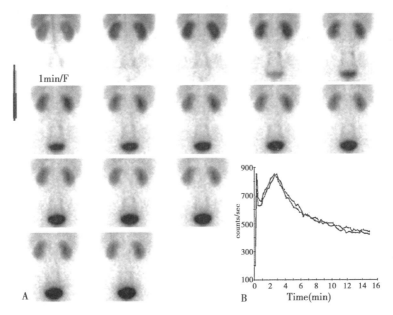

图 5-10-7 正常肾动态显像(功能相)

如何解读上尿路梗阻的肾动态显像图

上尿路梗阻时,显像剂注入 12～15 分钟后,患侧肾脏放射性计数不仅没有减退,反而浓聚,患侧输尿管显像剂持续浓聚(图 5-10-8A);患侧肾图为抛物线型(图 5-10-8B)。

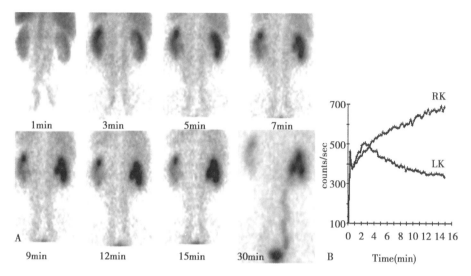

图 5-10-8   右上尿路梗阻的肾动态显像(功能相)

如何鉴别术后遗留肾积液或是现有上尿路梗阻导致肾积液

通过手术取出上尿路结石后,患侧肾脏常常遗留不同程度的肾积液,临床往往难以与现有上尿路梗阻相鉴别。此时,可用利尿动态显像进行鉴别。在肾图的排泄相,注入呋噻米(俗称"速尿")20mg,如果肾脏的放射性计数下降,提示为术后遗留肾积液(图 5-10-9A);如果肾脏放射性计数仍然增加,提示为目前存在上尿路梗阻导致肾积液(图 5-10-9B)。

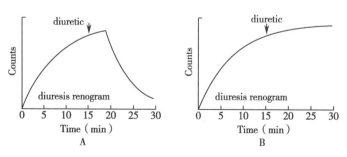

图 5-10-9   利尿肾动态显像

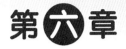

第❻章

尿石症的治疗

第一节 概 述

本节主要介绍尿石症手术治疗的共性问题,每种手术方法的相关问题分别在相关章节进行回答。

一、尿石症的手术方式选择

❓ 目前治疗尿石症的手术方法有哪些

👨 目前超过95%的尿路结石通过体外冲击波碎石术或者微创取石手术即可解决,只有不到5%的尿路结石需要通过开放手术进行治疗。

常见的治疗尿石症的手术方法见图 6-1-1。

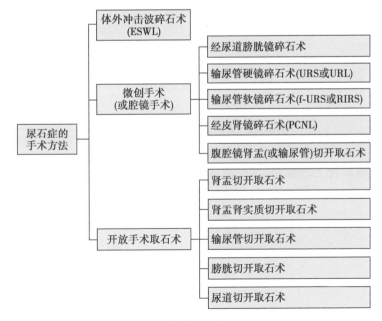

图 6-1-1 常见的尿石症的手术治疗方法

对于肾结石,如何选择微创手术方法

根据 2019 年《欧洲泌尿外科协会指南》和 2014 年《中国泌尿外科疾病诊断治疗指南》,对于肾结石,医生按照结石的大小、硬度和部位选择微创手术方法(图 6-1-2):

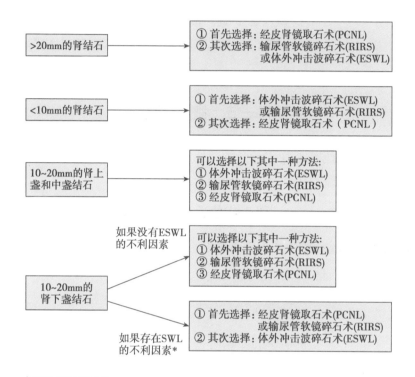

*ESWL 的不利因素:
1. ESWL 效果差的结石:一水草酸钙、胱氨酸、磷酸氢钙;
2. 肾盂-肾下盏夹角小于 30 度;
3. 下盏长度大于 1cm;
4. 下盏颈宽度小于 5mm。

图 6-1-2　肾结石的微创手术方法选择

对于输尿管上段结石,如何选择微创手术方法

根据 2019 年《欧洲泌尿外科协会指南》和 2014 年《中国泌尿外科疾病诊断治疗指南》,对于输尿管上段结石,医生会根据输尿管的结石大小选择微创手术方法(图 6-1-3):

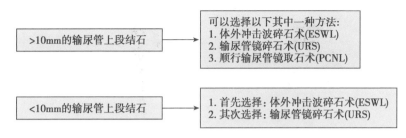

图 6-1-3 输尿管上段结石的微创手术方法选择

对于输尿管中下段结石,如何选择微创手术方法

根据 2019 年《欧洲泌尿外科协会指南》和 2014 年《中国泌尿外科疾病诊断治疗指南》,对于输尿管中下段结石,医生会根据输尿管结石的大小选择微创手术方法(图 6-1-4):

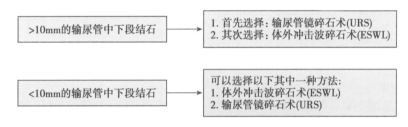

图 6-1-4 输尿管中下段结石的微创手术方法选择

二、常用的体内碎石方法

用于尿石症手术的常用体内碎石方法有哪些

用于尿石症手术的常用碎石方法包括钬激光碎石、气压弹道碎石、超声碎石、超声联合弹道碎石。相对少用的碎石方法包括电子动能碎石和液电碎石。

什么是钬激光碎石

钬激光(Ho:YAG)是稀有元素钬产生的脉冲式激光,波长 2 140 纳米,恰好位于水的吸收范围,峰值功能瞬间可达上千瓦。它是通过直径 220~550 微米的石英光导纤维发射激光,激光产生的能量可使光纤末端与结石之间的水汽化,形成微小的空泡,并将能量传至结石,使结石粉碎。目前钬激光碎石是泌尿外科广泛使用的碎石工具之一。图 6-1-5 和图 6-1-6 分别为钬激光治疗系统和光导纤维。

钬激光碎石的优点:

1. 钬激光可以粉碎各种硬度的结石。

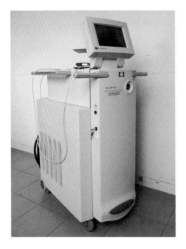

图 6-1-5　钬激光治疗系统

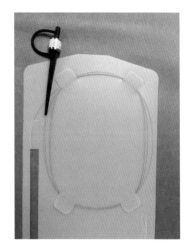

图 6-1-6　钬激光的光导纤维

2. 钬激光的光导纤维可以弯曲,可以用于膀胱镜、输尿管镜和经皮肾镜,可用于硬镜和软镜,也可用于不同口径的内窥镜。

3. 与气压弹道碎石相比,钬激光的后助力较小,降低了输尿管结石上移的可能性,也可减轻对结石后方软组织的冲击力。

4. 钬激光对人体组织的穿透深度很浅,只有 0.4mm,碎石时对周围组织损伤小,安全性高。

5. 钬激光除了碎石外,还可以切割软组织,可用于尿路狭窄切开、前列腺汽化或剜除、尿路上皮肿瘤的切除。

钬激光碎石的缺点:

1. 与气压弹道碎石机相比,钬激光碎石机的价格相对较高。

2. 如果操作不当,可能造成镜体和组织损伤。

什么是气压弹道碎石

气压弹道碎石机是 20 世纪 90 年代由瑞士 EMS 公司开发的一种体内碎石系统。它是模仿气锤的作用原理,利用压缩气体产生的能量推动手柄内的子弹体,探杆的尖端与结石反复撞击,将结石击碎。它由金属探杆、手柄、发生器与空气压缩机构成(图 6-1-7)。金属探杆的直径为 0.8~2.0mm,探杆的运动频率为 8~12Hz。

气压弹道碎石的优点:

1. 气压弹道对周围组织器官没有电损伤和热损伤。

2. 气压弹道碎石机售价相对便宜。

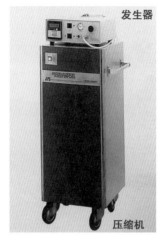
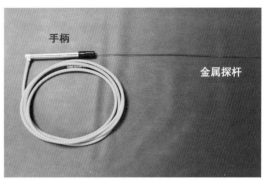

图 6-1-7　气压弹道碎石机及手柄

气压弹道碎石的缺点：

1. 气压弹道碎石存在一定的后助力,在治疗输尿管结石时,结石容易向肾脏方向上移;在治疗肾结石时,被冲击的结石对肾组织造成一定的冲击。

2. 气压弹道碎石对于硬度太大的结石和软结石效果不太理想。

3. 碎石杆为硬性直杆,不适用于软性膀胱镜和软性输尿管镜。

什么是超声碎石

超声碎石是利用超声换能器,将电能转变为声波,声波沿着金属探头传导至探头远端,产生高频震动,把结石震裂或研磨为粉末状颗粒。超声波探针有两种:一种为中空型,用合金材料制成,末端可接负压吸引,把已粉碎的结石碎片吸附出来;另一种为实芯型,口径较细,10.5 ~ 12.5F,可用于输尿管镜下碎石。前者在临床上较为常用。

超声碎石的优点：

1. 通过负压吸引把结石吸附出来,同时降低肾盂内压。

2. 对膀胱壁、输尿管壁以及肾盂肾盏壁等软组织不会造成损害。

3. 超声可同时清除集合系统内的血块。

超声碎石的缺点：

1. 对质地坚硬的结石碎石效果不佳。

2. 对于质地坚硬的结石,超声探针容易产热,可引起探针断裂。

什么是 EMS 系统

EMS 系统是指气压弹道碎石+超声碎石+吸附设备,可以进行多种组合治疗(气压弹道;气压弹道+吸附;超声+气压弹道+吸附;超声+吸附)。它根据结石的部位、形状、大小、成分等因素进行任意组合。它特殊设计的中空超声探头及微侧孔防堵塞结构,有效减少了热力的产生,防止吸管堵塞等问题。它减少或避免使用取石钳的机会,缩短碎石时间,降低肾盂内压。结石收集器可自动收集结石碎片,作为结石成分分析之用(图 6-1-8)。

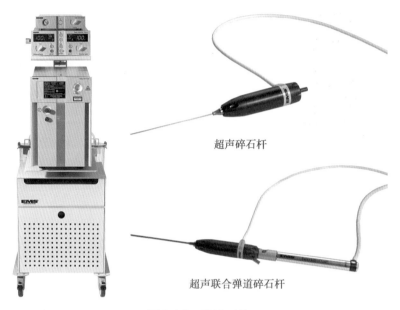

超声碎石杆

超声联合弹道碎石杆

图 6-1-8　EMS 系统

什么是双频双脉冲激光

双频双脉冲激光又称为 U-100 激光,是德国 WOM 公司生产的一种新型钕-YAG 激光,由 $1\,064\mu m$ 的红外光和 $532\mu m$ 的绿光两种波长的光依各自的频率组成(图 6-1-9)。其作用机制是激光经光导纤维将激光束能量打到结石表面,绿光部分被结石表面吸收,在结石表面形成等离子体,等离子体再吸收不可见红外光后崩裂,产生的冲击波粉碎结石。该激光对各类性质的泌尿系结石几乎都有效,碎石效能是普通激光的 6 倍,而且在术中不会造成软组织损伤。

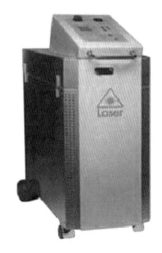

图 6-1-9　双频双脉冲激光系统

什么是电子动能碎石

电子动能碎石的工作原理与气压弹道碎石相似,但它不是通过手柄内子弹的发射运动,而是通过手柄中的磁芯按照电磁原理产生的能量形成高速短距离直线运动,来回反弹直接撞击金属探针,将结石击碎。

电子动能碎石的优点:

1. 电子动能探头的运动速度较气压弹道快,而运动距离极小,约 0.5cm,碎石功率小,对组织损伤小;

2. 镍钛合金探头可用于软性膀胱镜和软性输尿管镜;

3. 体积小,便于携带;

4. 价格相对较便宜。

什么是液电碎石

1950 年基辅大学 Yatkin 工程师首先阐述了液电碎石的原理。10 年后,由 Rose 和 Goldberg 应用该技术成功治疗膀胱结石。液电碎石(electrohydraulic lithotripsy,EHL)是一种通过内窥镜治疗结石的方法,它通过放置在水中的电极把储存在电容器中的高压电能在瞬间释放出来,产生高热,使少量冲洗液汽化,形成一个气泡,这个气泡以每秒 150m 的速度在冲洗液中前进,形成冲击波,将被碰撞的结石击碎(图 6-1-10)。

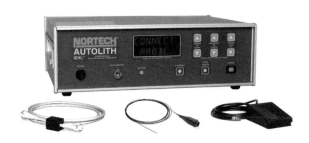

图 6-1-10　液电碎石机

液电碎石的优点:

1. 液电碎石可用于膀胱镜、输尿管镜和经皮肾镜,可用于治疗所有部位的泌尿系结石;

2. 它的电极可以弯曲,既可用于硬镜,也可用于软镜;

3. 可以根据内窥镜的口径选择不同型号的液电探头;

4. 液电探头可以连续放电,可快速击碎大多数泌尿系结石。

液电碎石的缺点:

1. 电极放电产热,可造成尿路黏膜损伤;

2. 碎石时产生气泡影响手术视野。

因此,目前液电碎石已经较少用于治疗泌尿系结石。

三、尿石症手术患者的术前准备

尿石症患者在手术前需要做哪些检查

除了体外冲击波碎石外,尿石症的微创手术(包括输尿管镜碎石术、输尿管软镜碎石术、经皮肾镜取石术、腹腔镜下切开取石术和开放切开取石术)患者,需要进行以下的检查:

1. 进行能否耐受手术的检查。主要包括血常规、血型、尿常规、中段尿培养和药物敏感试验、肝肾功能、血电解质、血糖、凝血功能、血传播疾病检查、胸片和心电图等,合并其他疾病的患者还需要进行相关的检查;

2. 进行结石评估的检查。主要包括泌尿系统 B 超、静脉尿路造影和肾脏平扫 CT,也可用泌尿系统三维重建 CT 代替静脉尿路造影和肾脏平扫 CT,用于了解结石的大小、部位、密度、分布、肾积水以及肾脏毗邻器官的情况。肾动态显像可以帮助了解单个肾脏的功能;

3. 进行寻找尿石症病因的检查。包括做血钙、血磷、血尿酸和甲状旁腺素检查,做 24 小时尿液的钙、磷、尿酸、草酸、胱氨酸、枸橼酸、镁、钾和肌酐检查,以帮助查找尿石症的病因。

尿石症患者在手术前一般应该做哪些准备

除了成人体外冲击波碎石术不需要麻醉外,小儿的体外冲击波碎石术、尿石症的微创手术和开放手术一般需要全身麻醉或者硬膜外麻醉。所以,尿石症患者在术前一般应该做好以下的准备:

1. 患者体温升高或月经来潮应延期手术。心情紧张的患者在手术前夜可给予镇静剂;

2. 传统认为术前 12 小时禁食,术前 4 小时禁水,以防因麻醉或手术中的呕吐造成窒息或者吸入性肺炎。目前快速康复理念认为,术前 2 小时进水或碳水化合物有利于患者康复,减少不良反应;

3. 入手术室时不要穿内衣、内裤和金银首饰,更换允许进入手术室的衣服。有活动性假牙的患者要取下假牙。

进行尿石症微创手术,为什么在术前要控制好尿路感染

尿石症的主要微创手术,包括输尿管镜碎石术、输尿管软镜碎石术和经皮肾

镜取石术,在手术过程需要进行持续液体灌注才能在内窥镜下看到尿路和结石。如果没有控制好尿路感染,尿液的细菌在灌注压力下进入血液,形成尿源性脓毒症。尿源性脓毒症是尿石症微创手术导致患者死亡的主要原因。因此,进行尿石症的微创手术,在术前必须控制好尿路感染。

合并高血压病的尿石症患者在手术前应该做哪些准备

病人血压在 160/100Hg 以下,可不做特殊准备。血压过高者,麻醉诱导和手术应激可引起脑血管意外和充血性心力衰竭,因此术前应适当使用药物控制血压。

长期服用利血平或含有利血平降压药患者,最好做到术前 7 天停服,改换其他抗高血压药,以保证手术及麻醉安全。因为长期口服利血平的患者体内的儿茶酚胺被耗竭,麻醉期间使用利血平可能加重中枢镇静,导致严重低血压和心动过缓,而且使用麻黄碱和多巴胺等升压药的效果较差。

合并心脏病的尿石症患者在手术前应该做哪些准备

合并心脏病患者的手术,死亡率是无心脏者的 2.8 倍。因此,合并心脏病的尿石症患者在手术前应该进行以下准备:

1. 长期低盐饮食和使用利尿剂的患者,如果出现水电解质酸碱平衡失调,术前需要纠正;

2. 贫血病人携氧能力差,对心肌供氧有影响,术前应少量多次输血纠正;

3. 有心律失常者,应依据不同情况区别对待:有偶发室性早搏,一般不需要特殊处理;如有心房纤颤伴有心室率超过 100 次/分者,用西地兰 0.4mg 加入 25% 葡萄糖 20ml 中缓慢推注,或者口服心得安,每次 10mg,每天 3 次,尽可能把心率控制在正常范围;老年冠心病患者,如果出现窦性心动过缓,心室率在 50 次/分以下者,术前可用阿托品 0.5~1mg,必要时需要放置临时心脏起搏器;

4. 急性心肌梗死病人 6 个月内不做择期手术。6 个月以上若无心绞痛,可在监测下进行手术。有心衰者在心衰控制后 3~4 周后手术。

合并肺部疾病的尿石症患者在手术前应该做哪些准备

吸烟、有重度咳嗽病史、肥胖、年老、有胸部或上腹部大手术以及肺部疾病史等患者,术后肺部并发症如低氧血症、肺不张和肺炎的发生率增加。因此,合并肺部疾病的尿石症患者在手术前应该进行以下准备:

1. 吸烟者在术前 2 周停止吸烟,多练习深呼吸和咳嗽;

2. 术前胸片和心电图检查可以评估肺部和心脏情况；肺功能不全者需要作血气分析和肺功能检查。血气分析主要目的是确定有无二氧化碳潴留。肺功能检查，如果第一秒用力呼气量/用力呼气量（FEV1/FEC）小于50%，说明存在严重肺部阻塞性疾病，并发症明显增多；

3. 用麻黄素、氨茶碱等支气管扩张剂以及异丙肾上腺素雾化吸入等方法，可增加肺活量，对阻塞性肺功能不全有较好的作用；痰液稠厚者可用雾化吸入、口服药物使痰液变稀薄而易于被咳出；经常咳脓痰者，术前3~5日开始使用抗生素，并作体位引流；

4. 经常发作哮喘的病人，可口服地塞米松，以减轻支气管黏膜水肿；

5. 麻醉前给药量要少，以免呼吸抑制和咯痰困难。杜冷丁比吗啡好，有支气管扩张作用。阿托品也要适量，以免增加痰液的粘稠度。

🏃 合并糖尿病的尿石症患者在手术前应该做哪些准备

糖尿病病人对手术的耐受性差，术前应适当控制血糖，纠正水电解质代谢失调和酸中毒，改善营养状况。因此，合并糖尿病的尿石症患者在手术前应该进行以下准备：

1. 病人的血糖应该稳定于轻度升高状态（5.6~11.3mmol/L），尿糖+~++；

2. 如果患者年龄≥45岁或肥胖患者（体重指数 BMI≥25kg/m²），同时合并高血压、高血脂、心血管疾病、糖尿病家族史等高危因素时，需要进行高危手术时，推荐术前检查糖化血红蛋白。如果糖化血红蛋白≥6.5%，即可诊断糖尿病；既往已有明确糖尿病病史的患者，糖化血红蛋白≤7%，提示血糖控制满意，围手术期风险较低；如果糖化血红蛋白>8.5%，建议推迟择期手术；

3. 如果病人正在口服降糖药或长效胰岛素，要改用普通胰岛素皮下注射，每4~6小时一次，使血糖控制在上述水平；

4. 手术应在当日尽早施行，以缩短术前的禁食时间，避免酮体的出现。取血测定空腹血糖后，开始静脉滴注5%葡萄糖溶液，取平时清晨胰岛素用量1/3~2/3作皮下注射；

5. 如果估计手术时间很长，可在输液中加入胰岛素，比例是5:1（葡萄糖5g加胰岛素1U）。

🏃 合并肾功能不全的尿石症患者在手术前应该做哪些准备

如果是肾性损害导致肾功能不全，轻度肾功能不全（血尿素氮7.5~14.3mmol/L）、中度肾功能不全（血尿素氮14.6~25.0mmol/L）者，经过适当的内科治疗,一般能较好地耐受手术;重度肾功能不全(血尿尿素氮 25.3 ~ 35.7mmol/L)者,只要在有效透析疗法的保护下,可以相当安全地耐受手术,但手术前应最大限度地改善肾功能。

如果是结石梗阻导致中重度肾功能不全,应该通过膀胱镜逆行插管或肾造瘘引流,待肾功能改善后再进一步处理结石。

合并肝功能异常的尿石症患者在手术前应该做哪些准备

肝功能轻度损害,一般不影响手术耐受力;肝功能严重损害或濒于失代偿期者,手术耐受性显著减弱,必须严格准备方可手术。肝功能严重损害,表现为严重营养不良、腹水、黄疸者,一般不宜施行任何手术。急性肝炎,除了急症抢救外,多不宜手术。肝功能异常者可通过护肝治疗得到改善。

合并营养不良或免疫功能异常的尿石症患者在手术前应该做哪些准备

营养不良可明显增加手术死亡率。血清白蛋白低于 30g/L 或者血清转铁蛋白低于 1.5mg/L 时,表明有低蛋白血症,患者常伴有血容量减少,耐受失血和休克的能力降低,以及组织水肿,影响伤口愈合。营养不良患者免疫功能低下,容易并发感染。因此,合并营养不良或免疫功能异常的尿石症患者,在手术前需要调整好营养状态和免疫功能。

口服抗凝药物的尿石症患者在手术前应该做哪些准备

尿石症的手术分为两大类:一类为高出血风险手术,如体外冲击波碎石术、经皮肾造瘘术、经皮肾镜取石术、腹腔镜手术和开放手术,如果要进行此类手术,最好停用抗血小板聚集药物(如阿司匹林、氯吡格雷等)和抗凝药物(如华法林),否则可引起出血和血肿形成。

另一类为低出血风险手术,如经尿道膀胱镜碎石术、输尿管置管引流术、输尿管支架拔除术、输尿管硬镜碎石术和输尿管软镜碎石术。如果要进行此类手术,可以继续口服抗血小板聚集药物(如阿司匹林、氯吡格雷等)和抗凝药物(如华法林)等药物。当然,如果经过相关专家评估,患者可以停用抗血小板药物或抗凝药物,停药后再进行此类手术则更安全。

对于不同的尿石症手术,如何使用抗凝药物

随着人口老年化,心脑血管疾病的发病率越来越高,抗凝药物的使用也越来越普遍。医生根据手术类型和血栓形成的风险决定继续使用还是停止使用抗凝药物(表6-1-1)。

深度阅读

表 6-1-1 尿石症患者围手术期抗凝药物的使用

使用药物	手术类型	血栓形成的风险评估		
		低度风险	中度风险	高度风险
阿司匹林(包括拜阿司匹林)	低出血风险手术	继续使用	继续使用	择期手术:推迟 急诊手术:继续使用
	高出血风险手术	停止使用	择期手术:推迟 急诊手术:如果可以,继续使用	择期手术:推迟 急诊手术:继续使用
噻吩并匹啶类药物(P2Y12受体阻断剂,代表性药物:氯吡格雷)	低出血风险手术	手术前5天停用 术后24~72小时恢复负荷剂量	继续使用	择期手术:推迟 急诊手术:继续使用
	高出血风险手术	手术前5天停用 术后24~72小时恢复负荷剂量	择期手术:推迟 急诊手术:手术前5天停用,术后24~72小时恢复负荷剂量。如果阿司匹林不能继续使用,可用低分子肝素进行桥接治疗	择期手术:推迟 急诊手术:手术前5天停用,术后24~72小时恢复负荷剂量。如果阿司匹林不能继续使用,可用低分子肝素进行桥接治疗
华法林 达比加群 利伐沙班 阿哌沙班	低出血风险手术	继续使用,INR低于治疗范围2.5	低分子肝素进行桥接治疗	低分子肝素进行桥接治疗
	高出血风险手术	在适当时间短暂停用,强烈推荐低分子肝素进行桥接治疗	低分子肝素进行桥接治疗	低分子肝素进行桥接治疗

对于合并尿路感染的尿石症患者,为什么在手术前必须控制尿路感染

对于合并尿路感染的结石,由于手术操作可能导致细菌扩散入血,轻则可导致术后发热,重则可导致感染性休克、尿源性脓毒症,如果治疗不及时,可以致命。

对于泌尿外科腔内手术操作,如输尿管镜手术、输尿管软镜手术和经皮肾镜手术等,术前控制尿路感染显得更加重要。因为腔内手术往往需要大量灌洗液进行灌洗,有时还会使用灌注泵进行灌注,更加容易促使细菌扩散入血。

四、输尿管支架的相关问题

什么是输尿管支架

输尿管是把肾盂内的尿液输送入膀胱的天然通道。输尿管支架是指放置在输尿管内的一条中间空心的引流管,旨在协助把肾盂的尿液引流至膀胱。早在1967年 Zinskind 首先报告经膀胱镜放置输尿管支架管治疗输尿管阴道瘘。输尿管支架管分为两种类型:一种为输尿管导管(catheter),头端放置在肾盂,经过输尿管、膀胱和尿道,尾端放置在体外(图6-1-11);一种为输尿管支架(stent),头端放置在肾盂,经过输尿管,尾端放置在膀胱(图6-1-12)。前者主要用于造影检查或短期引流作用;而后者主要用于中长期引流。

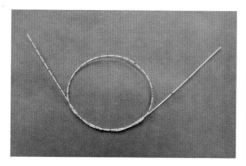

图 6-1-11 输尿管导管

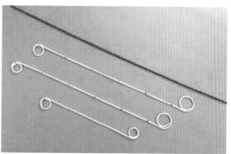

图 6-1-12 输尿管支架(猪尾巴管)

什么是猪尾巴管

猪尾巴管,又称为双 J 管,因导管的两端卷曲,每端的形状似猪尾而得名,是临床上最常用的一种输尿管支架。卷曲的一端放置在肾盂,另一端放置膀胱,可减少导管的移动(图6-1-13)。图6-1-14为腹部平片显示双 J 管的正确位置。

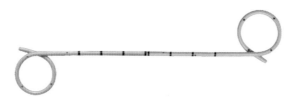

图 6-1-13 双 J 管

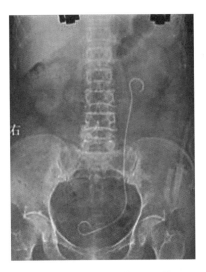

图 6-1-14 腹部平片(双 J 管)

为什么要放置输尿管支架

放置输尿管支架主要有以下作用：

1. 引流尿液。输尿管腔镜手术操作后,可能引起短暂的输尿管壁充血水肿、甚至输尿管壁损伤,造成尿液排出障碍。放置支架可以帮助把肾盂内尿液引流至膀胱,有利于输尿管壁水肿消退和损伤修复;

2. 扩张输尿管。放置输尿管支架后,膀胱的尿液通过支架倒流到肾盂,从而加强输尿管蠕动,1~2 周后引起输尿管明显增宽,可用于治疗输尿管狭窄;

3. 协助结石的排出。输尿管支架提供一个光滑的平面,有助于较小结石的排出;输尿管支架引起输尿管增宽,有利于稍大的结石排出。

结石碎片是通过输尿管支架的中心空腔排出来吗

有人认为,结石碎片是从输尿管支架的中心空腔排出。这些说法是错误的,因为输尿管支架的中心空腔直径约 1mm,碎石无法从中心空腔排出。结石碎片是从输尿管支架与输尿管壁之间的间隙排出。

留置输尿管支架期间应注意些什么

留置输尿管支架期间应注意以下几点:

1. 多饮水:每天 2 000ml 以上,不但可以防止感染,还可以避免支架表面形成积垢;

2. 不能憋尿:正常人的输尿管开口具有抗返流作用,膀胱内的尿是不能沿着输尿管返回到肾脏。留置双 J 管后,相当于将肾盂和膀胱通路打开了,憋尿可使膀胱内尿液顺着双 J 管返流到肾脏,容易造成泌尿系感染,长期尿液返流压迫肾实质会影响肾功能;

3. 避免腰部剧烈活动:剧烈腰部活动可能造成双 J 管与组织摩擦,造成血尿和腰部不适等症状;

4. 带双 J 管期间可能会出现轻微的尿痛或血尿,多喝水可以减轻症状;如果合并尿路感染,可以口服消炎药;如果出现剧烈腰痛、严重血尿,或者出现反复高热时,请及时到医院复诊。

体内有输尿管支架的患者可以过性生活吗

剧烈的腰部运动可以造成支架与输尿管摩擦,从而导致血尿和腰部不适等症状。因此,短期体内留置输尿管支架的患者应该尽可能避免性生活;需要长时间留置猪尾巴管的患者进行性生活时应该避免腰部剧烈运动。

日常活动可以造成体内支架移位吗

由于猪尾巴管两端卷曲成圈,一般的日常活动不会造成猪尾巴管的移位。但是过多的、频繁的或大幅度的腰部运动可以造成猪尾巴管向上方或向下方移位。如果支架的末端上移至输尿管(图 6-1-15),则无法在局麻下通过膀胱镜拔除猪尾巴管,需要在麻醉下拔除支架,增加了支架拔除的难度。如果支架向下移位至后尿道,可引起尿失禁,女性患者甚至可以看到支架脱出体外。

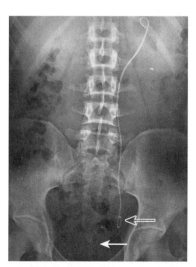

图 6-1-15 腹部平片显示支架末端上移至输尿管
(空心箭头所指为上移支架末端,实心箭头为支架末端的理想位置)

体内输尿管支架需要留置多长时间

医生根据患者体内病变情况、输尿管条件以及手术对输尿管壁的影响等情况决定输尿管支架的留置时间。输尿管支架毕竟是一个异物,可导致血尿、尿痛、腰部不适或尿路感染等不适,留置时间超过 3 个月反而引起输尿管蠕动减慢,甚至肾功能损害。因此,如果支架已经完成既定任务,应该尽早拔除。如果没有特殊情况,建议最好在 2 周之内拔除输尿管支架。每一种输尿管支架都有各自的最长体内留置时间(也可称为"有效期"),一般不超过 3 个月。目前,临床上有些特殊设计的输尿管支架最长可以放置 1 年。如果需要长期放置输尿管支架时,在放置有效期满前须更换输尿管支架。

体内留置支架时间超越有效期可能导致哪些后果

体内留置支架时间超越有效期,可能导致支架的引流作用下降、支架表面积垢(图 6-1-16)或支架断裂(图 6-1-17,图 6-1-18)等情况。如果支架表面积垢,需要进行微创手术击碎结石才能取出支架;如果出现支架断裂,需要进行微创手术取出支架。因此,体内留置支架的患者必须牢记身体里留置有支架管,按照医生通知的时间及时返回医院拔除支架。

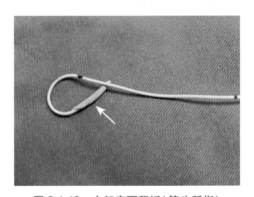

图 6-1-16 支架表面积垢(箭头所指)

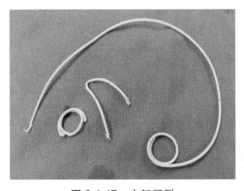

图 6-1-17 支架断裂

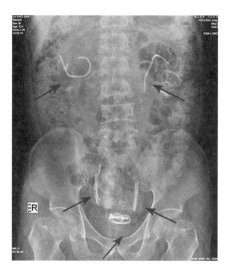

图 6-1-18 腹部平片显示双侧支架多处断裂(箭头所指)

拔除输尿管支架会痛苦吗

对于儿童患者,由于不配合的原因,常常需要在全身麻醉下拔除输尿管支架;对于成年患者,只须在局部麻醉下(尿道内注药)拔除输尿管支架。手术过程包括摆体位、消毒、麻醉药物起效和膀胱镜拔管等几个步骤。总的手术时间约15~20分钟,大多数的时间消耗于摆体位、消毒和麻醉药物起效,真正拔管的时间才2~3分钟。如果患者配合良好、麻醉药物作用时间充分,拔除输尿管支架一般不会造成患者明显不适,患者不必有过多的心理负担。

患者在拔除输尿管支架后应该注意什么

患者在拔除输尿管支架后可能出现轻微尿频尿急尿痛、轻微腰部不适或者排出淡红色肉眼血尿,这是由于支架拔除过程中尿道黏膜轻微摩擦损伤所致。通过多喝水,这些症状通常于拔除支架后3~7天消失,患者可恢复日常工作和生活。患者如果出现剧烈腰痛、明显肉眼血尿、尿中带有血块或者伴随畏寒发热等症状,应该及时回医院复诊,进行相关检查明确诊断。

五、术后残余结石的处理

何谓残余结石

残余结石是指体外冲击波碎石术(ESWL)、经皮肾镜取石术(PCNL)、输尿管镜术(URS 和 RIRS)或者开放取石术等手术后,复查 X 线照片、B 超或者 CT 发现的结石称为残余结石。

何谓临床无意义残余结石？怎样处理

临床无意义残余结石（clinically insignificant residual fragments，CIRF）是指治疗后残留直径≤4mm 的结石、上尿路解剖正常、无尿路感染或者其他症状者。临床无意义残余结石可以不需要处理，密切定期（1 周、1 个月、3 个月、半年，半年后每隔 3~6 个月）随访观察，期间根据结石成分分析、高危人群特点和代谢评估等结果，应用药物疗法防止结石再生长或复发。

何谓临床有意义残余结石？怎样处理

临床有意义残余结石（significant residual fragments，SIRF）是指治疗后残留直径≥5mm 的结石或者有临床症状的残余结石。临床有意义残余结石理论上应积极处理，处理原则与原发性结石相同。但临床上有些非常复杂的结石，尽管穷尽各种治疗方法仍然存在≥5mm 的结石，医生与患者须在治疗代价、肾功能损害与结石残留之间进行权衡，在积极治疗与保守观察之间进行权衡。

残留结石的危害是什么

残留结石可能存在以下三方面的危害：

1. 成为新结石形成的核心；
2. 可导致血尿、疼痛、感染等症状；
3. 结石移位，导致梗阻，或者引发症状。

21%~59%残余结石在 5 年内需要再次治疗。

哪种类型的残留结石最容易复发

在各种成分的残留结石中，感染性结石的复发率最高。因此，对于感染性结石，力求取净结石至关重要。但是感染性结石往往是复杂性结石或鹿角形结石，完全取净结石可能存在一定困难。

六、尿石症患者出院注意事项

尿石症手术后，出院后怎样进行复查

体外冲击波碎石术后或微创手术后患者，应该在出院后 1 周、1 个月、3 个月、6 个月进行复查，根据病情选择腹部平片、B 超或 CT 扫描进行复查，了解结石的清除和复发情况；在出院后 3~6 个月，选择静脉尿路造影或肾动态显像，了解肾功能的恢复情况。如果结石已清除干净或病情稳定，以后每 6~12 个月进行一次复查。

第二节 肾绞痛的处理

肾绞痛发作时,首先选择什么药物

肾绞痛发作时,首先选择消炎止痛药,可以有效止痛。常用药物包括双氯芬酸钠(扶他林)、消炎痛、布洛芬、西乐葆等。

常用消炎止痛药的药理作用与用量是如何

非甾体类抗炎药(Non-steroidal anti-inflammatory drugs,NSAIDs),亦即所谓的"消炎止痛药",它们能够抑制体内前列腺素的生物合成,降低痛觉神经末梢对致痛物质的敏感性,具有中等程度的镇痛作用;它们还能够减轻输尿管水肿,减少疼痛的复发率。

常用消炎止痛药及其剂量如下:

1. 双氯芬酸钠:针剂 50mg,肌肉注射;肠溶片(扶他林),每次口服 50mg,每天 2~3 次;缓释片,每次口服 75mg,每天 1 次;栓剂,每次 50mg 入肛,每天 2~3 次;

2. 消炎痛(吲哚美辛):片剂,每次 25mg,每天 2~3 次;栓剂,每次 50mg 入肛,每天 2~3 次;

3. 布洛芬:片剂,成人一次 0.2~0.4g,每 4~6 小时 1 次,最大限量一般为每日 2.4g;片剂,小儿口服一次按体重 5~10mg/kg,每日 3 次;缓释胶囊(芬必得),成人一次 0.3g,每天两次。

肾绞痛发作时,选择打针、吃药还是直肠放置栓剂

根据肾绞痛的发作方式、疼痛程度和持续时间选择给药的方式。如果疼痛突然而来,疼痛剧烈,可以选择肌肉注射或静脉滴注;如果疼痛缓慢而来且不剧烈,可以选择直肠放置栓剂或口服药物。

口服药物与直肠放置栓剂的区别在哪

国外治疗肾绞痛都使用静脉注射的消炎痛(吲哚美辛),可以强力抑制前列腺的生物合成,有效治疗肾绞痛。但是,国内目前还没有供静脉注射的吲哚美辛。

口服吲哚美辛被肠道黏膜吸收后通过门静脉到达肝脏,经过肝脏处理后,其抑制前列腺素合成的作用就会大大减弱。

把栓剂浅浅地放到肛门内,通过齿状线以下黏膜直接回流进入下腔静脉,避免肝脏的首过清除,增加药物的疗效。而且也减少药物对胃肠道的刺激,同时对

合并恶心的患者还能避免口服药物。因此,肛门内放置栓剂治疗肾绞痛的疗效优于口服药物。

哪些肾绞痛患者不适宜使用消炎止痛药

对于近期有胃肠道出血或穿孔患者,使用消炎止痛药存在胃肠刺激,可能诱发出血或穿孔,应禁止使用。

对于肾功能不全患者,使用双氯酚酸钠、消炎痛或布洛芬等药物可使肾功能损害加重,应该避免使用。对肾功能正常患者,上述药物不会造成肾功能损害。

对于有充血性心力衰竭、缺血性心脏病、周围动脉病变以及脑血管病变患者,使用消炎止痛药容易加重心脑血管梗塞,应该谨慎使用。

非甾体类抗炎药的作用机制是什么

非甾体类抗炎药(NSAIDs)主要通过抑制环氧化酶(COX),阻断花生四烯酸转化前列腺素。环氧化酶有 COX-1、COX-2、COX-3 三种同功酶。COX-1 为结构型,被称为要素酶或管家酶,主要存在于血管、胃、肾等组织,它产生的前列腺素参与机体正常生理过程和保护功能,如维持胃肠黏膜完整性、调节血小板聚集、调节肾血流、调节血管阻力;COX-2 为诱导型,即由各种损伤性化学、物理和生物因子刺激诱导炎症细胞产生的酶,它产生的前列腺素参与炎症反应过程。传统的非甾体类抗炎药同时抑制 COX-1 和 COX-2 两种酶,可产生消炎止痛的功效,但亦产生了胃肠黏膜完整性受损、肾脏的血流供应下降、抑制血小板聚集、血管闭塞等副作用。

常用的 NSAIDs 胃肠道副作用的相对危险度的排序为:布洛芬(1.00)、阿司匹林(1.63)、双氯芬酸(1.73)、萘普生(1.78)、吲哚美辛(1.88)、酮洛芬(2.45)、吡罗昔康(3.21)。

新型的消炎止痛药的疗效如何

针对传统的消炎止痛药引起胃肠道刺激、诱发胃肠道出血或穿孔、加重肾功能不全患者的肾功能损害等副作用,新型的消炎止痛药问世,可明显减轻胃肠道并发症、减轻对肾脏血流的影响,同时也不影响血小板聚集功能。常用的新型消炎止痛药包括:

1. 西乐葆(塞来昔布):可用于急性和慢性疼痛,每次一粒(200mg),每日1~2次。

2. 特耐(帕瑞昔布钠):主要用于短期止痛治疗,推荐剂量为40mg静脉注射或肌内注射给药,随后视需要间隔6~12小时给予20mg或40mg,每天总剂量不超过 80mg。用药不宜超过 3 天。

🦠 选择性 COX-2 抑制剂的作用机理是什么

🦠 新型的消炎止痛药称为"选择性 COX-2 抑制剂",主要抑制 COX-2,保留了 COX-1 的维持胃肠黏膜完整性、调节血小板聚集、调节肾血流和调节血管阻力的生理作用。因此,选择性 COX-2 抑制剂对胃肠道毒性较小,可用于肾功能不全患者的止痛治疗,而且不影响血小板的聚集功能。

🦠 新型消炎止痛药的弊端在哪

🦠 新型消炎止痛药患者发生心脑血管事件的概率较传统消炎止痛药高。

万络(罗非昔布),是新型消炎止痛药,美国默克公司生产的治疗关节炎和急性疼痛的王牌药物。自 1999 年上市以来,该药在全球超过 80 个国家销售,至 2003 年底,全球已开出超过 8 400 万张处方,2003 年全球销售额达 25 亿美元。2003 年 8 月 25 日,美国药品美国食品和药物管理局(FDA)药物安全部公布大剂量服用万络的患者发生心肌梗塞和心脏猝死的危险增加了 3 倍。2003 年 9 月 30 日,全球回收万络。

2005 年,辉瑞公司的伐地昔布也因为服用者产生心血管系统副作用和皮肤过敏,而被下架。

🦠 新型消炎止痛药的心脑血管副作用有哪些

🦠 非甾体类抗炎药(NSAIDs)的心血管副作用可能源于体内两种 COX 抑制作用不调和地相互抵消。COX-1 是表达在血小板的唯一同工酶,它激活血小板产生的 $TXA2$ 具有促血小板聚集、血管收缩和血管增生的作用;而在内皮细胞由 COX-2 催化产生的前列环素($PGI2$)则可抑制血小板聚集,促使血管舒张,并可防止血管平滑肌细胞增生;正常情况下,$TXA2$ 和 $PGI2$ 处于平稳状态。一般认为,非阿司匹林非选择性 NSAIDs(如布洛芬和萘普生等)可通过抑制血小板聚集降低心肌梗死的发病危险;而 COX-2 抑制剂强力抑制 COX-2,却不抑制 COX-1,导致 $PGI2$ 产生受阻而不影响 $TXA2$ 形成,势必增强血小板聚集和血管收缩作用,从而可致血压升高,加速动脉硬化以及在动脉粥样斑块破裂时易发生血管栓塞事件。布洛芬引起心脑血管事件的概率相对西乐葆低。

🦠 哪种消炎止痛药可用于治疗儿童患者肾绞痛

🦠 布洛芬是世界卫生组织、美国 FDA 唯一共同推荐的儿童退烧药,是公认的儿童首选抗炎药,亦可用于儿童患者肾绞痛的治疗,常用剂量为一次按体重 5~

10mg/kg，每日 3 次。

使用消炎止痛药后，如果肾绞痛仍然持续，怎么办

使用消炎止痛药后，如果肾绞痛仍然持续，可使用阿片类镇痛药。它作用于中枢神经系统的阿片受体，能缓解疼痛感，具有较强的镇痛和镇静作用。常用药物包括：

1. 吗啡(二氢吗啡酮)，每次 5~10mg，肌肉注射；
2. 度冷丁(哌替啶)，每次 50~100mg，肌肉注射；
3. 强痛定(布桂嗪)，每次 50~100mg，肌肉注射；
4. 曲马多，每次 100mg，肌肉注射。

阿片类镇痛药的副作用有哪些

与非甾体类抗炎药相比，阿片类镇痛药，特别是度冷丁，出现呕吐的概率较高。因此，2018 年欧洲泌尿外科协会(EAU)指南建议一般不采用度冷丁(哌替啶)治疗肾绞痛。

单独使用阿片类镇痛药治疗肾绞痛可能需要进一步止痛处理，最好配合阿托品、654-2 等解痉药物一起使用。

阿托品可以用于治疗肾绞痛吗

阿托品属于 M 型胆碱能受体阻断剂，可以松弛输尿管平滑肌，缓解痉挛。常用的 M 型胆碱能受体阻断剂包括：

1. 阿托品：每次 0.5mg，肌肉注射；
2. 654-2(山莨菪碱)：每次 10mg，肌肉注射或静脉滴注。

M 型胆碱能受体阻断剂的副作用有哪些

M 型胆碱能受体阻断剂主要的副作用为口干、面红、视物模糊等。注意事项：

1. 颅内压增高、脑出血急性期、青光眼、幽门梗阻、肠梗阻及前列腺肥大患者禁用；
2. 反流性食管炎、重症溃疡性结肠炎、严重心衰及心律失常患者慎用；
3. 对该药品过敏者禁用，过敏体质者慎用。

黄体酮治疗肾绞痛的疗效如何

黄体酮，表现为孕激素的生理作用，可以抑制平滑肌的收缩而缓解痉挛，对

止痛和排石有一定的疗效,但止痛作用较消炎止痛药及阿片类镇痛药弱。常用剂量为每次 20mg,肌肉注射,每天 1~2 次,疗程 1~2 周。

心痛定治疗肾绞痛的疗效如何

心痛定(硝苯地平)为钙离子拮抗剂,可松弛输尿管平滑肌。心痛定,每次一片(10mg)口服或舌下含服,对缓解肾绞痛有一定的作用。它亦可用于排石治疗,每次一片(10mg),每日 3 次。

坦索罗辛治疗肾绞痛的疗效如何

坦索罗辛,为 α 受体阻断剂,缓解输尿管平滑肌痉挛,治疗肾绞痛中具有一定的效果。它的止痛效果弱于消炎止痛药和阿片类镇痛药,但可减少肾绞痛发作的次数。坦索罗辛,每次一至两片(0.2~0.4mg)口服,每日 1 次。

α 受体阻滞剂有哪几种

α 受体阻滞剂主要包括非选择性 α 受体阻滞剂、选择性 α 受体阻滞剂和超选择性 α 受体阻滞剂。非选择性 α 受体阻滞剂代表药物是酚苄明,它阻断了 α_1 和 α_2 两个受体,副作用较大,有将近 33% 的患者出现眩晕和体位性低血压等,约有 10% 的患者不能耐受而停药,因而较少被使用。选择性 α 受体阻滞剂对 α_1 受体的亲和力明显高于其对 α_2 受体的亲和力,因而对血管的影响要小。主要药物包括特拉唑嗪、多沙唑嗪、阿夫唑嗪。超选择性 α 受体阻滞剂高选择性的阻断 α_{1A}、α_{1D} 两种受体亚型,不阻断其他 α 受体亚型,体位性低血压的发生率极低,副作用更少,主要药物有坦索罗辛和萘哌地尔。

坦索罗辛与选择性 α 受体阻滞剂(特拉唑嗪、多沙唑嗪、阿夫唑嗪)的缓解肾绞痛和排石作用相似,但以坦索罗辛有更多的循证医学证据。

如何减低肾绞痛反复发作的次数

部分患者在排石过程中反复出现肾绞痛。以下方法可减少肾绞痛的反复发作次数:

1. 使用消炎止痛药口服剂型或入肛栓剂 3~10 天:例如双氯芬酸钠,每天 100~150mg,口服或肛塞栓剂;布洛芬缓释胶囊,每天一片(0.3g),口服;消炎痛栓剂,每次 50mg 栓剂入肛,每天 2~3 次;

2. 每天口服 α 受体阻断剂:例如坦索罗辛,每天 1~2 片(0.2~0.4mg)。

如果肾绞痛不能被药物缓解,怎么办

当肾绞痛不能被药物缓解、或结石直径大于 6mm 时应考虑外科治疗措施。其中包括:

1. 体外冲击波碎石治疗:不仅可以缓解肾绞痛,还可以迅速解除梗阻;
2. 输尿管内放置支架,还可以配合体外冲击波碎石术;
3. 经输尿管镜碎石取石术:包括输尿管硬镜或输尿管软镜;
4. 经皮肾造瘘引流术:特别适合于结石梗阻合并严重感染的肾绞痛病例。

第三节　排石治疗

一、被动排石治疗

何谓被动排石

传统的排石方法包括增加饮水、适度运动、溶石疗法以及口服药物如 α 受体阻滞剂(坦索罗辛)和中医中药等。这些方法主要通过大量饮水增加尿量、服用药物增加输尿管的蠕动频率和蠕动幅度,以及扩张输尿管等作用促进结石与尿路黏膜脱离,从而促进结石排出,因此被称为“被动排石”。被动排石包括自然排石和药物排石两大类。

尿路结石是否必须通过药物才能排出

由于尿液的自然流动冲刷和输尿管的蠕动,细小的尿路结石,尤其是输尿管结石都有自然排出的可能。一般认为,95% 的直径宽达 4mm 的输尿管结石可在 40 天内自行排出。所以,尿路结石并不是必须通过药物才能排出,当然,使用恰当的药物或其他物理手段,可能加快排石的进程。

哪些结石患者适合进行排石治疗

符合以下条件的结石患者可进行排石治疗:

1. 结石大小:直径小于 1.0cm 的输尿管结石适合进行排石治疗,其中,直径小于 0.5cm 的输尿管结石排石治疗的效果最佳;
2. 可以控制的肾绞痛;
3. 没有严重尿路感染的迹象;

4. 患侧肾脏具有良好的功能。

如何进行排石治疗

排石治疗措施包括：

1. 每日饮水 2 000 ~ 3 000ml，昼夜均匀；

2. 使用消炎止痛药栓剂肛塞：能够减轻输尿管水肿，减少疼痛发作风险，促进结石排出，推荐用于输尿管结石。例如，双氯芬酸钠栓剂，每天一粒（50mg），每天 2 ~ 3 次，肛塞栓剂。（推荐级别 A）；

3. 口服 α 受体阻断剂：可使输尿管下段平滑肌松弛，促进输尿管结石排出。例如，坦索罗辛，每次口服 1 ~ 2 粒（0.2 ~ 0.4mg），每天一次。（推荐级别 B）；

4. 中医中药：治疗以清热利湿、通淋排石为主，佐以理气活血、软坚散结；

5. 溶石治疗：对于尿酸结石，可以口服别嘌醇降低体内尿酸水平，并且口服枸橼酸钾钠或碳酸氢钠维持尿液 pH 值在 6.5 ~ 6.8；对于胱氨酸结石，口服枸橼酸钾钠或碳酸氢钠维持尿液 pH 值在 7.0 以上；

6. 适当运动：肾上中盏结石和输尿管结石多采用站立位，肾下盏结石可采用头低脚高位。

结石越小，越容易自行排出吗

结石大小是影响结石自然排出的主要因素。结石越小，结石越容易自行排出。Miller 等报道 ≤2mm、2 ~ 4mm 和 4 ~ 6mm 的结石平均排出时间分别为 8.2 天、12.2 天、22.1 天。而 <5mm 结石的自然排出率为 68%，5 ~ 10mm 结石的自然排出率为 47%。

儿童患者可以进行药物排石治疗吗

药物排石治疗的主要药物为 α 受体阻断剂（坦索罗辛），目前儿童应用坦索罗辛的安全性和有效性仍然缺乏相关数据证实。因此，不建议采用坦索罗辛对儿童患者进行排石治疗。

孕妇患者可以进行药物排石治疗吗

药物排石治疗的主要药物为 α 受体阻断剂（坦索罗辛），目前孕妇应用坦索罗辛的安全性和有效性仍然缺乏相关数据证实。因此，不建议采用坦索罗辛对孕妇进行排石治疗。

药物排石治疗通常持续多长时间

目前建议,药物排石治疗的疗程为1个月。

如何观察药物排石治疗的疗效

建议在药物排石治疗2周内,做相应的检查监测结石的位置改变以及肾积水的变化。

性生活有助于排石吗

著名泌尿外科杂志《Urology》发表了一篇文章,对于直径≤0.6cm的尿路结石,除了常规的药物治疗外,更可以通过性生活来排石。

该团队选取了100名直径≤0.6cm的尿路结石男性患者,把它们随机分为三组:第一组患者每周过三次性生活,2周的排石率高达83.9%;第二组患者口服坦索罗辛(一种α受体阻断剂),2周的排石率为47.6%;第三组患者为对照组,仅做对症处理,2周的排石率仅为34.8%。

作者认为,性交时男性阴茎海绵体会释放一氧化氮,它可以促进输尿管远端平滑肌舒张,使得结石更容易排出。

二、主动排石治疗

何谓主动排石

主动排石是指通过外来设备的作用,促进结石自行排出的过程。现有的主动排石系统包括物理震动排石系统和超声驱石系统。其中,超声驱石系统目前尚未进入临床应用阶段,物理震动排石系统是迄今为止唯一通过主动排石机制来提高上尿路结石排石疗效的装置。

何为体外物理震动排石治疗

体外物理震动排石治疗(external physical vibration lithecbole,EPVL)是通过主动的振动和改变患者体位来促进结石游离与分散,结石在主动振动、重力及推动等多重因素下,有效、快速地排出体外。

体外物理震动排石治疗系统的原理是什么

体外物理震动排石治疗系统(图6-3-1A)的原理:先由副振子(图6-3-1C)的离心振动作用使结石悬浮于泌尿道液体空间,主振子(图6-3-1B)触压患侧肾区,利用高能物理振动将结石与组织分离成游离状态,在超声的实时监控下调整治疗床的倾斜角度和调整主振子触压位置,利用体位排石原理,主、副振子配合体位的改变协同作用,使结石游离向下移动。

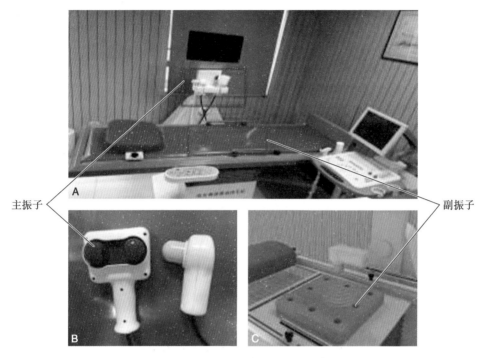

图 6-3-1　物理震动排石治疗系统

哪些患者适合体外物理震动排石治疗

下列患者适合行体外物理震动排石治疗：

　　1. 体外冲击波碎石术后残留的、直径<6mm 上尿路结石；

　　2. 经皮肾镜碎石术后残留的、直径<6mm 上尿路结石；

　　3. 输尿管软镜碎石术后残留的、直径<6mm 上尿路结石；

　　4. 未有经过治疗的、直径<6mm 上尿路结石。

哪些患者不适合体外物理震动排石治疗

下列患者不适合行体外物理震动排石治疗：

　　1. 下腹部及盆腔囊肿和血管瘤；

　　2. 严重的心脑血管疾病史；

　　3. 凝血功能障碍；

　　4. 病态肥胖(体重指数>35kg/m^2)；

　　5. 重要器官功能障碍；

　　6. 泌尿系畸形或梗阻等。

体外物理震动排石(EPVL)在体外冲击波碎石(ESWL)后辅助排石的作用如何

　Long 等对 71 例肾下盏结石(6~20mm)患者采取体外冲击波碎石联合物理震动排石或单用体外冲击波碎石的疗效进行比较,结果显示 EPVL 可以有效地协助排石,联合组与对照组的 1 天清石率分别为 76.5%和 48.6%,1 周清石率分别为94.1%和 73.0%,3 周清石率分别为 94.1%和 89.2%;联合组与对照组的结石碎片排出时间分别为 11.2 分钟和 9.2 小时,两组比较差异均有统计学意义。结果显示,对于体外冲击波击碎的结石,采用体外物理震动排石可以加速排石,提高清石率。

体外物理震动排石(EPVL)在输尿管软镜(RIRS)后辅助排石的作用如何

　Wu 等为评估体外物理震动排石的疗效,将 173 例患者随机分成两组,其中87 例行输尿管软镜碎石术后 1 周接受 EPVL,结果显示 EPVL 组术后 2、3、5 周的清石率分别为 52.9%、71.3%、89.7%,明显高于对照组;同时,EPVL 能降低术后泌尿系感染、血尿等并发症发生率,进一步证实了主动排石的疗效。

体外物理震动排石(EPVL)在<6mm 的上尿路结石排石的作用如何

　EPVL 主要用于处理直径<6mm 的上尿路结石。侯春华和许秀丽对 EPVL组和自然排石组各 145 例患者进行观察,发现 EPVL 组和对照组的当日排石率分别为 99.0%和 38.6%,当日排净率分别为 77.3%和 40.0%,1 周排净率分别为78.0%和 41.2%,2 周排净率分别为 97.4%和 45.0%。

体外物理震动排石治疗的不良反应有哪些

　体外物理震动排石治疗的不良反应包括:血尿、腰腹部疼痛及眩晕等,但发生率均较低。目前的文献均未报道 EPVL 引发的严重并发症。

第四节　中医药治疗

中医药可以治疗尿石症吗

　祖国医学对尿石症的认识源远流长,其中记载的"砂淋""石淋"及部分"血淋"和"气淋"即属于现代医学中尿路结石的范畴。祖国医学在尿石症的发病、诊断和治疗方面积累了丰富的经验,总结了大量行之有效的方药和方剂。其中,不少的验方至今仍然在临床上被广泛地应用。

　　随着现代科学技术不断地渗透进入祖国医学的领域,中医中药治疗的基础研究得到了迅速发展。现在已经知道,具有促进排石作用的不少中药能够抑制尿液结晶形成、生长和聚集的作用,从而防止尿路结石的形成。

目前患者对中医药治疗的误区在哪

目前患者对中医药治疗的误区在以下两个方面:

1. 没有结合现有的检查手段,评估患者是否适合进行排石治疗。盲目口服中草药,不但结石没有排出,反而耽误了治疗时机,导致肾功能丧失的后果;

2. 没有根据中医药原理进行辨证施治,不但结石没有排出,反而过多服用不适合的中药,导致其他不良反应。

祖国医学对尿路结石的形成有哪些认识

祖国医学对尿路结石的病因和病机认识包括:

1. 湿热蕴结膀胱:与饮食不当,过于贪食厚味、辛辣、肥甘酒水之物,使脾失健运,火毒内生,湿热下注下焦,尿液受煎,天长地久则尿中杂质结成砂石。故结石大多因肾虚膀胱生热,使尿液中杂质凝结成石,而膀胱热可为实热亦为虚热,又可为外来热和内生热;

2. 脾肾亏虚:湿热耗伤正气,可引起脾肾两亏。脾虚中气下陷,肾虚元气不固,因而使排石难度增加,加重疾病的危害;

3. 肝气郁结:少腹为足厥阴肝经必经之处,肝失条达,气机不畅,膀胱气化不利,则尿塞,少腹痛,属实证。若少腹坠胀,尿有余沥为气虚下陷,结石无力排出,虚证。

如何对尿路结石进行辨证排石治疗

祖国医学对尿路结石的辩证施治方法包括清热利湿排石、活血化瘀排石、补益肾气消石、开郁清肺排石、散结软坚溶石等。

1. 清热利湿排石。

适应证:适用于湿热型患者,持续腰部或少腹部疼痛,恶心呕吐,发热,有尿频、尿急、尿痛,小便短数不畅,灼热刺痛,或有血尿、脓尿,舌苔黄腻,脉滑数或者濡数。

治则:清热利湿、通淋排石。

代表药方:方用八正散加减。常用药物有潼木通、车前子、萹蓄草、凤尾草、瞿麦、大黄、黄柏、泽泻、金钱草、生山栀等。血尿者,加大小蓟、地榆。

2. 活血化瘀排石。

适应证:尿路结石病程较长,临床症状以肾绞痛、血尿为主,多表现为腰痛反复发作,痛有定处,小便赤涩不畅,小腹胀满疼痛。舌质紫暗,或有瘀斑,脉涩。

治则:通淋排石,活血化瘀。

代表药方:方用通淋化瘀排石汤。金钱草、海金沙、鸡内金、车前子、萹蓄、瞿麦、石韦可通淋排石利水,清下焦湿热;虎枝清热利湿,又可活血定痛,与金钱草等配合可治尿路结石;赤芍、丹参活血化瘀,与三七、茅根配合应用化瘀止血定痛;王不留行走而不守,善行血脉、活血又行水,独擅其长;牛膝性善下行引药直达病所,气行则血行,佐枳实以助血行之力;甘草调合诸药,共奏清热利湿,通淋排石,活血化瘀,止血定痛之功。

3. 补益肾气消石。

适应证:因肾虚气化不利,尿液排泄不畅,瘀滞于体内,湿热煎熬尿液,结为砂石所致。患者尿频淋漓,腰疼酸软,神疲乏力,面色萎黄,口淡无味,食欲不振,可有水肿。舌胖苔白腻,脉沉缓或沉细。

治则:补益肾气、育阴化气。

代表药方:方由猪苓、泽泻、白芍、生地、阿胶各 15g,川柏、知母、枳壳 10g,琥珀末(冲服)5g,茯苓 20g,小茴香、升麻各 6g 组成。

4. 开郁清肺排石。

治则:清代北京四大名医之袁鹤侪治疗肾绞痛,多用开郁清肺法。

代表药方:莪术开郁结以通气,厚朴、乌药以分理中下焦而行气,赤芍,凉血敛阴以和荣,茯苓利湿水而益气,川贝清宣肺气开郁,有"提壶揭盖"之意。川贝与厚朴、乌药相配是通利三焦,与莪术合用则为开郁结而使结石下移排出体外。

5. 散结软坚溶石。

治则:以"软坚散结、行滞疏利、清解郁热、调平心气"为主,结合"宣肺利水、温肾益脾、活血化瘀"等法为治疗原则。

代表药方:制鳖甲、夏枯草、瓦楞子、海浮石、生牡蛎、白芷、火硝、苍术、生米仁、金钱草、海金沙、车前子、滑石。

第五节　体外冲击波碎石术(ESWL)

一、概　述

什么是体外冲击波碎石术

体外冲击波碎石术,英文为 extracorporeal shock wave lithtripsy,缩写为 ESWL 或 SWL。它就是民间常说的激光碎石,但实际上并不是使用激光来碎石,而是利用人体以外产生的冲击波聚焦于人体内的结石,击碎结石,然后随尿液排出体外(图 6-5-1)。它不用开刀就可以把结石击碎,被誉为"泌尿结石治疗史上的革命"。

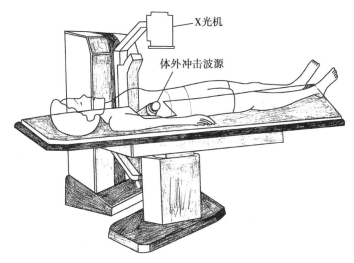

图 6-5-1 体外冲击波碎石机

什么是冲击波

冲击波,是一种机械波,频率范围从几十赫兹至几兆赫兹,在生活上随时可见,震动、雷电、爆炸等均能产生冲击波,只是能量、频率、产生方式等方面的不同。

冲击波的作用是怎样被发现

冲击波的作用是在军事活动中被发现。当炮弹壳击中坦克炮塔时,内部乘员往往罹受各种损伤,当时认为伤员的位置与冲击波穿透坦克圆形炮塔的入点和分布有关;超音速飞机在飞行中会产生冲击波,如果被机身某一部位的轮廓反常性聚焦后,投射到机身另一部位,则会加速该处机身金属的破坏。

体外冲击波碎石术是如何发展起来的

1963 年,德国多尼尔(Dornier)公司从事航天工业的物理学家发现冲击波对人体组织起到力的作用,提出利用冲击波粉碎肾结石的构想。

1971 年,Huassler 首次使用非聚焦的冲击波进行体外碎石试验,花了一整天时间仅在结石表面造成一条裂缝,未能粉碎结石。

1972 年开始,多尼尔公司 Chaussy 等使用聚焦的冲击波进行系统的体内和体外的碎石试验。

1980 年 2 月 20 日,首例肾结石患者用 HM1 型体外冲击波碎石样机(HM1)治疗成功。

1982年,世界上首个体外碎石中心在慕尼黑大学建成。Chaussy等开发了HM2型机(更换电极时,不必将患者从水中移出,操作省时省力)。

1984年,首台商品化HM3型碎石机推出,全世界开始大规模使用ESWL。

体外冲击波碎石机的发展历程是怎样

国外第一代碎石机,特指水槽式的HM3型机,目前已经不再生产,但碎石效果最佳,至今仍被誉为体外冲击波碎石术的金标准。

第二代碎石机,由水槽式改为水囊式接触,便于患者调整体位,适合治疗尿路各个部位的结石,但冲击波通过水囊膜时有能量损耗,因此效能不如第一代机。

第三代碎石机,将发射波源与泌尿外科手术操作台合而为一,实现多功能化(可进行体外冲击波碎石+影像诊断+腔内碎石取石)。

体外冲击波碎石术的工作原理是什么

体外冲击波碎石术的工作原理:当冲击波在传播中碰到密度相差较大的介质时,如从软组织到结石时,因阻力突然增大,在结石的向波面产生巨大压力;当冲击波从结石背面跑出时,因阻力突然降低而产生巨大拉力。结石经过这样反复多次拉压后终将碎成细粒(图6-5-2)。

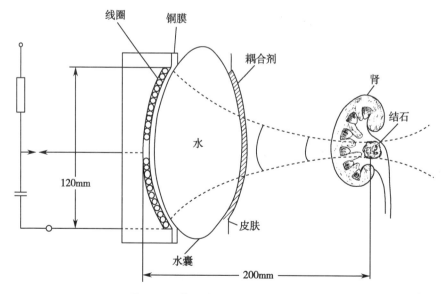

图6-5-2　体外冲击波碎石的工作原理

❓ 什么是液电式、压电式、电磁式、弹道式体外冲击碎石机

🦉 根据冲击波产生方式的不同，体外冲击碎石机分为液电式、压电式、电磁式及弹道式等几种类型（图6-5-3）。其中液电式是通过高压脉冲放电的形式由电能转换产生；电磁式是通过电能转变为磁场，再通过磁场形成涡流产生的磁场与原磁场产生斥力推动金属振膜压迫水再产生冲击波。

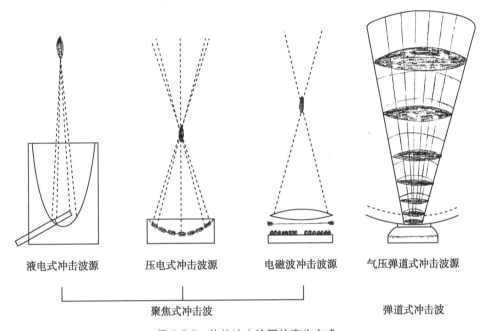

图6-5-3　体外冲击波源的产生方式

❓ 液电式与电磁式体外碎石机有何不同

🦉 表6-5-1比较液电式与电磁式碎石机的优缺点：

表6-5-1　液电式和电磁式碎石机的比较

	液电式	电磁式
技术	最早使用，发展时间长，技术成熟	发展时间短，技术欠成熟
能量	冲击波能量大	电磁转换过程有能量损失
治疗效果	好	能量稳定、重复性好
噪声	较大	较小
组织损伤	球面波，对周围组织损伤大	平面波，对周围组织损伤小
电极消耗	消耗电极	不消耗电极
治疗成本	治疗成本低	充电电压高，线圈绝缘要求高，制作成本高

体外冲击波碎石机的X线定位与B超定位有何不同

体外冲击波碎石机必须通过定位设备找到目标,把冲击波聚焦在目标上,才能进行碎石。目前定位设备包括X线定位、B超定位和X线与B超双重定位。X线定位与B超定位各有优缺点(见表6-5-2)。理想的定位设备应该同时具备X线与B超双重定位。

表6-5-2 两种定位冲击波碎石机的比较

定位方式	X线定位	B超定位
定位效果	直观	影像空间概念较难掌握
输尿管结石的定位	易观察,易定位	难观察,难定位
判断碎石效果	容易	不容易
阴性结石	无法定位	可以定位
放射性影响	有	无

体外冲击波击碎的碎石,是否会成为结石复发的核心

很多患者担忧,体外冲击波击碎的结石,分散在肾脏多个位置,会成为结石复发的核心,因而拒绝选择体外冲击波碎石术。如果掌握好体外冲击波碎石的适用范围,合理使用体外冲击波,绝大多数被击碎的结石均可排出体外。但是,也不能排除少数被击碎的结石,沉积在肾盏,未能排出,成为结石复发的核心,患者也不应该因此拒绝使用体外冲击波碎石术。

二、哪些患者适合做体外冲击波碎石

哪些肾结石适合行体外冲击波碎石术

直径≤20mm的肾结石(包括肾盂结石或肾上、中、下盏结石)均可选择体外冲击波碎石术(图6-5-4)。

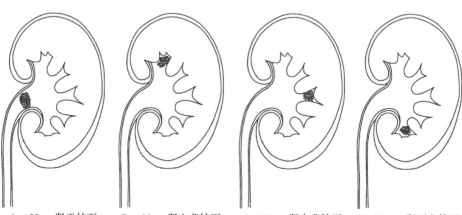

A ≤20mm肾盂结石　　B ≤20mm肾上盏结石　　C ≤20mm肾中盏结石　　D ≤20mm肾下盏结石

图6-5-4 适合体外冲击波碎石术的肾结石

🤔 **哪些肾结石适合行体外冲击波碎石术（详细解读）**

🧑‍⚕️ 笼统来说，直径≤20mm 的肾结石（包括肾盂内结石或肾上、中、下盏结石）均可选择体外冲击波碎石术。但是其疗效还可以根据结石的大小和位置进一步分类：

1. 直径<10mm 的肾盂结石或肾上、中、下盏结石均可首先选择体外冲击波碎石术；

2. 直径 10~20mm 的肾盂结石或肾上、中盏结石，如果结石不硬，而且非过度肥胖患者，可首先选择冲击波碎石术。

如何知道结石的硬度？目前结石的硬度主要通过平扫 CT 检查确定，如果结石的 CT 值小于 1 000HU，结石硬度不大，适合行体外冲击波碎石术；如果结石的 CT 值大于 1 000HU，结石硬度相对较高，体外冲击波碎石术的效果相对较差。此指标作为术前参考，亦非绝对准确。

如何量化患者的肥瘦？在平扫 CT 检查时，从结石向后腹壁连线至皮肤，与冠状面成 45°夹角，测量这段皮肤与结石的距离（skin to stone distance，SSD）（图 6-5-5）。如果 SSD 大于 10cm，说明患者为过度肥胖，碎石效果差；如果 SSD 小于 10cm，碎石效果好。SSD 越小，碎石效果越好。

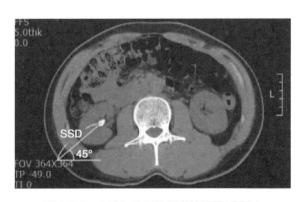

图 6-5-5 皮肤与结石的距离的测量（SSD）

3. 直径 10~20mm 的肾下盏结石，如果同时符合以下条件可行 ESWL：（1）肾盂肾下盏夹角（IP 角）（图 6-5-6）大于 30 度；（2）肾下盏盏颈宽度（图 6-5-7）大于 5mm；（3）肾盏末端至肾盂中央的距离（图 6-5-8）小于 3cm。

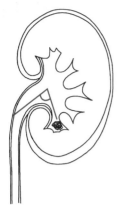
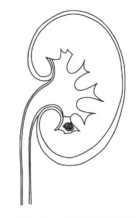
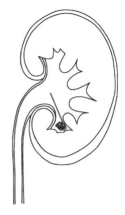

图 6-5-6　肾盂-肾下盏夹角(IP 角)　　图 6-5-7　肾下盏颈宽度　　图 6-5-8　肾下盏的长度

🧑 大于 20mm 的肾结石适合行体外冲击波碎石术吗

🧑 >20mm 肾结石被冲击波打碎后形成结石碎片的数量较多,容易堵塞输尿管造成梗阻。因此,对于>20mm 的肾结石,不首先选择 ESWL,应该首先选择经皮肾镜取石术。如果一定要选择 ESWL,最好在同侧上尿路放置一条猪尾巴管,然后再进行体外冲击波碎石术,可以减少相关的并发症。

🧑 哪些输尿管结石适合行体外冲击波碎石术

🧑 输尿管各段(包括上、中、下段)结石均可用体外冲击波碎石术。其中长径<10mm 输尿管结石最适合行体外冲击波碎石术;对>10mm 的输尿管上段或中段结石,既可选择体外冲击波碎石术,也可选择输尿管镜取石术;对于>10mm 的输尿管下段结石,首先选择输尿管镜取石术,其次可考虑体外冲击波碎石术。

🧑 膀胱结石可以行体外冲击波碎石术吗

🧑 目前膀胱结石主要以经尿道膀胱碎石术为主。以下情况的膀胱结石可以考虑体外冲击波碎石术:
1. 成人膀胱结石直径<3cm;
2. 患者拒绝手术;
3. 存在手术高风险因素;
4. 无法采用截石体位进行腔内碎石者。

🧑 尿道结石可以行体外冲击波碎石术吗

🧑 尿道结石不推荐行体外冲击波碎石术。主要有以下原因:

1. 因为尿道结石患者往往以排尿困难、刺痛或排不出尿（即"尿潴留"）急诊就诊，使用经尿道内镜碎石简单方便；

2. 进行尿道结石碎石的会阴局部敏感；

3. 目前一般碎石机治疗尿道结石时体位选择固定困难，需特制装备，故较少应用。

若要应用体外冲击波碎石，常常将尿道结石用导尿管或尿道探条推回膀胱，按膀胱结石进行体外冲击波碎石术。

三、哪些患者不适合做体外冲击波碎石

怀孕妇女能否接受体外冲击波碎石术

妊娠（怀孕）妇女不能接受体外冲击波碎石术。因为目前缺乏长期资料和足够的病例证实冲击波对胎儿的影响，冲击波可能造成胎儿流产或畸形。因此，对于妊娠合并结石患者，建议采用其他治疗方法，或待分娩后再行体外冲击波碎石术。

育龄期人群接受体外冲击波碎石术对生育有影响吗

既往认为，育龄期妇女罹患输尿管下段结石不宜使用体外冲击波碎石术，主要担心冲击波焦点距离子宫和卵巢太近，对它们的功能存在不同程度的影响。但是，最新指南认为，冲击波对女性生育功能无明显影响；男性精液质量有下降，但三个月后可恢复正常。因此，育龄期人群可以接受体外冲击波碎石术，手术对于3个月内没有计划受孕的育龄期人群影响更小。

凝血异常的患者能否接受体外冲击波碎石术

有人认为，体外冲击波碎石术没有创口，可以接受体外冲击波碎石术。这是不对的，因为冲击波最常见的组织生物学效应是出血。已有出血性疾病，如血友病、血小板减少症等患者，可能导致靶器官出血不止或血肿形成。因此，凝血机制异常者不宜行体外冲击波碎石术，只有在纠正凝血异常后才可以使用。

使用抗凝药物的患者能否接受体外冲击波碎石术

正在口服阿司匹林（包括商品名为"拜阿司匹林"）、氯吡格雷（包括商品名为"波立维"）和华法林等抗凝药物，或静脉或皮下使用肝素（包括低分子肝素）的患者，不能接受体外冲击波碎石术。要施行体外冲击波碎石术，术前5~7天须停用阿司匹林和氯吡格雷；术前3~5天须停用或减少华法林用量，使国际标准化比值（INR）≤1.5；术前12小时须停用低分子肝素，术前6小时须停用普通

肝素。

心肺异常的患者能否接受体外冲击波碎石术

严重心肺功能不全、严重心律失常以及难以控制的高血压患者,冲击波有加重病情的危险,不宜接受体外冲击波碎石术。只有纠正了上述异常后才能施行该手术。既往认为安装心脏起搏器不能进行体外冲击波碎石术,担心冲击波对起搏器的运作造成影响。目前的观点认为,安装起搏器后患者有稳定的心律,也可施行体外冲击波碎石术。但对于装有植入式心脏复律除颤器患者须特别小心,应征得内科医师会诊同意后才可进行体外冲击波碎石。

动脉瘤患者能否接受体外冲击波碎石术

动脉瘤患者可以接受体外冲击波碎石术,但要求瘤体与结石之间的距离必须大于 5cm,肾动脉瘤和腹主动脉瘤的直径应分别小于 2cm 和 5cm,而且患者无相关的症状。

尿路梗阻患者能否接受体外冲击波碎石术

各种原因如先天性畸形、息肉、肿瘤导致尿路梗阻,结石被击碎后难于排出,且碎片堆积将加重梗阻,故这类患者暂不宜行体外冲击波碎石术,必须先解除梗阻才能行碎石治疗。

尿路感染患者能否接受体外冲击波碎石术

急性尿路感染期禁行体外冲击波碎石术,因为易发生炎症扩散,导致尿源性脓毒症。患者需经抗炎治疗,在症状消退、尿白细胞和细菌培养转阴后方可碎石。慢性炎症一般短期内难于消除,此时可不必强求彻底控制感染,治疗前做尿培养加药敏试验,选用有效抗生素治疗 3~4 天后即可碎石。

肾功能不全患者能否接受体外冲击波碎石术

因为结石梗阻导致的肾后性肾功能不全,应先行肾脏穿刺引流或膀胱镜置管引流,待肾功能改善后再行体外冲击波碎石术;不是由于结石梗阻造成的肾功能不全,原则上不行体外冲击波碎石术,以免加重肾功能损害。

糖尿病患者能否接受体外冲击波碎石术

能够通过口服降糖药或皮下注射胰岛素控制好血糖的糖尿病患者,可以接受体外冲击波碎石术。但是,严重的、无法控制的糖尿病患者,碎石术不仅会造成糖尿病加重,而且无法控制合并的感染,因而不宜接受体外冲击波碎石术。

传染病患者能否接受体外冲击波碎石术

传染病的活动期,如肺结核、肾结核、肝炎等患者,不宜行体外冲击波碎石术。曾经有报道把肾结核误诊为肾结石而行体外冲击波碎石术,造成结核杆菌向血液扩散,形成全身粟粒性结核。因此,只有在传染病得到有效控制后才能进行体外冲击波碎石术。

重度肥胖患者能否接受体外冲击波碎石术

重度肥胖或严重的骨骼畸形(如脊柱过度侧弯或前弯)患者,碎石机的定位设备因此受到干扰,无法定位。重度肥胖者还因为皮肤到结石的距离过长,超越冲击波的聚焦距离,无法碎石;而且脂肪过多造成冲击波衰减,也影响碎石效能。

四、手术前准备

体外冲击波碎石术在手术前需作哪些检查

有些人认为,体外冲击波碎石术是一个相对安全、创伤小的手术,手术前不必进行相关的检查。这种做法是错误的,因为此举可能会造成严重并发症的发生。

在体外冲击波碎石术前,推荐进行以下检查:

1. 一般性检查:血常规、尿常规、凝血五项和肝肾功能。尿路感染者应行尿培养+药物敏感试验;

2. 诊断性检查:超声、腹部平片(KUB)或(和)静脉尿路造影(IVU)是常规性检查,CT扫描、逆行性尿路造影等是可选择性检查;

3. 相关疾病评估:应对影响体外冲击波碎石治疗的相关疾病进行检查和评估,如心脏病、糖尿病、高血压病、慢性阻塞性肺病等。

对于急诊体外冲击波碎石,仅作血尿常规、凝血五项检查即可。超声、腹部平片(KUB)或CT的结合应用,可明确结石的诊断。

体外冲击波碎石术患者的术前饮食须注意什么

体外冲击波碎石术治疗当日清晨应禁食,但为防止术中出现低血糖,允许饮用少量含糖饮料。此外,对于密度较低的结石,或者输尿管中下段结石患者,治疗前一日要服用缓泻剂清洁肠道以减少肠内积气及粪便,不仅有利于定位,还避免了肠内积气损耗冲击波的能量,以取得最佳的碎石效果。

体外冲击波碎石术患者在手术前需要使用抗生素吗

体外冲击波碎石术前不推荐常规使用抗菌药物。只有以下情况才在术前使用抗菌药物：

1. 存在尿路感染，术前 1~3 天应予以抗菌药物治疗至基本正常；

2. 对于感染性结石，治疗前应常规作尿常规及尿培养+药物敏感试验，阳性者禁行体外冲击波碎石，经抗感染治疗至尿培养转阴性后方可碎石；尿培养阴性者碎石前也应使用广谱抗生素治疗 1~3 天；

3. 已有输尿管支架植入和(或)有潜在感染可能者，术前使用抗菌药物 1~3 天。

体外冲击波碎石术前有必要放置双 J 管吗

肾结石和输尿管结石的体外冲击波碎石，术前不推荐放置双 J 管。

通常认为，体外冲击波碎石术前放置双 J 管，可使碎石沿导管排出从而降低输尿管梗阻的风险。但是，最近的研究证实，术前留置双 J 管并不能提高结石的清除率，也不能降低输尿管石街形成及感染发生的风险。有时，双 J 管不能有效引流脓液或黏液，反而增加发生梗阻性肾盂肾炎的风险。

建议仅在下列情况，考虑在体外冲击波碎石术前留置双 J 管：

1. 大于 20mm 的肾结石；

2. 有败血症风险；

3. 有难以忍受的疼痛；

4. 合并肾功能不全者；

5. 孤立肾合并肾结石。

五、手 术 操 作

如何进行体外冲击波碎石术

体外冲击波碎石术的手术过程包括：

1. 小儿患者需要给予全身麻醉，成人患者给予止痛药物；

2. 患者平躺在手术台上，冲击波碎石机置于身体侧面；

3. 利用 B 超或 X 线确定结石的部位，把冲击波聚焦在结石上；

4. 聚焦的冲击波经过皮肤传递到结石，把结石击碎；

5. 被击碎的结石随着尿液排出身体外。

在体外冲击波碎石前，为什么要在腰部皮肤表面涂上糊状物

在体外冲击波碎石前，在水囊和腰部皮肤涂上的糊状物称为耦合剂。这种

耦合剂可使患者的皮肤与水囊紧密接触，不留有空气。如果有空气存在，可使冲击波的能量大大减弱，直接影响体外冲击波碎石的治疗效果。

如何才能使体外冲击波碎石术的效果达到最好

要使体外冲击波碎石术的效果达到最好，医生需设置好以下两个参数：

1. 冲击波的频率：冲击波的频率越快，碎石效果越差，组织损伤越严重。最佳碎石效果的冲击波释放频率为 60~90 次/分；

2. 能量的设定：能量设定方法是用最低的冲击剂量开始，逐渐增加能量，观察结石粉碎后逐渐递减能量和冲击次数达到碎石效果。其优点是不仅能降低肾脏的损伤，而且碎石颗粒细小。因此，能量设定并不是越大越好，而是要恰到好处。

体外冲击波碎石会引起疼痛吗

由于体外冲击波对肾脏及周围组织作用，碎石可引起疼痛，疼痛程度因人而异，一般都能忍耐。如果患者感觉到局部疼痛，医生会适当给予镇痛剂，如度冷丁等，所以不必焦虑和惧怕。如果疼痛不能有效控制，引起患者身体移动，使冲击波的作用点发生变化，直接影响碎石效果。

体外冲击波碎石的效果取决于哪些因素

体外冲击波碎石的效果取决于多方面，如结石本身情况，医生的经验，碎石机的效能，其中关系最大的是结石本身情况。结石情况不同，疗效差异较大：

1. 与结石大小的关系：一般来讲，结石较小，碎石效果较好。<20mm 的肾盂结石、<10mm 的输尿管结石，基本上经体外冲击波治疗即可粉碎及排出。体积较大结石，应使用多次低能量碎石，避免输尿管石街形成，堵塞输尿管造成尿路梗阻；

2. 与结石部位的关系：肾盂、输尿管上段以及肾中上盏结石容易击碎排出；由于骨盆遮挡原因，输尿管下段结石的体外碎石效果较输尿管中段或上段结石差；由于重力原因，肾下盏体外碎石效果较上盏或中盏差；

3. 与结石成分的关系：结石的成分决定其碎裂的难易程度，从易碎到难碎分别为：磷酸铵镁、二水草酸钙、尿酸、磷酸钙、一水草酸钙、胱氨酸。大多数结石均为混合型结石。纯胱氨酸结石很难被体外冲击波击碎；

4. 与结石梗阻时间的关系：结石梗阻的时间越长，碎石的效果越差。因为结石梗阻时间长、周边出现炎症反应、甚至纤维增生和肉芽组织生长。即使结石被冲击波击碎,亦因碎石被纤维包裹不能排出。

六、术后注意事项

体外冲击波碎石术后患者要注意什么

体外冲击波碎石术后,患者要注意以下六点:

1. 适当休息:全麻的病人术后应平卧至神志完全清醒,家属要注意病人有无呕吐、误吸等情况;腰麻或硬膜外麻醉的术后病人应平卧至麻醉完全消失(手术部位基本恢复知觉),一般在6小时以后开始活动或进食;如果仅使用安定镇痛药物,可在治疗后自由活动和进食。

另外,根据碎石量,如结石较大,碎石后多卧床休息,尽可能减少下床活动,可以减缓碎石排出的速度,减少输尿管石街形成的可能;

2. 适当活动:除上面所讲的情况外,接受体外碎石后均应多活动,以利于结石的排出;

3. 饮水:多饮水可增加尿量,尿液的冲洗是帮助排石的最好方法,并可减少排尿的不适。推荐每天的液体摄入量在 2.5~3.0L 以上,使每天的尿量保持在 2.0~2.5L 以上;

4. 排石体位:不同部位的结石可采用不同的体位以协助排石,肾盂、肾上中盏、输尿管、膀胱和后尿道结石可不采用特殊体位。肾下盏结石宜采用头低脚高体位排石,效果会更好;

5. 药物排石:体外碎石后可联合中西药,或者联合主动排石治疗效果更佳,可遵医嘱执行;

6. 结石收集:为了明确结石排出量,可用便盆和纱布滤过每次排尿,以了解排出结石情况。留取结石交给医生做结石成分分析,为日后结石的治疗和预防复发提供依据。

体外冲击波碎石术后,患者需要使用抗生素吗

如果术前无泌尿系感染或非感染性结石患者,术后无感染症状,实验室检查阴性病例,一般也不需要应用抗菌药物。

对于感染性结石、菌尿或泌尿系感染患者,必须在术前给予抗菌药物并至少延续到术后第4天。初始治疗使用经验性用药,推荐根据尿液细菌培养和药敏试验选择抗生素。

体外冲击波碎石术后,患者何时进行复查

对于简单的结石,如果排石比较顺利,不必急于进行复查,通常在术后第7~

10天复查腹部平片或泌尿系统B超；但对于较大的结石，术后容易出现输尿管碎石梗阻，要嘱患者密切注意，如果无结石排出，或出现反复腰痛、畏寒、发热等症状者，应马上复查腹部平片或B超，以决定是否需要处理。

体外冲击波碎石术后出现血尿，怎么办

体外冲击波碎石术后几乎都会出现肉眼血尿。在正常情况下，碎石术后排2~3次淡红色肉眼血尿，最长在术后2~3天血尿也会自行消失。如果血尿持续时间较长或者尿液颜色鲜红、甚至带有血凝块，应及时联系主诊医师进行诊断和治疗。

体外冲击波碎石术后出现腰痛，怎么办

碎石后出现腰痛较为常见。如果表现为患侧腰部酸痛，可能为冲击波对腰部软组织损伤所致，疼痛可随时间延长逐渐减轻。

如果表现为腰部持续性疼痛，并进行性加重，应该回院复诊，作B超检查排除肾周血肿的可能。

如果表现为患侧间断性绞痛发作，可能为碎石排出过程刺激输尿管所致，一般不作特殊处理，结石排出后疼痛就会消失。如果疼痛难忍，可应用解痉药物进行解痉止痛。

如果绞痛持续存在或伴有畏寒、发热等症状，应该及时到医院就诊，做腹部平片和/或泌尿系统B超检查，了解结石排出情况。

体外冲击波碎石术后出现无尿，怎么办

体外冲击波碎石术后出现无尿，可能由于碎石排出刺激输尿管收缩，导致反射性的无尿，通常在解痉止痛后恢复排尿。如果止痛后仍然长时间无尿，应该及时就诊，排除双侧输尿管梗阻或孤立肾合并输尿管梗阻的可能。

体外冲击波碎石术后出现腰部瘀斑，怎么办

碎石后出现患侧腰部皮肤瘀斑，主要与皮肤血管特性有关。因为皮肤对能量的适应能力较差，所以体外冲击波碎石术后出现腰部瘀斑，一般不用处理，愈后不留痕迹。

什么是输尿管石街

体外冲击波碎石术后，被击碎的结石通过输尿管排出。如果短时间内大量碎石进入输尿管，就像电影院火灾时大量人员通过紧急出口引起拥堵一样，碎石

也会在输尿管内堵塞,形成长串的结石碎屑叠加在一起,称为输尿管石街(图6-5-9,图6-5-10)。

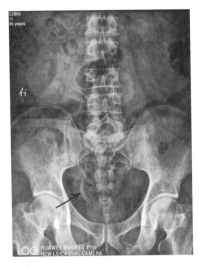

图 6-5-9 腹部平片(右侧输尿管下段石街)

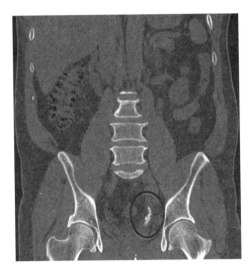

图 6-5-10 三维重建 CT(左侧输尿管下段石街)

输尿管石街堵塞输尿管,引起梗阻,肾内尿液无法排出,可引起尿路压力增加,可有发热、腰痛等不适,而长期梗阻可引起肾积水、肾功能损害。因此,一旦发现输尿管石街,应尽快处理,解除梗阻。

如何处理输尿管石街

如果检查发现输尿管石街最远端的"龙头"存在较大的结石,可用体外冲击波击碎最远端的结石,有助于结石排出。但是,冲击波无法将碎石短时间内取出,仍然存在再次堵塞的风险。

目前最为直接有效的外科手段是输尿管镜取石术,采用输尿管镜进入输尿管,能将结石碎屑取出体外,疏通输尿管,解除梗阻,治疗效果立竿见影。

对于长段的输尿管石街,有时可能需要联合输尿管镜和经皮肾镜进行处理。

体外冲击波碎石术对肾功能损害有多大

体外冲击波碎石一度被认为是对肾功能无损害的,后来临床验证发现体外冲击波碎石存在一定的损害。但体外冲击波碎石对肾功能的损害非常轻微,严重的损害主要发生于不规范的操作。

冲击波在聚焦区域的空泡作用,可引起肾小血管尤其是静脉损伤,局部组织出血水肿,肾皮质及髓质远期纤维化,引起肾小球玻璃样变、肾小管扩张。体外冲击波碎石致肾损伤的程度与冲击波聚焦区大小、冲击波数与病变程度成正比。因此,应该严格掌握安全指标(工作电压及冲击波次数),采用低能量碎石。

另外,术后输尿管石街、输尿管继发性狭窄可引起输尿管梗阻或感染致使肾功能受损。因此,应控制体外冲击波碎石的指征,术后注意复查,减少相关并发症带来的肾功能损害。

总之,体外冲击波碎石对肾功能的损害很小,在密切监控的情况下体外冲击波碎石是安全可靠的,大可不必担心体外冲击波碎石造成严重肾损害。

体外冲击波碎石术会导致患者日后出现高血压吗

并非所有研究都支持体外冲击波碎石可导致高血压的发生。但一项令人信服的前瞻性研究表明,大于 60 岁患者进行体外冲击波碎石,术后高血压的发生率明显高于普通人群;梅奥临床研究中心的一项长达 19 年的研究亦表明,体外冲击波碎石组高血压的发生率较非体外冲击波碎石组高。体外冲击波碎石组引起高血压可能的原因是:冲击波刺激肾小球系膜细胞的增生引起。

体外冲击波碎石术是否增加糖尿病的患病风险

体外冲击波碎石是否增加糖尿病的患病风险仍然存在争论。梅奥临床研究中心一项长达 19 年的研究表明,体外冲击波碎石术导致糖尿病的发病风险增加 3 倍左右;另一项针对 1869 例患者持续 6 年的回顾随访显示,体外冲击波碎石并不增加糖尿病的患病风险。

体外冲击波碎石术可以重复进行吗

尽管体外冲击波碎石术具有创伤小、安全性高的特点,但并不能被无限次使用。根据国内外诊疗指南规定,推荐体外冲击波碎石的治疗次数不能超过 3~5 次(具体情况依据使用的碎石机类型)。如果碎石不成功,可以选择腔镜治疗。

两次体外冲击波碎石术最佳间隔时间需多长时间

对于体外冲击波碎石治疗的间隔时间目前无确定的标准。由于肾组织挫伤修复所需要的时间大致在 2 周左右。因此,两次体外冲击波碎石治疗肾结石,间隔时间应该超过 10~14 天。对于输尿管结石而言,适当缩短治疗时间也是可以接受的。

第六节　输尿管镜碎石术

一、概　述

什么是输尿管镜

输尿管镜(图 6-6-1),亦有称作"输尿管肾镜、输尿管硬镜"。输尿管镜细而长,视野较小,主要用于输尿管和部分肾上盏、中盏的病变的诊断和治疗;膀胱镜(图 6-6-1)粗而短,视野较大,主要用于膀胱和尿道疾病的诊断和治疗。

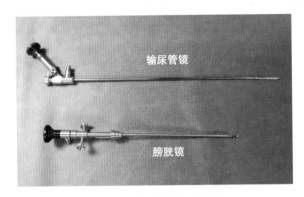

图 6-6-1　输尿管镜与膀胱镜

输尿管镜手术的使用历史有多长

1912 年,全球首次采用内镜检查输尿管,Young 使用 9.5F 小儿膀胱镜观察输尿管;

1960 年,Hopkins 的 Rod-lens(柱状镜)系统的诞生;

1964 年,Marshall 制造第一条输尿管软镜;

1978 年,Lyon 采用小儿膀胱镜取出输尿管结石;

1979 年,Lyon 与 Richard Wolf 研制 23cm、13F 输尿管硬镜;

1980 年,Perez-Castro 研制直径为 11F 的输尿管硬镜,输尿管镜从此被广泛应用。现在研发的输尿管镜口径越来越细,视野越来越清楚。

输尿管镜到底有多粗

随着输尿管镜制造工艺的发展,输尿管镜越做越细。大多数的输尿管镜头端较细,后方变粗,以便于进入输尿管(图 6-6-2)。目前,常用输尿管镜的直径规格包括 2.6mm/3.1mm(8F/9.8F)(图 6-6-4)、2.1mm/2.7mm(6.5/8.5F)、

1.9mm/2.7mm（6/7.5F）、1.4mm/2.1mm（4.5/6.5F）。其中 1.4mm/2.1mm
（4.5/6.5F）亦称为"小儿输尿管镜"或"精囊镜"（图6-6-3）。

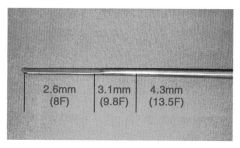

图 6-6-2　8F/9.8F 输尿管镜头端（逐
渐变粗）

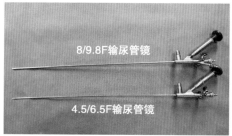

图 6-6-3　8F/9.8F 输尿管镜与 4.5F/
6.5F 输尿管镜

选择输尿管镜是否越细越好

输尿管镜的规格,除了直径差异外,还有工作长度（430mm、315mm 等规格）
和视野范围（5°、10°和 12°等规格）的不同。短的输尿管镜常用于处理输尿管中
下段或精囊病变;长的输尿管镜常用于处理输尿管上段和肾盂病变。视野范围
的选择主要根据术者的习惯而定。

输尿管镜直径的选择须根据患者的年龄、体型和输尿管的条件权衡。为了
减少输尿管镜对输尿管的损伤,建议使用直径小于 8F 的输尿管镜进行手术。尽
量选择小口径的输尿管镜,可提高进镜成功率,降低对输尿管进行主动或被动扩
张的风险,减小输尿管的损伤。但是,小口径的输尿管镜取出结石的效率相对
较低。

输尿管镜碎石术的主要特点是什么

人体的输尿管长度约 25cm 左右,从肾脏沿腹腔后壁迂曲延伸到膀胱,其直
径通常只有 3~4mm。输尿管镜碎石术是一种技术性非常强的手术,它利用一根
直径小于 3mm 镜子,经过尿道、膀胱插入输尿管,将输尿管结石或肾脏结石击碎
取出。它利用人体天然的泌尿系统腔道,不在身体上做任何切口,是一种纯粹的
泌尿外科腔镜微创手术。

与开放手术相比,输尿管镜碎石术具有损伤小、痛苦轻、恢复快等优点。

相对于体外击波碎石术,输尿管下直接使用弹道碎石或钬激光碎石,不受体
型、结石硬度等因素的影响。

二、哪些患者适合行输尿管镜碎石术

为什么输尿管镜碎石术最适合于处理输尿管中下段结石

与肾盂和输尿管上段相比,输尿管中下段相对接近膀胱,输尿管镜进入输尿管中下段的路径相对较短,进出相对便捷,结石不容易倒流入肾盂,取石的路径亦相对较短。因此,输尿管镜碎石取石术最适合于处理输尿管中段和下段结石(图6-6-4)。

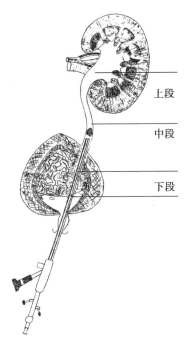

上段

中段

下段

图 6-6-4 输尿管镜治疗输尿管中段结石示意图

输尿管镜碎石术治疗输尿管上段结石可能会遇到什么困难

与输尿管中下段相比,输尿管上段和肾盂距离膀胱较远,输尿管镜进入输尿管上段的路径较长;输尿管镜的后端相对较粗,可能限制输尿管镜的深度进入;输尿管上段相对游离,容易出现扭曲(图6-6-5),影响输尿管镜的通过;结石容易倒流入肾盂;取石的路径相对较长。因此,与治疗输尿管中下段结石相比,输尿管镜碎石取石术治疗输尿管上段结石或肾盂结石相对困难一些。

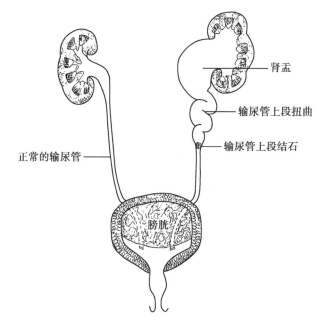

肾盂

输尿管上段扭曲

输尿管上段结石

正常的输尿管

膀胱

图 6-6-5　左侧输尿管上段结石合并输尿管扭曲

哪些输尿管结石适合行输尿管镜碎石术

以下类型输尿管结石适合行输尿管镜碎石术：

1. 输尿管下段结石；

2. 输尿管中段结石；

3. 体外冲击波碎石术失败的输尿管上段结石；

4. 体外冲击波碎石形成的"输尿管石街"；

5. 结石并发可疑尿路上皮瘤；

6. X 线阴性的输尿管结石；

7. 停留时间长的嵌顿性结石而且体外冲击波碎石存在困难的病例。

三、哪些患者不适合行输尿管镜碎石术

哪些患者不适合行输尿管镜碎石术

以下情况，不适合行输尿管镜碎石术：

1. 全身出血性疾病未控制、重要脏器患有严重疾病、传染性疾病活动期的患者，不适合手术；

2. 结石远端输尿管狭窄，无法用输尿管镜同时解决；

3. 尿道狭窄扩张不成功；

4. 患有泌尿系统急性感染性疾病,须先行控制;

5. 身体严重畸形,不能摆截石位;患有前列腺增生,硬镜无法观察到输尿管口,可以考虑用软性输尿管镜;

6. 女性月经期;

7. 有盆腔外伤、手术或放疗史;

8. 结石远端输尿管严重弯曲导致进镜困难。

四、手术前准备

患者在输尿管镜碎石术前要做哪些准备

见第六章第一节,尿石症手术的术前准备。

口服阿司匹林等抗凝药物的患者能否接受输尿管镜碎石术

2019 年欧洲泌尿外科协会指南指出,输尿管镜碎石术是一种低出血风险手术。对于口服阿司匹林、华法林等抗凝药物的患者,如果病情不允许停止上述药物者,亦可以进行输尿管镜碎石术。当然,如果病情允许停止上述药物,最好停药后再接受输尿管镜碎石术。患者能否停药需要咨询心血管专家的意见。

五、手术操作

采用什么体位进行输尿管镜碎石术

通常采用截石位进行输尿管镜碎石术(图 6-6-6)。手术者可根据手术要求进行相应体位调整,如头高脚低、头低脚高等。

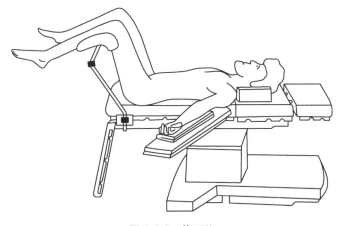

图 6-6-6　截石位

输尿管镜碎石术手术过程是怎样的

输尿管镜碎石术的操作步骤包括：

1. 患者取截石位,经过尿道置入输尿管镜,向输尿管开口插入一根导丝或者导管(图 6-6-7);

2. 输尿管镜沿着导丝或导管进入输尿管,用钬激光或气压弹道碎石器击碎结石(图 6-6-8);

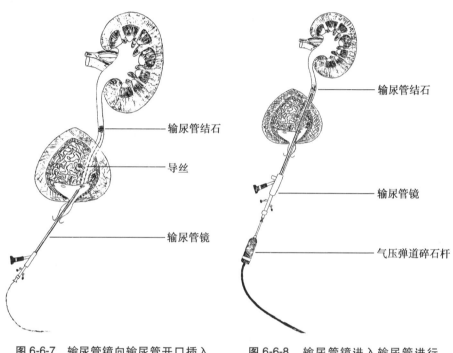

图 6-6-7　输尿管镜向输尿管开口插入一根导丝或导管

图 6-6-8　输尿管镜进入输尿管进行碎石

3. 用取石钳把碎石取出(图 6-6-9);

4. 沿着导丝用推送管把一根双 J 管推送入输尿管(图 6-6-10);

5. 退出导丝,双 J 管在肾盂和膀胱两端形成钩状,可避免支架移位(图 6-6-11)。

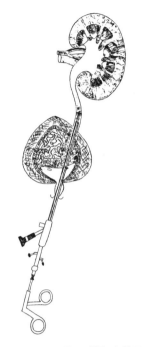

图 6-6-9　用取石钳取出结石

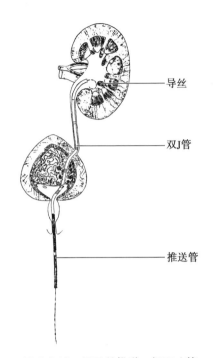

导丝

双J管

推送管

图 6-6-10　沿导丝推送一根双 J 管

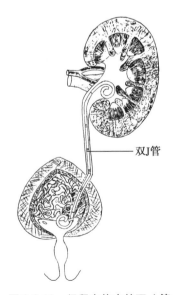

双J管

图 6-6-11　保留在体内的双 J 管

导致输尿管镜碎石术失败的原因有哪些

导致输尿管镜碎石术失败的常见原因有：

1. 结石被息肉包裹：输尿管结石存留时间较长合并包裹性息肉，使输尿管镜难以到达结石部位；

2. 输尿管狭窄：虽然输尿管硬镜管径很细，但是如果输尿管管腔狭窄，导致输尿管镜无法进入。如果强行进镜，容易致输尿管穿孔、撕脱等并发症；

3. 其他原因：由于尿道狭窄导致无法入镜、结石上移到肾盂或者术中出现并发症等原因，均可导致输尿管镜碎石术失败。

术中发现输尿管狭窄导致输尿管镜无法进入，怎么办

在输尿管镜操作过程中，如果发现输尿管狭窄导致输尿管镜无法进入时，可通过以下方法解决：

1. 更换更细的输尿管镜（图 6-6-3）；

2. 使用筋膜扩张导管（图 6-6-12）或者球囊扩张导管（图 6-6-13）进入扩张；

3. 留置一根双 J 管，10~14 天后再次进行输尿管镜手术；

4. 以上方法无效时，可改行开放手术取石。

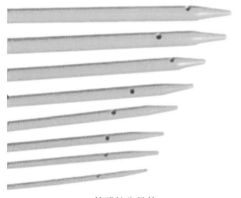 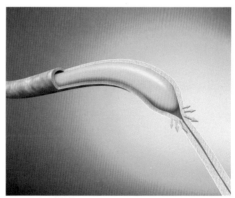

A 筋膜扩张导管　　　　　　　　　B 筋膜扩张导管扩张输尿管示意图

图 6-6-12　筋膜扩张导管扩张输尿管

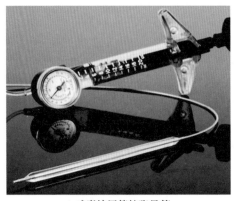
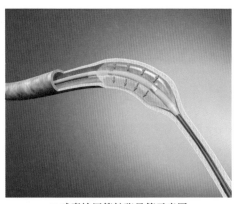

A 球囊输尿管扩张导管　　　　　　　　B 球囊输尿管扩张导管示意图

图 6-6-13　球囊输尿管导管扩张输尿管

在输尿管镜碎石过程中,如何防止结石倒流入肾脏

在输尿管镜碎石过程中,尤其是在治疗输尿管上段结石或肾盂结石时,结石容易倒流入肾内,导致无法进一步碎石(图 6-6-14)。以下方法可以防止结石倒流入肾:

1. 患者采用头高脚低位。由于重力的关系,在一定程度上可减少结石

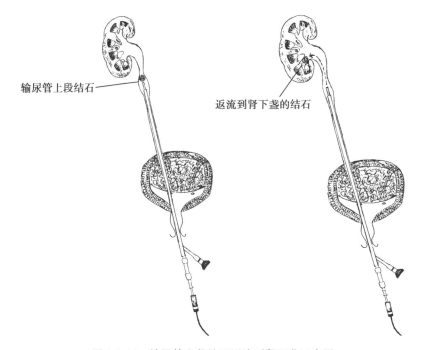

输尿管上段结石

返流到肾下盏的结石

图 6-6-14　输尿管上段结石返流到肾下盏示意图

移位；

 2. 手术者控制输尿管镜的进水量；

 3. 与气压弹道碎石相比,钬激光碎石可减少结石的位移；

 4. 采用一次性防止结石返流设备。

 防止输尿管结石倒流的器械有哪些

 用于防止输尿管倒流的设备主要有以下几类：

 第一类为输尿管封堵器：通过结石与输尿管的间隙,把输尿管封堵器放置在结石的近端,然后打开输尿管封堵器,采用钬激光碎石,碎石结束后回收输尿管封堵器,把结石顺便带出。不同品牌输尿管封堵器的形状有所不同,有的像勺子(图 6-6-15),有的像塔香,有的像树叶,但是拦截原理相似；

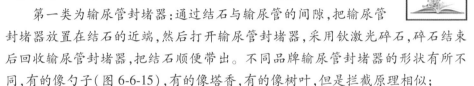

输尿管结石
已打开的输尿管封堵器
钬激光
输尿管镜

图 6-6-15　输尿管封堵器

 第二类为输尿管封堵剂。输尿管封堵剂是一种温度敏感材料,常温时为胶冻状,低温时变为液体。通过结石与输尿管的间隙,把注药导管放置在结石的近端,通过导管注入封堵剂,形成胶冻样栓子堵塞近端输尿管,碎石取石结束后再插入导管,注入冰盐水,溶解封堵剂,经尿液排出(图 6-6-16)；

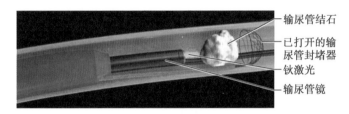

图 6-6-16　输尿管封堵剂的使用

 第三类为取石网篮。通过取石篮套着结石,然后从取石篮中间伸出钬激光纤维,击碎结石,防止结石倒流(图 6-6-17)。

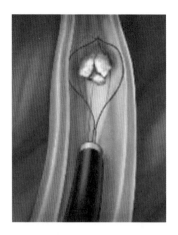

图 6-6-17 取石篮套着结石进行碎石

输尿管镜碎石过程中,如果输尿管结石返流到肾内,怎么办

输尿管镜碎石过程中,上述多种方法可以减少输尿管结石返流到肾脏的概率,但是仍然存在输尿管结石返流到肾内的可能。有些患者认为输尿管结石返流到肾脏,是手术不成功,这是错误的。由于输尿管的条件不适合从原位取出输尿管结石,结石返回到肾脏,输尿管梗阻得以解决,为进一步治疗提供条件。

当输尿管结石返流到肾脏,医生可根据返流结石的大小、硬度和合并肾积液的情况,选择以下治疗方法处理结石:

1. 联合体外冲击波碎石术;

2. 使用输尿管软镜碎石术;

3. 联合经皮肾镜碎石术。

输尿管镜下使用什么工具进行碎石

输尿管镜下可以使用气压弹道、钬激光或者超声等碎石工具。

气压弹道碎石实用,没有热损伤,但是它的后助力较大,容易造成结石向肾盂方向移位。

钬激光的后助力较小,不容易造成结石移位,但是如果操作不当,可以造成热损伤。

输尿管镜下使用的超声杆直径较小,吸附效果不佳,因此在临床应用较少。

输尿管镜下使用什么工具把结石取出

常用于输尿管镜的取石工具包括取石钳和套石篮。

取石钳(图 6-6-18)适用于较粗的输尿管硬镜,只需要术者本人操作,操作便

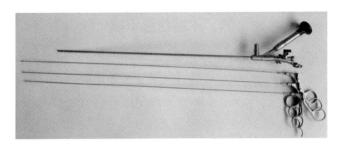

图 6-6-18　输尿管镜与取石钳

捷和实用,是目前输尿管镜手术常用的取石工具。

套石篮(图 6-6-19)适合于不同粗细的输尿管镜,适合于硬镜和软镜,通常需要助手配合才能完成取石操作。

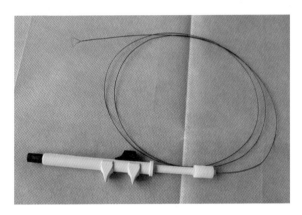

图 6-6-19　套石篮

🐾 进行输尿管镜碎石术,什么情况下需要放置双 J 管

👨‍⚕️ 进行输尿管镜碎石术,出现以下情况之一,建议放置双 J 管:

1. >1cm 的嵌顿性结石;
2. 输尿管黏膜明显水肿或出血;
3. 输尿管损伤或穿孔;
4. 伴有输尿管息肉形成;
5. 伴有输尿管狭窄,有(无)同时行输尿管狭窄内切开术;
6. 较大结石碎石后,结石负荷较大,需要术后排石;
7. 碎石不完全或碎石失败,术后需要辅助体外冲击波碎石术治疗;
8. 伴有明显的上尿路感染。

六、术后注意事项

输尿管镜碎石术后，何时拔除尿管

在欧美国家，输尿管镜碎石术后通常不放置导尿管；在中国，大多数泌尿外科医生选择放置导尿管，并在术后1～2天拔除尿管。

但是，不管在什么地方，以下情况需要留置尿管，并酌情延长留置时间：

1. 术中出现输尿管穿孔等异常情况；
2. 术中发现合并尿路感染，需要延长引流时间；
3. 术后尿管引流液颜色较红；
4. 术后出现寒战和发热等泌尿系感染症状。

在输尿管镜碎石术后，患者在排尿时出现患侧腰部疼痛，怎么办

在输尿管镜碎石术后，尤其是在拔除尿管后的前几次排尿，患者可能会出现患侧腰部疼痛，排尿后腰痛可以缓解。原因是，患者排尿时膀胱逼尿肌收缩，膀胱内压增高，尿液随着双J管返流至输尿管或肾脏所致。如果返流严重，患者可同时合并畏寒发热等症状。

应对措施：建议留置双J管的患者不要憋尿，缩短排尿间隔，疼痛显著者予以口服消炎止痛药，保守治疗无效者予以留置导尿3～7天。

在输尿管镜碎石术后，患者排出肉眼血尿，怎么办

正常情况下，在输尿管镜碎石术后1～2周内，患者常常排出淡红色肉眼血尿，随着时间的延长尿液变清，主要由于输尿管镜进出对尿路黏膜摩擦所致。如果排出尿液较深红，而且逐渐加深，甚至出现血凝块，患者应及时找医生进行复诊，以寻找血尿的原因。

在输尿管镜碎石术后，患者出现尿频尿急尿痛，怎么办

正常情况下，在输尿管镜碎石术后1～2周内，患者常常出现尿频尿急尿痛，随着时间的症状逐渐减轻。

导致术后尿频、尿急、尿痛的常见原因包括：

1. 输尿管镜进出对尿路黏膜摩擦，导致轻微损伤；
2. 双J管对膀胱的刺激；
3. 合并尿路感染。

如果尿频尿急尿痛症状逐渐加重，或者合并全身畏寒、发热等症状，患者应及时找医生进行复诊。

🐾 输尿管镜碎石术后患者出院后要注意什么

🐾 输尿管镜碎石术后患者,出院后要注意以下几点:

1. 多饮水。每日饮水量 2 500~3 000ml 以上,保持尿量 2 000ml 以上。多饮水不仅可以促进残余结石排出,减少尿路感染和内支架并发症的发生率,还可以预防结石的复发;

2. 在输尿管支架拔除前,禁止重体力劳动和剧烈运动,特别减少腰部运动,减少支架摩擦导致血尿;在支架拔除以后,逐步恢复正常活动;

3. 留置双 J 管的患者应该根据医生规定的时间及时回院拔管(参考本章第一节"概述");

4. 根据尿结石成分分析结果,指导日常饮食,防止结石复发(参考第八章"结石预防")。

第七节　输尿管软镜碎石术

一、概　　述

🐾 什么是输尿管软镜

🐾 输尿管软镜,亦称作"软性输尿管镜"。它的名字是相对于输尿管硬镜而言。简单地说,输尿管软镜(图 6-7-1)好比一条"绳子",镜体可弯曲;输尿管硬镜(图 6-7-2)好比一条"竹杆",镜体不能弯曲。

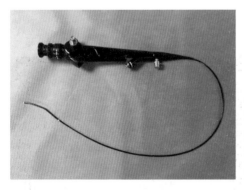

图 6-7-1　纤维输尿管软镜

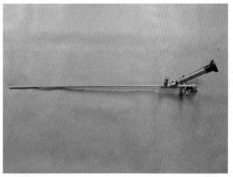

图 6-7-2　输尿管硬镜

🐾 何时开始使用输尿管软镜

🐾 输尿管软镜的发明比输尿管硬镜还要早。1969 年 Marshall 首次报告使用 9F 纤维输尿管软镜进行输尿管检查并观察到输尿管结石。当时的输尿管软镜清晰度差,没有进水通道,不能放置碎石等治疗设备,也就是"只能看,不能进行治疗"。此后,输尿管硬镜的发展和使用明显超越于软镜。

直至1983—1985年,Bagley等开创性地设计了具有工作通道、同时可以主动弯曲的软镜,使软镜真正能成为一种"既能看,又能进行治疗"的一种器械。近年来,软镜制造工艺不断改进,以及配套碎石和取石工具的发展,使软镜被逐步广泛使用。

纤维输尿管软镜与电子输尿管软镜有何区别

两者的成像原理不同,纤维输尿管软镜(图6-7-1)的图像是通过成像通道的光纤直接传送到目镜;而电子输尿管软镜(图6-7-3)的图像则通过镜身前端的微型图像传感器(CCD),将图像转换为电子信号,通过电缆进行传导后再转换为图像信号。因此,电子输尿管软镜的清晰度(图6-7-4)和对比度(图6-7-5)均比纤维软镜高。

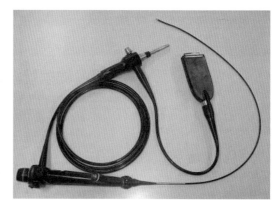

图6-7-3 电子输尿管软镜

而且,电子输尿管软镜可以通过内置的专用滤光片,把白光变成415nm和540nm两种波长组成的窄波光,利用血色素对这两种光吸收强的特性,形成血管图像,即所谓的NBI图像(图6-7-6)。NBI图像主要用于帮助识别是否为肿瘤病变。

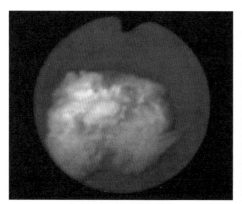

A 纤维输尿管软镜的图像

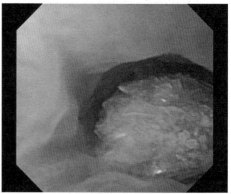

B 电子输尿管软镜的图像

图6-7-4 纤维软镜与电子软镜图像的清晰度比较

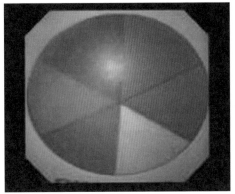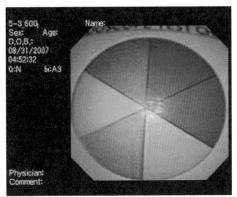

A 纤维输尿管软镜的图像　　　　　　　　B 电子输尿管软镜的图像

图 6-7-5　纤维软镜与电子软镜图像的对比度比较

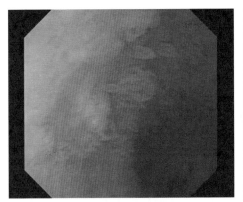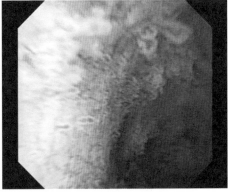

A 电子软镜的白光图像　　　　　　　　B 电子软镜的NBI图像

图 6-7-6　电子软镜的白光图像和 NBI 成像

当然,电子输尿管软镜的价格明显高于纤维输尿管软镜。

🐾 输尿管软镜取石与输尿管硬镜取石有何区别
🐾 输尿管软镜取石与输尿管硬镜取石的区别在于:

1. 从操控性而言,软镜的操控难度比硬镜高,就像挥武"绳子"的难度比挥武"竹杆"高一样;

2. 软镜本身的价格高于硬镜;

3. 与硬镜相比,软镜更容易被损坏,一条软镜少则只能用于治疗 10 余例,多则可治疗 100 余例;

4. 两者适用范围不同,硬镜可用于治疗输尿管下段、中段、上段结石、肾盂结石或可能到达的肾上盏结石,更侧重于治疗输尿管中下段结石(图 6-7-7);软镜可用于治疗输尿管上段结石、肾盂及肾盏结石,更侧重于治疗肾盂肾盏结石(图 6-7-8)。

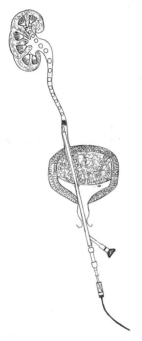 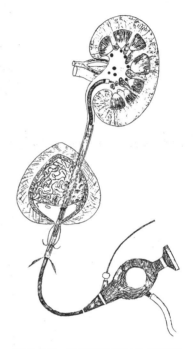

图 6-7-7 输尿管硬镜的治疗范围
（圆圈所示的范围）

图 6-7-8 输尿管软镜的治疗范围
（黑点所示的范围）

输尿管软镜碎石术有什么特点

粗略而言,输尿管软镜碎石术的特点是:

1. 相对于开放手术和经皮肾镜取石术而言,输尿管软镜手术是从尿道进入的手术,没有伤口,创伤明显减少;

2. 相对体外冲击波碎石而言,输尿管软镜碎石术不受结石的硬度、患者的胖瘦等因素影响,但是它需要在麻醉下进行手术。

二、哪些患者适合行输尿管软镜碎石术

为什么说输尿管软镜最适合处理≤2cm 的肾结石

根据 2019 年欧洲泌尿外科协会(EAU)指南和中国泌尿外科疾病诊断治疗指南推荐,输尿管软镜碎石术最适合处理≤2cm 的肾结石。原因可能包括:

1. ≤2cm 的肾结石需要钬激光碎石的时间不会太长,一般不超过 1 小时,可以减低相关的并发症;

2. ≤2cm 的肾结石被钬激光击碎的结石碎片不太多,有利于结石的排出。

>2cm 的肾结石可以采用输尿管软镜碎石术吗

根据 2019 年欧洲泌尿外科协会(EAU)指南和中国泌尿外科疾病诊断治疗指南推荐,经皮肾镜取石术最适合处理>2cm 的肾结石。相对于经皮肾镜取石术而言,输尿管软镜碎石术的创伤较小。国内外也有报告通过输尿管软镜治疗>2cm 的肾结石,甚至鹿角状肾结石,取得一定的疗效。但是需要注意以下两个问题:

1. >2cm 的肾结石需要钬激光碎石的时间较长,单次手术难以击碎所有结石,可能需要多次软镜手术;

2. >2cm 的肾结石被钬激光击碎的结石碎块较多,容易形成输尿管石街,可能需要再次手术进行处理。

但是,随着软镜下碎石和取石工具的改进,碎石和取石效率的增加,输尿管软镜可以更好地处理>2cm 的肾结石。

质地坚硬的肾结石能否采用输尿管软镜碎石

质地坚硬的结石,如一水草酸钙结石、胱氨酸结石等,采用体外冲击波碎石(SWL)的疗效不佳。但是,钬激光可以击碎任何硬度的结石,所以对于质地坚硬的结石,尤其是体外冲击波碎石效果不佳者,可以选用输尿管软镜碎石。需要强调的是,结石越坚硬,钬激光碎石花费的时间越长。

极度肥胖或严重脊柱畸形会影响输尿管软镜碎石效果吗

极度肥胖或严重脊柱畸形,可以影响体外冲击波碎石术的疗效,同时也增加经皮肾镜取石术的难度。但是,输尿管软镜碎石术是经过尿道置入软镜到达肾盂肾盏,然后通过钬激光进行碎石,因此,极度肥胖或严重脊柱畸形对软镜碎石的效果没有明显影响。

结石的部位会影响输尿管软镜碎石术的疗效吗

Perlmutter(2008 年)等报告,输尿管软镜碎石术治疗肾上盏、中盏及下盏结石的成功率分别为 100%、98.8%和 90.8%,说明与肾上盏和中盏结石相比,输尿管软镜治疗肾下盏结石的成功率最低。

🔍 哪些下盏结石适合进行输尿管软镜碎石术

🎓 肾下盏结石是否适合输尿管软镜碎石术需要考虑以下因素：

1. 肾盂-肾下盏漏斗部夹角（图 6-7-9）：Geavlete 等（2008 年）报告肾盂-肾下盏漏斗部夹角（IP 角）大于 90 度、介于 30 度与 90 度之间、小于 30 度的肾下盏结石软镜碎石成功率分别为 87.3%、74.3%、0。亦即是说，IP 角小于 30 度的肾下盏结石，尽量不选择输尿管软镜碎石术；

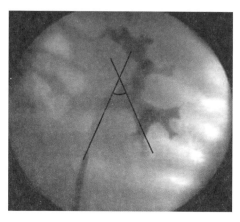

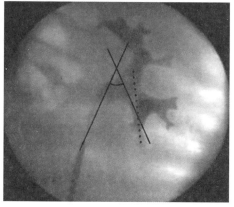

图 6-7-9　肾盂-肾下盏漏斗部夹角（IP 角）　　图 6-7-10　肾下盏长度（虚线标记的位置）

2. 肾下盏的长度（图 6-7-10）：Geavlete 等（2008 年）报告肾下盏的长度大于 3cm 和小于 3cm 的软镜碎石成功率为 61.1%、88.2%。亦即是说，肾下盏越长，软镜碎石术的治疗成功率越低；

3. 肾下盏颈的宽度（图 6-7-11）：Elbahnasy 等（1998 年）报告肾下盏颈的宽度小于 5mm 的软镜碎石成功率不到 50%。

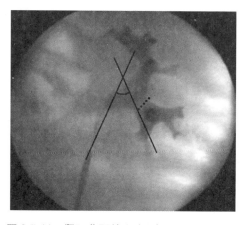

图 6-7-11　肾下盏颈的宽度（虚线标记的位置）

🐾 口服阿司匹林等抗凝药物的患者能否接受输尿管软镜碎石术

🐱 2019年欧洲泌尿外科协会(EAU)指南指出,与输尿管硬镜碎石术一样,输尿管软镜碎石手术是一种低出血风险手术。对于口服阿司匹林、华法林等抗凝剂的患者,如果病情不允许停止上述药物者,亦可以接受输尿管软镜碎石术。当然,如果病情允许停止上述药物,最好停药5~7天后再接受输尿管软镜碎石术。患者是否允许停药需要咨询心血管专家的意见。

三、哪些患者不适合行输尿管软镜碎石术

🐾 哪些情况不能进行输尿管软镜碎石术

🐱 以下情况不能进行输尿管软镜碎石术:

　　1. 不能控制的全身性出血性疾病;

　　2. 严重的心肺功能不全,无法耐受手术;

　　3. 未控制的尿路感染;

　　4. 严重尿道狭窄,腔内手术无法解决;

　　5. 严重髋关节畸形,无法摆放截石位。

四、术 前 准 备

🐾 为什么输尿管软镜手术前需要注意控制好尿路感染

🐱 与输尿管硬镜手术相似,术者在输尿管软镜手术过程中需要注入生理盐水才能维持清晰的视野;而且输尿管软镜碎石术的手术时间相对较长。如果尿路感染没有控制好,由于肾内压力升高,容易导致尿液细菌返流至血液中,造成菌血症,甚至尿源性脓毒症,严重者可危及生命。因此,输尿管软镜手术前要注意控制好尿路感染。

🐾 输尿管软镜手术需要预先放置输尿管支架管吗

🐱 2019年欧洲泌尿外科协会(EAU)指南指出,输尿管软镜手术前不需要常规放置输尿管支架管。

　　术前10~14天放置输尿管支架管的好处在于可让输尿管进行被动扩张,输尿管的口径增宽,有利于输尿管软镜或输尿管通道鞘的置入,同时可以减少损伤输尿管损伤的机会,有利于碎石的排出。

　　术前放置输尿管支架管的缺点在于增加了一次手术,可能会出现支架管引起血尿、腰痛和尿路感染等并发症。

五、手 术 操 作

🐾 如何进行输尿管软镜碎石术

🐱 输尿管软镜碎石术的操作步骤包括:

1. 取截石位(图6-7-12A),经过尿道置入输尿管硬镜或者膀胱镜,向输尿管方向插入一根导丝,直至肾盂内(图6-7-12B);

2. 沿导丝置入通道鞘(图6-7-12C),退出导丝和通道鞘的内芯;

3. 经通道鞘置入输尿管软镜,在软镜直视下用钬激光击碎结石(图6-7-12D);

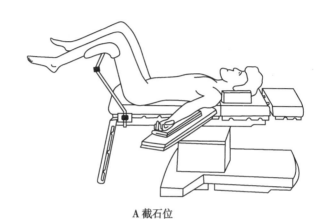

A 截石位

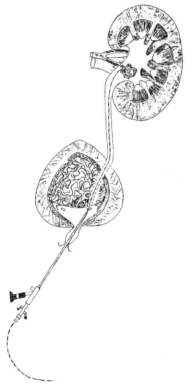

B 硬镜下放置导丝

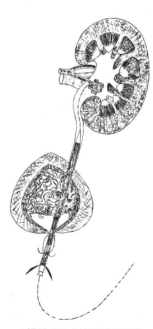

C 沿导丝置入输尿管通道鞘

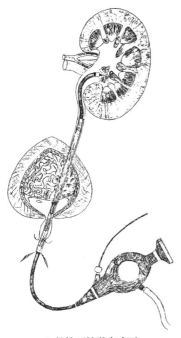

D 软镜下钬激光碎石

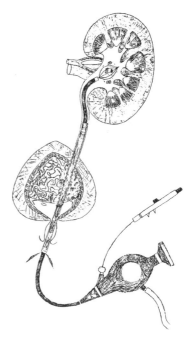

E 软镜下套石篮取石

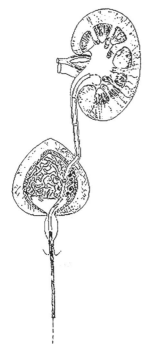

F 沿导丝置入一根双J管

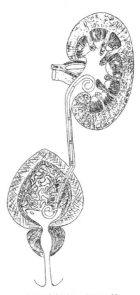

G 上尿路保留一根双J管

图 6-7-12 A~F 输尿管软镜碎石术的示意图

4. 用套石篮套住碎石,取出体外(图 6-7-12E);

5. 软镜下放置一根导丝,退出软镜和通道鞘,沿导丝把双 J 管推送至肾盂(图 6-7-12F);

6. 拔除导丝,保留一根双管(图 6-7-12G)。

输尿管软镜手术使用的通道鞘有什么作用

与输尿管硬镜相比,输尿管软镜是柔软的,它直接经过尿道进入肾盂的操作难度较硬镜高。在软镜进入以前,预先放置一个"通道鞘"。通道鞘(图 6-7-13)由一个"铅笔"样的内芯和一个"吸管"样的外鞘组成。放置成功后拔除内芯,剩余一个"吸管"样的外鞘(图 6-7-14)。

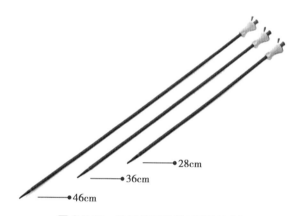

28cm
36cm
46cm

图 6-7-13　输尿管通道鞘(不同长度)

通道鞘有以下作用:

1. 软镜钻进"吸管"就能到达肾盂,提供一个软镜进出的通道,使软镜进出更加便捷;

2. 可让肾内的灌注液及时排出,降低肾盂内压力;

3. 可增加约 35% 液体灌注,使视野更加清晰;

4. 有利于碎石的取出;

5. 隔离软镜和输尿管壁,减少反复进出造成输尿管损伤。

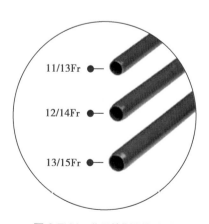

11/13Fr
12/14Fr
13/15Fr

图 6-7-14　"吸管"样的外鞘

当然,也有学者认为使用输尿管通道鞘可导致输尿管的损伤,因此不使用输尿管通道鞘进行输尿管软镜手术。

为什么输尿管软镜偶尔不能进入输尿管

输尿管软镜远端的直径为 1.6~2.6mm（F4.9~F8），近端的直径为 2.6~3.3mm（F7.95~F10.1）；输尿管通道鞘的直径（内芯/外鞘）为 3.1~4.6mm/3.8~5.3mm（F9.5~F14/F11.5~F16）；正常成人输尿管内径为 6mm。理论上软镜和输尿管通道鞘完全可以畅通无阻地进入输尿管。然而，输尿管通常存在生理性狭窄（即生来的输尿管管腔狭小，但不影响尿液排泄），多见于输尿管开口、输尿管跨越髂血管处以及肾盂出口处（图 6-7-15），导致软镜或输尿管通道鞘无法进入。Nicholas 等报告 8%~11% 患者可能出现软镜或通道鞘不能直接进入输尿管，即每 10 名患者可能有 1 名患者软镜或通道鞘不能直接进入输尿管。

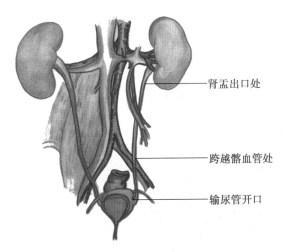

肾盂出口处

跨越髂血管处

输尿管开口

图 6-7-15 输尿管的生理性狭窄

当输尿管软镜不能进入输尿管时，怎么办

当输尿管软镜不能进入输尿管时，可以有两种方法处理：

第一种方法称为主动扩张，即采用筋膜扩张导管（图 6-7-16）或球囊扩张导管（图 6-7-17）进行输尿管扩张，然后再置入软镜或输尿管通道鞘，此法可节省一次手术，但需要使用一次性输尿管扩张设备，可能会导致输尿管损伤；

第二种方法称为被动扩张，即预先向上尿路放置双 J 管，10~14 天后再行输尿管软镜手术。此法可减小输尿管的损伤，但是增加了一次手术，而且支架可增加尿路感染的机会，和可能引起支架相关的症状。

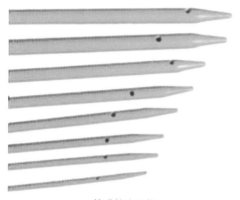

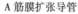

A 筋膜扩张导管

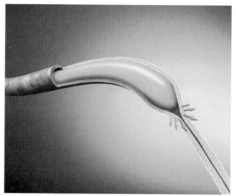

B 筋膜扩张导管扩张输尿管示意图

图 6-7-16 筋膜扩张导管扩张输尿管

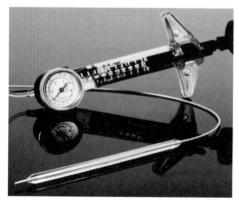

A 球囊输尿管扩张导管

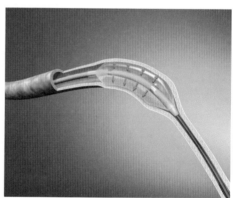

B 球囊输尿管扩张导管示意图

图 6-7-17 球囊输尿管导管扩张输尿管

输尿管软镜可以处理所有位置的肾结石吗

通过对输尿管软镜进行一定程度的弯曲,可以进入绝大多数的肾盏,但也会存在一些死角难以到达。例如,由于肾下盏与肾盂夹角过小,导致软镜难以到达(图 6-7-18);从肾盂经过多次转弯才能到达的肾盏,输尿管软镜无法完成多次转弯;有些肾盏颈狭窄(图 6-7-19)或闭塞,或结石被肉芽组织包裹,导致软镜无法接近结石进行碎石。

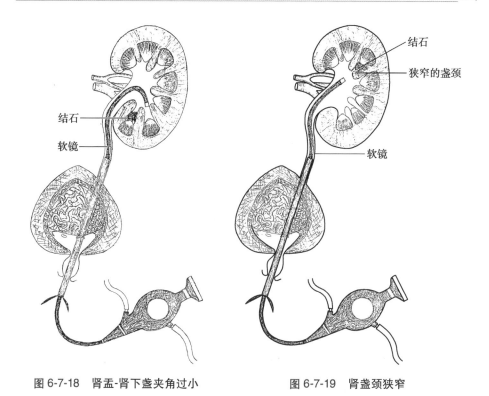

图 6-7-18　肾盂-肾下盏夹角过小　　　　图 6-7-19　肾盏颈狭窄

🐾 输尿管软镜下使用什么工具进行碎石

🧑‍⚕️ 由于软镜是弯曲的,软镜下碎石不能使用硬的、不能转弯的碎石工具,如气压弹道碎石杆和超声碎石杆(图 6-7-20),只能使用软的、可以转弯碎石工具(如钬激光、U-100 激光和液电碎石)。目前软镜下碎石应用最广泛的是钬激光(图 6-7-21)。

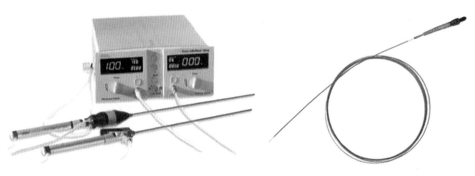

图 6-7-20　气压弹道碎石杆和超声碎石杆　　　图 6-7-21　钬激光的光导纤维

🙋 输尿管软镜下使用什么工具进行取石

👨‍⚕️ 由于软镜是弯曲的,软镜下取石不能使用硬的、不能转弯取石工具,如取石钳(图 6-7-22),只能使用软的、可以转弯取石工具,如套石篮(图 6-7-23)、抓钳(图 6-7-24、图 6-7-25)。目前软镜下碎石应用最广泛的是套石篮。

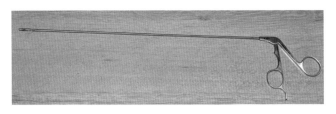

图 6-7-22　取石钳

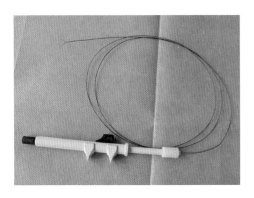

图 6-7-23　套石篮

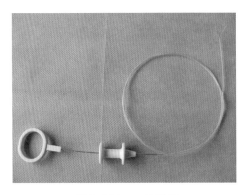

图 6-7-24　二叶抓钳

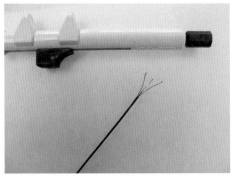

图 6-7-25　三叶抓钳

🙋 输尿管软镜能否取出所有的肾结石

👨‍⚕️ 一般而言,输尿管软镜下通过钛激光充分把结石击碎,然后用套石篮取出几个小结石作结石成分分析,其余结石以后自行排出。主要原因是:第一,全部取出结石所耗费的手术时间长,例如,对于 1cm 的肾结石,钬激光击碎形成的碎块可能超过 50 块,而套石篮每次只能套取 1~2 块结石,意味着需要软镜进出超过 50 次;第二,有些碎块变成粉末,无法通过套石篮取出。

当然,有些体积更小的结石,可以直接通过套石篮取出,或可以通过钬激光变成碎块,然后分几块取出。

🔖 输尿管软镜碎石术后是否需要放置双 J 管

🙆 与输尿管硬镜手术相似,输尿管的管壁在手术过程中接受过扩张的,或者结石负荷量较大,建议放置双 J 管。因此,大多数的输尿管软镜手术需要放置一根双 J 管。

当然,对于曾经放置过输尿管支架,或者曾经自行排出结石等输尿管条件良好的患者,而且结石的负荷量不大时,可以不放置双 J 管。

六、术后注意事项

参阅第六章第六节第六部分《输尿管镜取石术的术后注意事项》。

第八节　经皮肾镜取石术

一、概　　述

🔖 什么是经皮肾镜取石术

🙆 经皮肾镜取石术,英文为 percutaneous nephrolithotomy,简写为 PCNL 或 PNL。就是在腰部打个"小孔",建立一条从皮肤到肾脏的通道,利用这条通道放置肾镜,进入肾脏,使用激光、弹道或超声等碎石工具,把肾结石击碎取出。这就

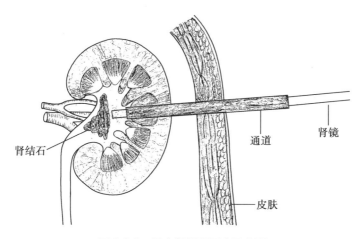

肾结石　　　　　　　　　　　　　　通道　　肾镜

皮肤

图 6-8-1　经皮肾镜取石术示意图

是所谓的"打孔取石"。

何时开始使用经皮肾镜取石术

1976 年 Fernstrom 等最先报道了首例经皮肾镜取石术,至今已经历了 40 多年的发展历史。

经皮肾镜取石术的发展历史

早在 10 世纪,阿拉伯已有腰部戳孔取石的历史。

1941 年,Rupel 和 Brown 使用内镜通过开放手术的造瘘口取出手术后残留结石。

1955 年,Goodwin 提出了经皮肾穿刺造口的方法(正式建立"打孔"的方法),为经皮肾镜取石术奠定了基础。

1976 年,Fernstrom 在 X 线定位下建立通道取石成功。

1981 年,Kellett 将该技术命名为经皮肾镜取石术。

Alken 等对经皮肾镜技术进行了重大革新,1981 年使用肾镜直视下取石术,并初步使用超声碎石和液电碎石,击碎结石后取出。随后气压弹道碎石和钬激光碎石在经皮肾镜取石术中获得应用。

1991 年,中国吴开俊、李逊教授创立中国式微创经皮肾镜取石术。

1997 年,国外学者提出微创经皮肾镜取石术,以后出现超微通道经皮肾镜取石术等多种多样的微创经皮肾镜取石术。

经皮肾镜取石术是一项简单的手术吗

从技术性角度,经皮肾镜取石术并不简单,而是一项技术性非常强的手术。我们知道,肾脏是血管非常丰富的器官,肾脏血流占心脏排出血量的 1/4。既要尽量避免出血,又要努力取净结石,还要保护肾脏功能,这需要非常精湛的技术。

与开放手术相比,经皮肾镜取石术的优势在哪

从创伤性角度,开放取石手术需要从腰部切开一条至少 5cm 长的伤口,而经皮肾镜取石术仅需要"打"一个≤1cm"孔",对患者的创伤明显减小,患者术后恢复显著加快。

一次开放手术未能取净的结石,3 个月内无法再次进行开放手术取石。但是,一次经皮肾镜取石术未能取净的结石,5~7 天后可以再次进行经皮肾镜取石术。

对于既往有开放手术病史的患者,手术瘢痕增加再次开放取石手术难度和手术风险。但是,既往的手术瘢痕并不增加经皮肾镜取石术的手术难度和手术风险。

常见经皮肾镜取石术有哪几种类型

对于经皮肾镜取石术的分类,目前国际上没有统一的标准。根据经皮肾镜取石术的发展历史以及建立通道的大小,常见经皮肾镜取石术包括:

1. 标准通道经皮肾镜取石术(F22~F30);

2. 微通道经皮肾镜取石术(F16~F20);

3. 超微通道经皮肾镜取石术(F10~F14);

4. 微小通道经皮肾镜取石术(F8 以下)。

备注:F 是个法氏单位,用于描述通道的周长,用其数值除以 π 即可转换为通道的直径(mm)。例如,F30 相当于"孔"的直径约为 10mm,F18 相当于"孔"的直径约为 6mm。

什么是标准通道皮肾镜取石术

标准通道经皮肾镜取石术是指建立直径为 F22~F30(7.0~9.6mm)的经皮肾通道,使用 F18~F20(5.7~6.4mm)的标准肾镜,通过肾镜的工作通道进行液体灌注,采用超声、弹道、超声联合弹道,或者激光击碎结石,用超声吸附或者取石钳取出结石为特征的经皮肾镜取石术。

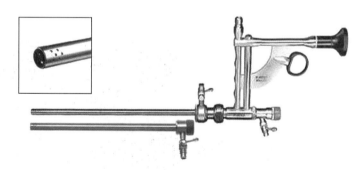

图 6-8-2 标准肾镜及其通道鞘

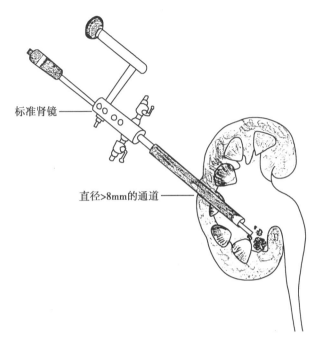

标准肾镜

直径>8mm的通道

图 6-8-3　标准通道经皮肾镜取石术

什么是微通道皮肾镜取石术

微通道经皮肾镜取石术是指建立直径为 F16~F20(5.1~6.4mm)的通道,使用微创肾镜(图 6-8-4),通过肾镜工作通道,运用液压灌注泵进行灌注,采用弹道或激光碎石器击碎结石,通过液压灌注泵形成涡流把结石冲洗出来为特征的经皮肾镜取石术(图 6-8-5)。

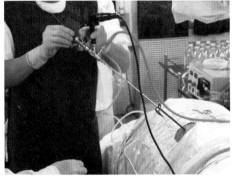

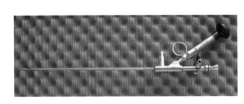

图 6-8-4　微创肾镜　　　　图 6-8-5　微通道经皮肾镜取石术

什么是 UMP

UMP,Ultra-mini PCNL,中文名为"超微通道经皮肾镜取石术",是指建立 F11~F13(3.5~4.1mm)大小通道,采用 F7.5(2.4mm)超细肾镜,经过肾镜工作通道,运用液压灌注泵进行液体灌注,结合输尿管导管和通道鞘辅助通道注水,采用激光击碎结石,通过液压灌注泵形成的涡流把结石冲洗出来为特征的经皮肾镜取石术(图 6-8-6)。

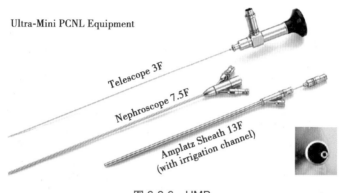

Ultra-Mini PCNL Equipment

Telescope 3F

Nephroscope 7.5F

Amplatz Sheath 13F
(with irrigation channel)

图 6-8-6　UMP

由于 UMP 的通道细小,它可以减少肾出血和肾功能损害,适合于处理 ≤2.5cm 的肾结石。

什么是 SMP

SMP,Super-min PCNL,中文名为"超微通道经皮镜取石术",是指建立通道的直径为 F12~F14(3.8~4.5mm),采用 F8(2.5mm)的超细肾镜,经过通道鞘使用液压灌注泵进行灌注,采用激光或弹道碎石器击碎结石,经过通道鞘的负压吸引把结石取出为特征的经皮肾镜取石术(图 6-8-7)。它最适合用于处理长度小

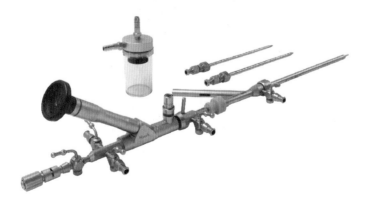

图 6-8-7　SMP(超细肾镜和灌注吸引鞘)

于 2.5cm 的肾结石。

　　SMP 主要特点为：①创造了负压灌注吸引鞘，经过通道鞘壁进行灌注，解决了超细肾镜工作通道直径小，灌注不足导致视野不清的问题；②肾镜的工作通道只用于放置碎石工具，可以使用 550μm 激光纤维等较粗的碎石工具，加快碎石效率；③碎石经过通道鞘负压吸出，可以降低肾盂内压，加快取石的速度。

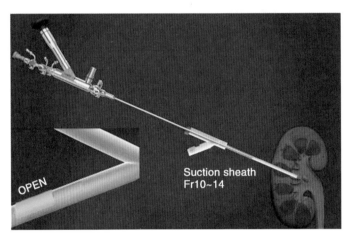

图 6-8-8　SMP 示意图

什么是 Micro-PCNL

　　2011 年，Micro-PCNL 概念正式提出，Desai 等在完成可视化穿刺后，不进行通道扩张，通过 F4.85 的穿刺针外鞘完成碎石，并将该手术方式命名为"Micro-PCNL"（图 6-8-9）。此法只能把结石击碎，碎石经过正常排尿通道排出。它适合用于处理 ESWL 或 RIRS 未能处理的肾脏小结石。

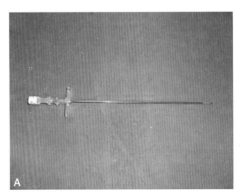
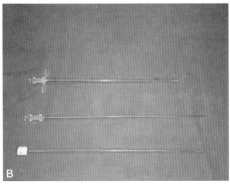

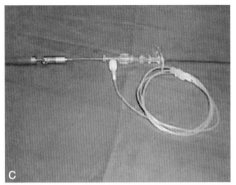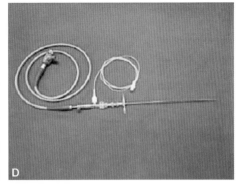

图 6-8-9　Micro-PCNL 示意图

Micro-PCNL 的设备简介

Micro-PCNL 的主要器械是 F4.85 外鞘,其外径(1.6mm)比传统 PCNL 穿刺针的外径(1.3mm)稍大。外鞘内置斜面穿刺针(外径 1.3mm),该穿刺针可在 X 线或 B 超下显影,因此可在 X 线或 B 超引导下进行穿刺。外鞘的最里层放置超软纤维成像光纤,该光纤直径仅 0.9mm,视角 120 度,像素可达 10 000。外鞘尾端连接调节装置,可调节成像光纤所在外鞘位置,成像光纤末端与标准内窥镜成像系统相连,并备有 100 万功率的氙气光源。碎石过程中需拔除内置穿刺针,并在外鞘尾端连接 3 通道连接器,中间通道放置成像光纤,两侧通道分别放置钬激光光纤及灌注装置,组装完成后作为超微肾镜使用,镜体有效长度31cm。

Micro-PCNL 最佳的手术适应证是肾下盏的中等大小结石,尤其是 EWSL 或 RIRS 未能处理的肾下盏结石。另外,Micro-PCNL 可联合 RIRS 或其他类型 PCNL 处理复杂性肾结石,如 RIRS 术中无法处理的下盏结石或盏颈口狭窄的盏内结石,以及 PCNL 术后残留的孤立小盏结石等。

二、哪些患者适合做经皮肾镜取石术

哪些肾结石适合做经皮肾镜取石术

以下类型肾结石适合做经皮肾镜取石术:

1. 直径≥2cm 的肾结石(包括完全性和不完性鹿角形肾结石),首先选择经皮肾镜取石术(图 6-8-10A);

2. 直径<2cm,但是体外冲击波碎石(ESWL)和/或输尿管软镜碎石术(RIRS)治疗失败的肾结石(图 6-8-10B)。

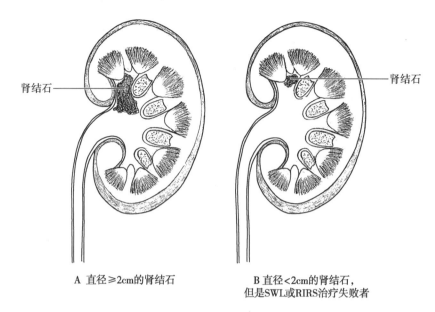

A　直径≥2cm的肾结石　　　　B　直径<2cm的肾结石，
　　　　　　　　　　　　　　但是SWL或RIRS治疗失败者

图 6-8-10　经皮肾镜手术的适用范围

为什么直径≥2cm肾结石最适合做经皮肾镜取石术

相对于经皮肾镜取石术而言,体外冲击波碎石术和输尿管软镜碎石术创伤更小,前者在体外通过冲击波把结石击碎,后者通过尿道在体内在软镜直视下击碎结石,但是它们共同之处是碎石均需要经过正常排尿通道排出。但是,对于直径≥2cm 的肾结石,通过冲击波或软镜碎石所需的时间较长,而且击碎后形成的结石碎片数量较多,难以经过排尿通道排出。

直径≥2cm 的肾结石也适合做开放手术,但是开放手术创伤大、并发症多,而且再次开放取石手术难度更大。

经皮肾镜取石术则直接通过腰部打孔取出结石,无须经排尿通道取出,具有创伤小、结石清除率高等特点。因此,直径≥2cm 的肾结石最适合做经皮肾镜取石术。

哪些输尿管结石适合做经皮肾镜取石术

以下情况的输尿管结石适合做经皮肾镜取石术:

1. 位于第四腰椎以上、长径>1cm 或梗阻较重的输尿管上段结石;

2. 因息肉包裹或输尿管迂曲等原因,导致体外冲击波碎石无效或输尿管镜(包括硬镜和软镜)碎石失败的输尿管上段结石。

既往有开放手术或经皮肾镜手术史的患者,还可以做经皮肾镜取石术吗

既往有开放肾手术或经皮肾镜手术史的患者,由于手术瘢痕的存在,再次进行开放手术的难度较大,非常适合再次行经皮肾镜手术取石。手术瘢痕对再次

经皮肾镜手术的影响,有利之处在于肾脏相对固定,不容易移位,不容易形成肾周血肿;不利之处在于由于肾脏的弹性相对较差,术中镜子摆动的幅度受限,对取石存在一定的影响。

肥胖患者可以接受经皮肾镜取石术吗

肥胖患者体外冲击波碎石的效果较差,过度肥胖患者甚至无法进行体外冲击波碎石;肥胖对输尿管软镜碎石术的疗效影响相对较小,但是输尿管软镜碎石术最适合于直径≤2cm 的肾结石。因此,对于无法进行体外冲击波碎石和输尿管软镜碎石术的肥胖患者仍需要进行经皮肾镜取石术。

但是,由于肥胖患者从皮肤到肾脏、结石的距离较大,术中穿刺的命中率相对较低,扩张的偏差率相对较高,因此增加了经皮肾镜取石术的手术难度。体重超标越多,手术难度越大。

三、哪些患者不适合做经皮肾镜取石术

哪些患者不适合做经皮肾镜取石术

以下患者不适合做经皮肾镜取石术:

1. 未纠正的全身出血性疾病;

2. 严重心脏疾病和肺功能不全,无法承受手术者;

3. 未控制的糖尿病和高血压患者;

4. 服用阿司匹林、华法林等抗凝药物,停药时间小于 1~2 周或复查凝血功能存在异常者。

四、手术前准备

口服阿司匹林等抗凝药物的患者能否接受经皮肾镜取石术

术前应根据血栓栓塞的风险(包括心房颤动、人工心脏瓣膜、3 个月内发生动静脉栓塞等)、服用药物种类,结合心血管内科会诊意见,决定是否停药、停药时间以及是否使用桥接治疗。

对于长期服用华法林的患者,应在术前 5 天停用,最好在术前 1 天复查国际标准化比值(international normalized ratio,INR)。如果 INR≤1.5,可以手术;如果 INR>1.5,则口服维生素 K(1~2mg),第 2 天复查 INR 正常才能手术。血栓风险、栓塞风险高者,术前 3 天使用低分子肝素进行桥接治疗,术前 12 小时停用低分子肝素。

对使用新型抗凝药物(包括达比加群、利伐沙班、阿哌沙班和依度沙班等)者,术前 2~4 天停药,一般不需要桥接治疗。

对长期服用抗血小板药物(包括阿司匹林、氯吡格雷)者,术前 5~7 天停药才能手术,必要时监测血小板功能。

五、手 术 操 作

❓ 如何进行经皮肾镜取石术

🐟 经皮肾镜取石术的手术过程包括：

1. 逆行输尿管插管：患者取截石位,用膀胱镜或输尿管镜进入膀胱,找到患侧输尿管开口,向输尿管方向插入一根导管,到达输尿管上段或肾盂(图 6-8-11),用于注入生理盐水制造人工肾积水,或者注入造影剂显示肾脏的位置、结构与形态,以便于肾脏穿刺;

2. 建立从皮肤到肾脏的通道。患者取俯卧位或其他体位,在 B 超或 X 线定位下,用穿刺针向肾脏集合系统穿刺(图 6-8-12)。经穿刺针内腔放置一条导丝(图 6-8-13),沿导丝用扩张器扩大通道(图 6-8-14),最后保留一根像"吸管"样的通道;

3. 碎石取石。经过通道鞘,放置一根肾镜。在肾镜直视下,用激光、弹道或超声碎石机击碎结石(图 6-8-15),用水流把结石冲洗出,或者用取石钳取出结石,或者用负压吸出结石(图 6-8-16);

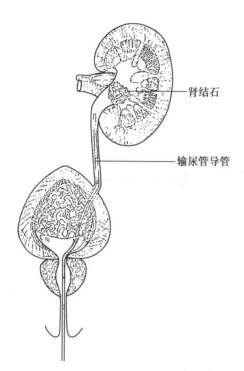

肾结石

输尿管导管

图 6-8-11   内镜下逆行插管

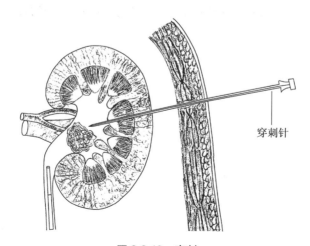

穿刺针

图 6-8-12   穿刺

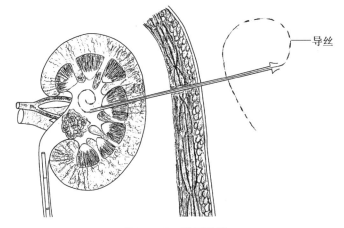

图 6-8-13　放置导丝

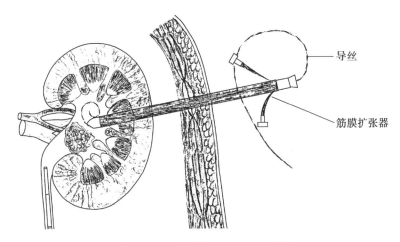

图 6-8-14　用扩张器进行通道扩张

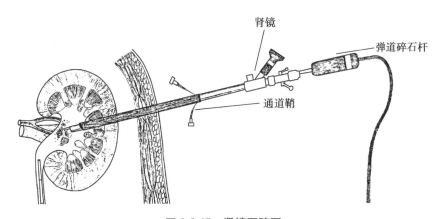

图 6-8-15　肾镜下碎石

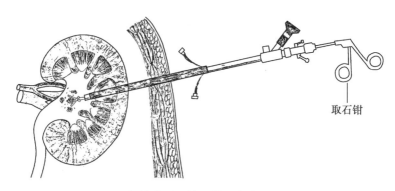

图 6-8-16 取石钳取出结石

4. 放置引流管。从肾镜往输尿管方向引入导丝(图 6-8-17),沿导丝放置一根双 J 管(图 6-8-18),导管头端在肾盂,尾端进入膀胱(图 6-8-19)。最后经通道鞘放置一条肾造瘘管(图 6-8-20)。

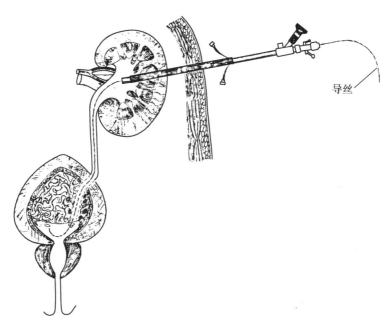

图 6-8-17 肾镜下放置导丝

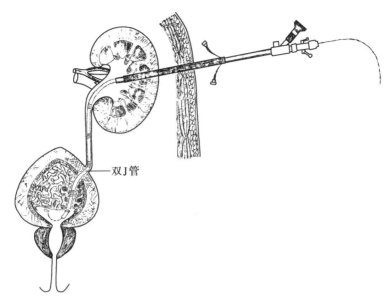

图 6-8-18 沿导丝放置双 J 管

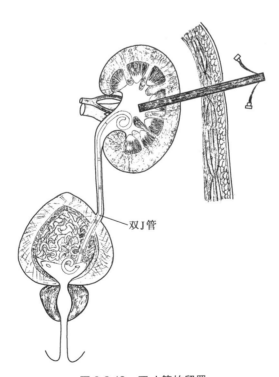

图 6-8-19 双 J 管的留置

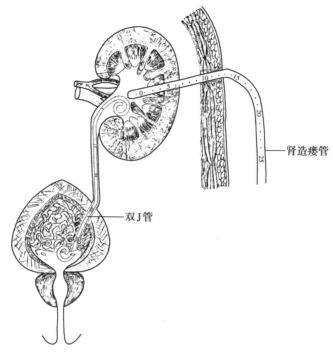

肾造瘘管

双J管

图 6-8-20　放置肾造瘘管

🐢 经皮肾镜取石术,从腰部打"孔"会出血吗

🐢 经皮肾镜手术所"打"的"孔"是经过皮肤、皮下组织、肌肉、肾周筋膜、肾实质进入肾集合系统,不可避免对这些组织造成创伤引起出血。如果操作得当,通常出血较少,一般对取石不会造成影响。但是,如果损伤肾静脉的分枝或毛细血管,可通过压迫进行止血;如果损伤肾动脉的分枝,会造成大出血。

经皮肾镜取石术并发出血的原因、诊断及处理

肾脏的血流非常丰富,约占心脏排血量的1/4。

肾脏动静脉的分枝盘绕在肾盏的周围。进行肾盏穿刺时,就有损伤肾动静脉分枝的可能。

在经皮肾镜取石术操作过程中,如果因术中出血导致视野不清时,应该及时中止手术,放置相应口径的肾造瘘管,并夹闭肾造瘘管30~60分钟。夹闭肾造瘘管后,由于肾盂肾盏内血凝块形成,肾盂内压力增加,如果为静脉性出血,出血可自行中止。夹闭肾造瘘管后,如果出现以下情况之一应该考虑动脉性出血的可能:

1. 出现剧烈的腰部疼痛;

2. 出现严重的肉眼血尿,甚至带有大量的血凝块;

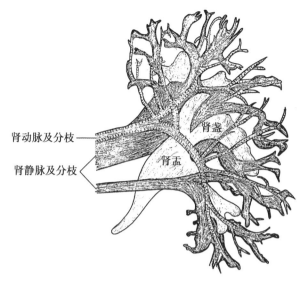

图 6-8-21 肾脏的动静脉血液供应情况

肾动脉及分枝

肾静脉及分枝

肾盏

肾盂

3. 出现血压下降、脉搏加快等出血性休克表现；

4. 出现血红蛋白进行性下降的表现；

5. 反复出现肾出血。

当怀疑出现肾脏动脉性出血时，首先选择的治疗方案是介入治疗，亦即是选择性肾动脉造影和栓塞术。简单而言，就是从大腿根部的股动脉进行穿刺，穿刺成功后放置一条导管，经过髂外动脉、髂总动脉和腹主动脉，进入肾动脉，通过肾动脉注入造影剂，可以显示肾动脉及其分支情况。

当肾动脉的分枝损伤后，血液外渗并在软组织内形成血肿，该血肿与损伤的动脉沟通后血肿表层机化，由纤维组织构成纤维囊，肾动脉造影表现为圆形、类圆形或不规则单个囊状瘤样改变，称为"肾假性动脉瘤形成"（图 6-8-22）。如果同时损伤了肾动脉及肾静脉的分枝，肾动脉血直接与肾静脉相交通，出现肾静脉系统提前显影，称为"肾动静脉瘘形成"（图 6-8-23）。

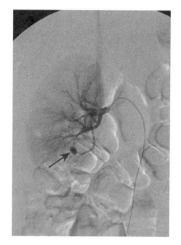

图 6-8-22 右肾假性动脉瘤形成

如果发现有动脉损伤的表现，可以同时使用明胶海绵、钢圈或 PVA（聚乙烯醇）颗粒（图 6-8-24、图 6-8-25）进行栓塞止血。

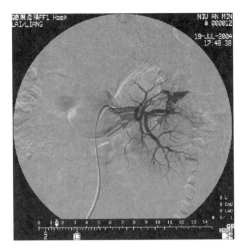

图 6-8-23　右肾动静脉瘘形成

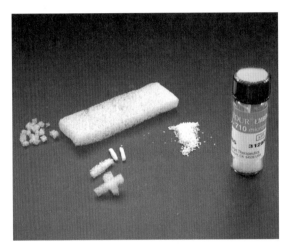

图 6-8-24　医用明胶海绵和 PVA 颗粒

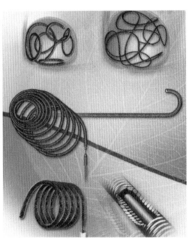

图 6-8-25　钢圈

为什么"打"一个"孔"不一定能取出所有结石

肾镜分为硬性肾镜和软性肾镜两种,前者如笔杆,不可以转弯;后者如绳子,可以进行一定程度的转弯。图 6-8-26 显示从箭头处"打"一个"孔",硬性肾镜可以同时把 b 和 a 两块结石清除。图 6-8-27 显示从箭头处"打"一个"孔",硬性肾镜同样可以把 b 和 a 两块结石清除,但是硬性肾镜无法拐弯,不能清除 c、d 两块结石。如果联合使用软性肾镜,由于 b 结石与 d 结石所在肾盏夹角较大,软性肾镜可以清除 d 结石(图 6-8-28);由于 b 结石与 c 结石所在肾盏夹角较小,软性肾镜还是不能清除 c 结石。

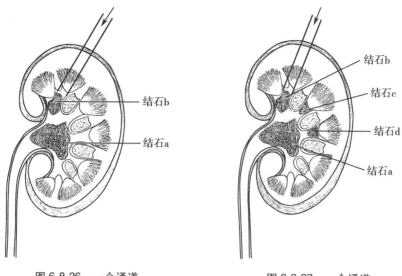

图 6-8-26 一个通道
可清除 a、b 两块结石

图 6-8-27 一个通道
不能清除 c、d 两块结石

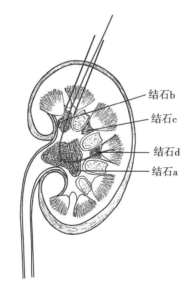

图 6-8-28 联合软镜可以清除 d 结石

一次经皮肾镜取石术能否取出所有的肾结石

一次经皮肾镜取石术能否把结石完全清除,主要取决于结石的大小、硬度与分布情况。也就是说,如果结石不太大、又不太硬,而且分布相对集中,一次经皮肾镜取石术的取净率较高;如果结石太大,或者太硬,或者分布较分散,一次经皮肾镜取石术的取净率较低。

为什么肾积水越严重,经皮肾镜取石术的手术风险越小

经皮肾镜取石需要从肾实质"打"一个"孔",犹如"破墙进屋"。肾实质(即"墙")满布"血管"。肾积水越严重,肾实质("墙")越薄,肾的血管越稀疏,手术损伤血管可能性越小;肾积水越严重,手术穿刺和扩张的成功率越高,手术风险也越小。但是,临床也有经皮肾镜取石术治疗重度肾积水出现严重出血的报道。

为什么经皮肾镜取石术患者需要放置肾造瘘管

经皮肾镜取石术放置肾造瘘管有以下作用:第一,引流尿液。把肾内的尿液引流至肾外,可减少尿液经瘘口外溢至肾外,对于血性或脓性尿液的引流尤为重要。第二,压迫造瘘口。肾造瘘管可压迫肾实质的伤口,有压迫止血的作用。第三,保留通道。通过放置肾造瘘管,保留肾造瘘通道,为再次手术取石提供条件。

什么是无管化经皮肾镜取石术

无管化经皮肾镜取石术是指经皮肾镜取石手术结束时,不放置肾造瘘管,但可以选择放置或不放置内支架的手术。它不仅可以减轻患者术后疼痛,减少止痛药的使用,而且可以缩短住院时间,节省治疗费用。但是,并不是所有经皮肾镜取石手术均可以不放置肾造瘘管,必须满足以下几个基本条件:①结石已经清除干净或已经决定不再继续使用经皮肾镜清除结石;②没有肾脏活动性出血;③除了瘘口外,没有肾脏集合系统穿孔。

六、术后注意事项

接受经皮肾镜取石术的患者,术后采取何种卧床方式

全麻未清醒的病人,取平卧位,头转向一侧,以免口腔分泌物或呕吐物被吸入气管;腰麻(蛛网膜下腔麻醉)病人应平卧或头低平卧 12 小时,以防头痛;全麻清醒后、腰麻 12 个小时后、硬膜外麻醉、局麻等病人,可采取平卧位、半坐卧位或侧卧位。

接受经皮肾镜取石术的患者,术后如何进食

一般来说,全身麻醉患者应该在术后完全清醒才能进食流质或半流;硬膜外麻醉或腰麻患者在术后 6 小时进食流质或半流;局麻患者可以尽早进食。目前根据术后快速康复理念,主张更早进食,患者须在医生指导下进食。如果存在尿外渗或腹胀等情况,应延长进食时间或咨询医生的意见。

接受经皮肾镜取石术的患者,术后如何进行活动

和其他手术一样,经皮肾镜取石术后患者进行早期活动有助于康复,通常在术后6小时开始进行适当的床上活动,术后12小时逐步下床活动。但同时须结合肾造瘘管和尿管的引流情况,如果引流液呈淡红色或清亮,而且活动后引流液无明显变红,可以继续进行日常活动;如果引流液颜色偏红,或者活动后引流液明显变红,应该适当限制活动。

接受经皮肾镜取石的患者,术后如何进行引流管护理

正常情况下,在经皮肾镜取石术后,肾造瘘管和尿管通常引出淡红色尿液,而且在术后2~3天内逐渐变清。如果肾造瘘管和尿管无尿液引出,或者引流液颜色偏红,应该告知护士或主管医生。同时也要注意不要让肾造瘘管和尿管受压或打折,确保引流管引流通畅。

经皮肾镜取石术后,何时进行复查,了解结石的清除情况

经皮肾镜取石术后,通常在术后1~2天进行复查。但是,如果存在患者体能状态恢复不满意、造瘘管引流液颜色偏红、尿外渗等因素,可适当延长复查时间。

经皮肾镜取石术后,如何评判结石是否被清除干净

经皮肾镜取石术后,可以选择以下其中一项检查,判断结石的取净情况:

1. 腹部平片:是最常用的术后复查手段,适合于阳性结石(术前腹部平片可以显示的尿路结石)患者的复查。它可以显示残留结石的大小和位置,还可以确定内支架的位置,但它难以发现小于4mm结石,无法显示结石的立体位置,即到底位于肾的前组盏还是后组盏;

2. B超:适合于阴性结石患者的复查,可以发现小于4mm的结石,但难以分辨多发性小碎石还是一块结石,而且受血块、支架管等多种因素影响;

3. CT:是最准确的术后复查手段,不仅可发现小于4mm结石,而且显示结石的立体位置,但检查费用较前两者高,而且患者接受的射线量比腹部平片略高。

经皮肾镜取石术后,如果结石已经清除干净,何时拔除肾造瘘管

须根据医生的经验与手术情况而定。一般来说,如果结石清除干净,肾造瘘管引流液清亮,即可拔除肾造瘘管。如果仍然存在出血情况,可适当延长肾造瘘管的拔除时间。

拔除肾造瘘管时,为什么须用凡士林纱块填塞伤口

放置了肾造瘘管后,肾脏集合系统与外界形成一条通道。拔除肾造瘘管后,

尿液经过压力相对较低的通道流至体外。通过凡士林纱块填塞造瘘口,促使尿液经输尿管引流至膀胱,有利于造瘘口愈合。1~2 天后拔除凡士林纱块,伤口可以自然愈合。

⑫ 拔除肾造瘘管后,伤口出现漏尿,怎么办

👨 拔除肾造瘘管后,伤口出现漏尿,可能存在以下问题:

1. 凡士林纱块填塞不紧。对于患侧肾功能越好的患者,尿流量越大,越容易出现这种现象。通过重新加压填塞凡士林纱块即可解决;

2. 瘘口愈合延迟。多见于低蛋白血症、营养不良、糖尿病或肾功能不全等患者,伤口愈合不良,可出现漏尿。可以延长凡士林纱块填塞时间,直至伤口愈合为止;

3. 存在尿路梗阻。因残留结石或其他原因导致尿路梗阻,尿液无法通过正常尿路进行引流,尿液只能经过瘘口排出。选择 B 超、腹部平片或 CT 检查明确诊断。通过输尿管镜解除梗阻,伤口漏尿即可解决;

4. 支架位置不良。内支架的头端进入造瘘口,或尾端未进入膀胱,也可导致伤口漏尿。通过膀胱镜或输尿管镜调整好内支架的位置,伤口漏尿即可解决。

⑫ 拔除肾造瘘管后,伤口出血,怎么办

👨 拔除肾造瘘管后,伤口出血,通常由于"打孔"所经过的组织(如皮下组织、肌肉、肾周组织或肾实质)少量渗血所致,可通过凡士林加压填塞即可治愈。但是,如果在凡士林填塞伤口后出现剧烈腰痛、严重肉眼血尿,甚至出现血红蛋白进行性下降或生命体征不稳定,应该注意有无肾脏延迟性出血的可能,可通过肾动脉造影明确诊断和止血。

⑫ 拔除肾造瘘管后,出现胸部疼痛,怎么办

👨 拔除肾造瘘管后,出现患侧胸部疼痛,可能由于尿液外渗刺激胸膜所致,通过止痛对症处理,症状可以缓解。但是,如果出现患侧胸部疼痛同时合并呼吸困难,注意有无胸膜损伤的可能,在止痛的同时及时进行胸部 X 线照片和超声检查,排除胸膜损伤,及时进行处理。

⑫ 经皮肾镜取石术并发胸膜损伤的原因、诊断和处理

深度阅读

👨 肾脏上极通过膈肌与胸膜相隔,经过第 12 肋骨上穿刺入路就有损伤胸膜的可能(图 6-8-29)。如果空气经过体表伤口进入胸腔,则形成气胸;如果肾脏的尿液经过瘘口进入胸腔,则形成胸腔积液;如果同时

合并肾脏出血,血液进入胸腔,则形成血胸。通过胸部照片或胸部 CT 即可明确是否存在气胸、胸腔积液或血胸。

少量(肺部压迫小于 30%)的气胸,可以保守治疗,气体可自行吸收;中量以上的气胸、胸腔积液或血胸,可以通过胸腔穿刺抽吸术或胸腔闭式引流即可治愈。但是,如果处理不当,可造成分隔的胸腔积液、胸腔脓肿,甚至肺不胀,可能需要胸腔镜或开胸手术解决。

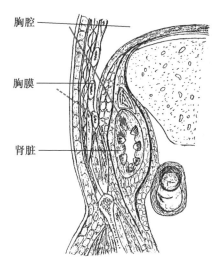

胸腔

胸膜

肾脏

图 6-8-29　经皮肾镜取石导致胸膜损伤的示意图
(实线箭头入路:有损伤胸膜的可能;虚线箭头入路:安全入路)

经皮肾镜手术后残留结石怎么处理

理论上,通过经皮肾镜取石术把所有结石清除干净是最理想的。但是,由于结石过于复杂,术后可能出现残留结石。残留结石的处理,根据残留结石的大小与分布、患者术后的体能状态等因素选择进一步的治疗方法,主要包括:

1. 定期复查;
2. 术后联合体外冲击波碎石;
3. 术后联合输尿管软镜碎石术;
4. 再次行经皮肾镜取石术。

一次经皮肾镜取石术未能取干净的结石,需要多长时间才能进行二次手术

医生会根据患者体能恢复情况、造瘘管引流情况和上一次手术情况等因素决定何时进行二次手术,一般需要 5~7 天。因为经过 5~7 天后,第一次手术的肾造瘘通道已经基本成熟(即从皮肤到肾脏形成了一条瘢痕组织的通道),有利

于肾镜再次进入此通道;经过 5~7 天后,第一次手术导致的充血、水肿和血块也基本消退。

🐾 经皮肾镜取石术后患者如何进行伤口护理

👮 经皮肾镜取石术后的患者,通常只有一个或者多个不到 1cm 的小伤口,伤口通常在术后 1 周左右愈合,伤口愈合后即可进行日常沐浴。

🐾 经皮肾镜取石术后患者出院后要注意什么

👮 经皮肾镜取石术后患者,出院后要注意以下几点:

1. 多饮水。每日饮水量 2 500~3 000ml 以上,保持尿量 2 000ml 以上。多饮水不仅可促进残余结石排出,减少尿路感染和支架管相关并发症的发生率,还可以预防结石的复发;

2. 半个月内注意休息,禁止重体力劳动和剧烈运动,防止继发性出血。经皮肾镜取石过程中在肾脏"打孔",术后伤口没有进行缝合而达到自然愈合。如果术后过早进行重体力劳动和剧烈运动,可引起继发性出血;

3. 留置双 J 管的患者应该根据医生规定的时间及时回院拔管(参考本章第一节"概述");

4. 根据尿结石成分分析结果,指导日常饮食,防止结石复发(参考第八章"结石预防")。

第九节 腹腔镜取石手术与开放取石手术

一、概 述

🐾 人类何时开展尿石症的开放手术

👮 开放手术是尿石症历史最悠久的手术。

1474 年,一名医生为一名死刑罪犯实施肾切开取石术,患者存活了 10 年,间接证实切开肾脏取结石是可行。

1869 年,Gustave 为一名肾结石患者开展肾切除术。

1880 年,Morris 完成了第一例原位肾切开取石术。

1881 年,Beck 完成了首例肾盂切开取石术。

1889 年,Kummell 首次将肾部分切除术应用于肾结石的治疗。

1924 年,J Swift Joly 在国际泌尿外科会议提出"肾盂切开取石术和肾切开取石术代替肾切除术治疗肾结石"。此后,开放手术风行了 60 余年。1984 年以后,开放手术逐步被微创手术所取代。

开放手术仍然是尿石症治疗的主要方法吗

90%以上的尿石症可以通过排石治疗、体外冲击波碎石术、输尿管镜取石术和经皮肾镜取石术等方法获得满意疗效,开放手术和腹腔镜手术一般不作为首先选择的治疗方案。只有不到10%的尿石症需要开放手术或腹腔镜手术进行治疗。

什么是腹腔镜

腹腔镜,顾名思义,是用于腹腔疾病诊断和治疗的内窥镜。腹腔镜长度约为280~330mm;镜体直径有5mm和10mm两种规格,5mm主要用于儿童患者或对美容要求较高的患者,10mm为常规腹腔镜手术使用的规格;腹腔镜的观察视野有0°、15°、30°、45°、70°等规格(图6-9-1)。手术者根据手术类型和经验选择腹腔镜的规格。

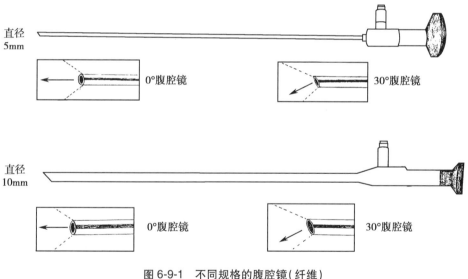

直径
5mm

0°腹腔镜

30°腹腔镜

直径
10mm

0°腹腔镜

30°腹腔镜

图6-9-1 不同规格的腹腔镜(纤维)

什么是电子腹腔镜

根据成像方式的不同,腹腔镜分为纤维腹腔镜和电子腹腔镜两种。电子腹腔镜(图6-9-2)前端采用特制透镜及CCD芯片设计,与传统腹腔镜相比,其优越的性能表现在:

1. 电子腹腔镜的摄像头只需很少镜片组成,它不需要多组转像系统和目镜,极大的减少了光能量被吸收和镜片表面反射光的损失;

2. 与传统腹腔镜相比,电子腹腔镜光学系统参与成像的透镜极少,使得同

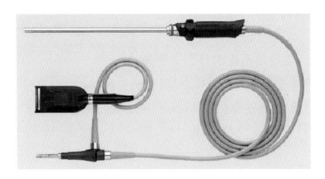

图 6-9-2 电子腹腔镜

等照明下,光能量损失降到了最小状态,从而获得了更加清晰、自然的图像;

3. 五片透镜组成的 CCD 摄像镜头,具有大视场、无渐晕、畸变小、高分辨率、高清晰度和大景深的特性,使手术图像达到最佳效果。

什么是腹腔镜手术

所谓腹腔镜手术就是在腹部做一个或数个直径 5 ~ 12mm 的小切口,通过这些小切口插入腹腔镜和各种特殊的手术器械,通过摄像头把腹腔镜所拍摄的腹腔内各种脏器的图像传输到电视屏幕上,外科医生通过观察图像,用各种手术器械在体外进行操作来完成手术(图 6-9-3 和图 6-9-4)。

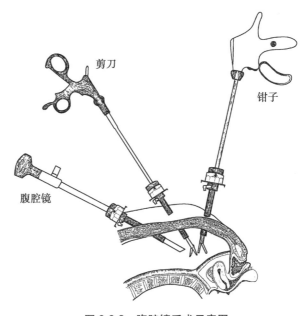

图 6-9-3 腹腔镜手术示意图

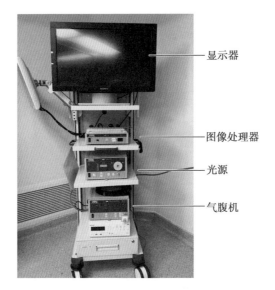

图 6-9-4　一体式光源、摄像系统

🦉 腹腔镜手术的优势在哪

🦉 腹腔镜手术的优势包括：

1. 多角度"视察"，效果直观。腹腔镜可以对腹腔脏器进行不同角度和方向检查，甚至可以看到一些很深的位置，达到直观检查的效果；

2. 腹腔镜摄像头具有放大作用，能清楚显示体内组织的细微结构。与传统开腹手术相比，腹腔镜手术的视野更清晰，因此手术更加准确、精细，有效避免了手术部位以外脏器不必要的干扰，且术中出血少，手术更安全；

3. 恢复快、住院时间短。腹腔镜手术在密闭的盆、腹腔内进行，内环境受到的干扰很小，患者受到的创伤远远小于开腹手术，术后达到快速康复；

4. 腹部美容效果好。传统手术疤痕呈长线状，影响外观（图 6-9-5）；腹腔镜手术疤痕小，特别适合女性美容需要（图 6-9-6）；

5. 腹腔粘连少。微创技术对腹腔干扰少，器械和手对组织的接触少，很少缝线或无须缝线。手术中充分冲洗腹腔，因此腹腔镜手术后患者腹腔粘连远远少于开腹手术。

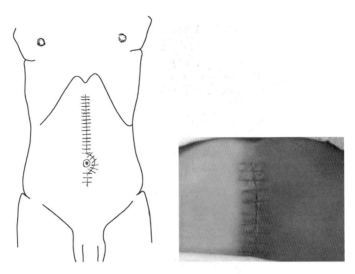

图 6-9-5 开腹手术的伤口情况

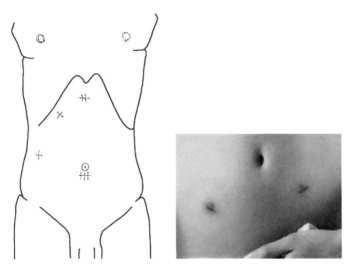

图 6-9-6 腹腔镜手术的伤口情况

腹腔镜手术时，为什么需要往腹部充入二氧化碳气体

腹腔是腹部内的空腔，上有横膈膜与胸腔隔开，下连盆腔，前面和两侧是腹壁，后面是脊柱和腰部肌肉，内有胃、肠、胰、肝、脾等器官。腹腔平常处于塌陷状态，操作空间狭小。为了给腹腔镜手术创立良好的操作空间，需要往腹部充气。

注入的气体为二氧化碳。因为二氧化碳是惰性气体，不易引起其他化学反应，且不会引起较多烟雾，不会影响手术野；手术时用到电刀，会有火花，如果是氧气（建立人工气腹）的话会引起爆炸，造成危险；二氧化碳在人体内存留，血液溶解度高,人的机体是可以吸收它,不会造成高二氧化碳血症;如果是氧气的话在体内不易被吸收,可能会引起氧中毒。

🐾 腹腔镜手术时,如何往腹部"充气"(建立人工气腹)

🎓 腹腔镜手术开始时,用气腹针(图6-9-7)在脐部或其他部位穿刺进入腹腔,气腹机产生的气体通过气腹针进入腹腔进行充气(图6-9-8);腹腔镜操作过程中,气体通过穿刺套管(英文名:Trocar)的侧孔(图6-9-9箭头所指)进行持续充气。

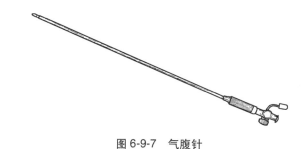

图 6-9-7　气腹针

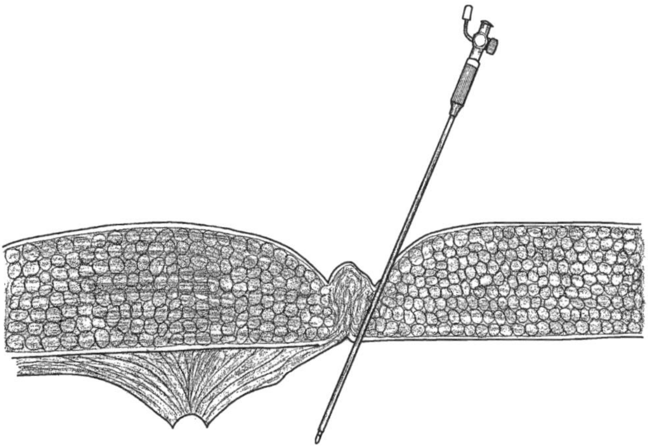

图 6-9-8　气腹针经脐部穿刺进入腹腔

🐾 腹腔镜手术时,如何"打孔"

🎓 腹腔镜手术开始时,在腹部"充气"("建立人工气腹")后,在需要的位置用手术刀切开皮肤,长约5~12mm,用手或巾钳提起腹壁,用穿刺套管(图6-9-9)向腹腔内穿刺,形成操作通道,即为腹部"打孔"(图6-9-10)。为了避免穿刺误伤腹部脏器,亦有直接切开腹壁各层组织进入腹腔,直接放置穿刺套管。

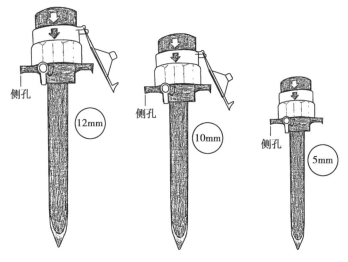

图 6-9-9　穿刺套管(Trocar)

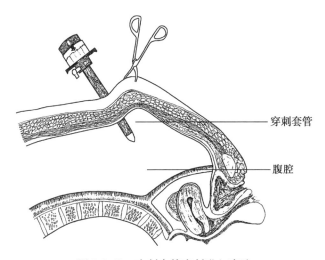

图 6-9-10　穿刺套管穿刺进入腹腔

腹腔镜手术使用的器械与开放手术有何不同

与开放手术相比,腹腔镜手术使用的手术器械有相似之处,也有特殊之处。相似之处在于两类手术器械包括各种类型钳子、剪刀、超声刀和双极电凝等(图6-9-11),只不过手柄的长度和类型存在差异;特殊之处在于腹腔镜的特有器械,包括钛夹、结扎钉(图6-9-12)。

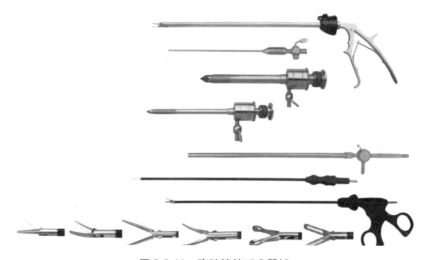

图 6-9-11 腹腔镜的手术器械

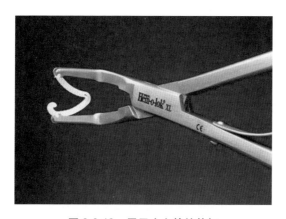

图 6-9-12 用于止血的结扎钉

什么是单孔腹腔镜手术

普通腹腔镜手术,需要在腹部建立 2~3 个以上小切口进行手术。为了减少或隐藏手术瘢痕,减轻术后疼痛,促进术后康复,在腹部(通常在脐部)建立一个小切口进行腹腔镜手术,称为单孔腹腔镜手术(图 6-9-13)。不同的器械在同一切口操作容易出现相互干扰("打架")现象,操作难度较普通腹腔镜手术大。因此,可转弯的手术器械可减少器械"打架"现象(图 6-9-13)。

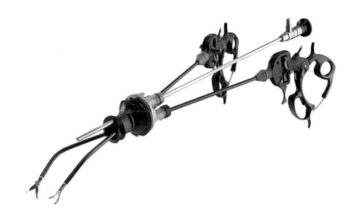

图 6-9-13　单孔腹腔镜的穿刺套管及可转弯操作器械

什么是 3D 腹腔镜

3D 电影图像产生的原理:以人眼观察景物的方法,利用两台并列安置的电影摄影机,分别代表人的左、右眼,同步拍摄出两条略带水平视差的电影画面。放映时,将两条电影影片分别装入左、右电影放映机,并在放映镜头前分别装置两个偏振轴互成 90°的偏振镜。两台放映机需同步运转,同时将画面投放在金属银幕上,形成左像和右像双重影像。当观众戴上特制的偏光眼镜时,由于左、右两片偏光镜的偏振轴互相垂直,并与放映镜头前的偏振轴相一致,致使观众的左眼只能看到左像、右眼只能看到右像。通过双眼汇聚功能将左、右像叠加在视网膜上,由大脑神经产生三维立体的视觉效果。

3D 腹腔镜是近年来在高清摄像系统基础上新发展的腹腔镜摄像系统,利用类似人体双眼的左右两个晶片分别成像,经过 3D 摄像主机将两个图像组合在一起产生 3D 图像,将 1080p 信号输出至 32 寸偏振监视器上,术者及助手需要佩戴 3D 眼镜观看。3D 腹腔镜可再现真实的三维立体视觉,呈现手术视野的立体感,有助于提高手术操作的精确度和手眼协调的程度。

但是,在实际的手术操作中,由于 3D 腹腔镜镜头所具备的放大高清立体效果,使得助手轻微的手部震颤或小幅度的镜头快速调整都会使视频图像晃动更为显著,可能给术者带来视觉不适。

什么是机械人辅助腹腔镜手术

机械人辅助腹腔镜手术是指由医生操控机器人(图 6-9-14)实施手术。机器人的“眼睛”高清立体,可使手术视野放大 10 倍,再细小的组织也难逃其“火眼”。机器人的“手”是 4 条机械臂,经患者腹部皮肤上的几个小孔钻进腹腔,一只“手”扶着镜头,其他的“手”握持着各类手术器械。

这些“手”可不一般,有 7 个自由度,能 540°转动腕部,比人手更加灵活。同

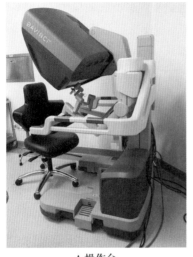 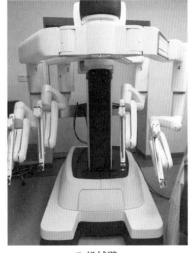

A 操作台　　　　　　　　　　　　　　B 机械臂

图 6-9-14　机械人辅助腹腔镜

时,还能自动滤除人手的颤抖,实现同步、精准、灵活的各类手术操作。2000 年,达芬奇机器人系统被美国 FDA 批准使用,同年 Binder 和 Kramer 首次报道了机器人辅助腹腔镜下前列腺切除术。

什么是后腹腔镜手术

腹腔的后方,位于腹后壁与腹膜壁层之间有潜在空隙,称为腹膜后间隙。肾上腺、肾、输尿管等器官,均位于此间隙。后腹腔镜手术(图 6-9-15 虚线箭头所指路径)是指通过球囊等方法直接扩张腹膜后间隙,形成可供腹腔镜操作的空间,通过此空间进行肾上腺、肾、输尿管等腹膜后器官的腹腔镜手术。后腹腔镜手术操作空间相

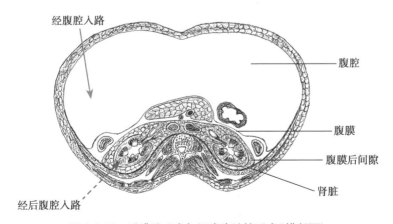

图 6-9-15　后膜腔手术与经腹腹腔镜手术(横断面)

对狭小,但可以减小对腹部脏器的干扰;而经腹腔途径的腹腔镜手术(图 6-9-15 和图 6-9-16 实线箭头所指路径)操作空间较大,但对腹部脏器造成干扰。手术者可以根据疾病的情况和自身的经验选择后腹腔镜手术或经腹腔途径的腹腔镜手术。

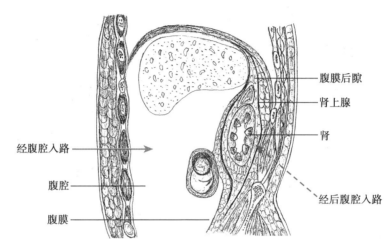

图 6-9-16　后膜腔手术与经腹腹腔镜手术(横断面)

🙋 对于后腹腔镜手术,如何建立腹膜后空间

👨‍⚕️ 腹腔是一个容纳腹部脏器的空腔,直接往腹腔内充气即可进行腹腔镜手术。腹腔后间隙(或称"后腹腔")并不是一个空腔,只是一个潜在的间隙。因此,必须通过球囊扩张等方法形成一个空腔(图 6-9-17),才能进行后腹腔镜手术。

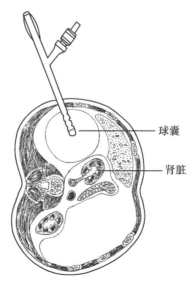

图 6-9-17　球囊扩张建立腹膜后腔

🐷 后腹腔镜手术是如何进行打孔手术

🐷 经典的后腹腔镜手术是采用侧卧位,图 6-9-18 显示在 A、B、C 的位置分别建立三个通道,其中 A 为放置腹腔镜的通道,B、C 分别置入相关的腹腔镜器械进行手术。如果对于相对复杂的手术,可以增加相应的通道进行手术。

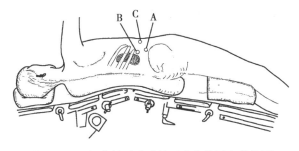

图 6-9-18　经典的后腹腔镜手术体位及套管位置

二、哪些患者适合行腹腔镜取石术或开放取石手术

🐷 哪些肾结石需要选择腹腔镜手术或开放手术

🐷 大多数肾结石可以通过排石治疗、体外冲击波碎石术、输尿管镜取石术或经皮肾镜取石术等方法即可获得满意的疗效,腹腔镜手术和开放手术一般不作为首先选择的治疗方案。以下肾结石可选择腹腔镜或开放取石手术:

1. 体外冲击波碎石术、输尿管镜取石术和经皮肾镜取石术失败的肾结石或上述手术均不适合选择的肾结石;

2. 合并尿路畸形,譬如肾内集合系统解剖异常、肾盂输尿管连接部狭窄、肾脏下垂伴旋转不良、异位肾等,需要同时腹腔镜或开放手术处理;

3. 结石相对集中于肾盂的结石,如巨大的肾盂结石,需要行经皮肾镜手术时间长或需多次手术处理。典型案例:图 6-9-19 腹部平片箭头所指为右肾盂结石,约 5.0cm×3.5cm。如果选择经皮肾镜取石术,由于结石坚硬,可能手术时间长甚至需要多次手术,此时可选择腹腔镜右肾盂切开取石术或开放肾盂切开取石术,手术时间短,一次手术可以把整块

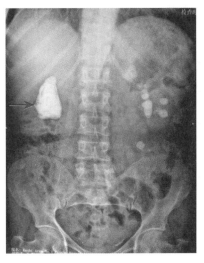

图 6-9-19　腹部平片示右肾盂结石

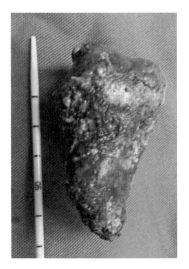

图 6-9-20 腹腔镜手术取出的右肾盂结石

结石取出(图 6-9-20)。

哪些输尿管结石需要选择腹腔镜手术或开放手术

与肾结石的治疗相似,大多数输尿管结石可以通过排石治疗、体外冲击波碎石术、输尿管镜取石术和经皮肾镜取石术等方法即可获得满意的疗效,腹腔镜手术和开放手术一般不作为首先选择的治疗方案。以下输尿管结石才选择腹腔镜手术或开放手术取石:

1. 体外冲击波碎石术、输尿管镜取石术和经皮肾镜取石术失败的输尿管结石;

2. 合并输尿管或邻近组织其他病变需要腹腔镜或开放手术处理的。例如,输尿管结石同时存在输尿管狭窄,在输尿管切开取石术的同时行输尿管狭窄切除、输尿管端端吻合术;输尿管上段结石同时存在同侧肾囊肿或肾肿瘤,在输尿管切开取石的同时行肾囊肿去顶术或肾部分切除术;

3. 结石长径大于 1.5cm,估计需要行多次体外冲击波碎石术或输尿管镜治疗;或输尿管扭曲估计体外冲击波碎石术或输尿管镜治疗存在困难。典型案例:图 6-9-21 CT 片箭头所指为右输尿管下段结石,大小约 3.5cm×1.5cm,如果选择输尿管镜碎石取石术,可能手术时间长或者需要多次手术,此时可选择腹腔镜右输尿管下段切开取石术,手术时间短,一次手术把整块输尿管结石取出(图 6-9-22)。

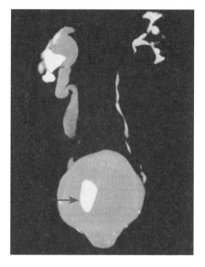

图 6-9-21　CT 显示右输尿管下段结石

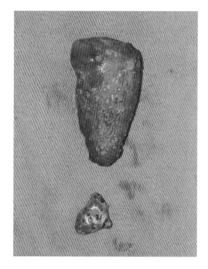

图 6-9-22　腹腔镜手术取出右输尿管下段结石

三、哪些患者不适合做腹腔镜取石术和开放取石术

🔖 哪些患者不适合做腹腔镜取石术和开放取石术

👨‍⚕️ 以下患者不适合做腹腔镜取石手术和开放取石术：

    1. 未纠正的全身出血性疾病；

    2. 严重心脏疾病和肺功能不全，无法承受手术者；

    3. 未控制的糖尿病和高血压患者；

    4. 服用阿司匹林、华法林等抗凝药物，停药时间小于 1~2 周或复查凝血功能存在异常者。

四、手术前准备

🔖 在腹腔镜取石术和开放手术前，患者需要做哪些准备

👨‍⚕️ 见第六章第一节，尿石症手术的术前准备。

五、手　术　操　作

🔖 什么是肾盂切开取石术

👨‍⚕️ 肾结石生长在肾盂肾盏，肾盂肾盏被肾实质包绕在中央（图 6-9-23）。开放手术时，腰部切口进入后腹腔，医生看到是肾脏表面的肾实质和外露的肾盂，并不能看到肾脏内的结石。如果医生把肾脏完全切开两瓣，把结石取干净，然后把肾缝合起来，肾脏功能遭到严重损害，犹如"杀鸡取卵"。

所谓的"肾盂切开取石术"是指打开肾脏的门口-"肾盂"(图6-9-24),从肾盂伸入取石钳取出结石(图6-9-25),然后用缝线缝合关闭肾盂切口(图6-9-26)。肾盂切开取石术的优点在于没有伤及肾实质,对肾功能几乎没有影响。但是,如果从肾盂无法接触到结石,则无法取出结石;或者如果结石过大,亦无法从肾盂取出;有时强行取出结石,可能会对肾盂造成撕裂,造成日后肾盂狭窄或闭锁。

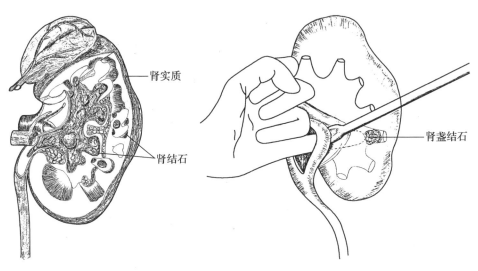

图6-9-23　肾结石被肾实质包绕(示意图)

图6-9-24　切开肾盂,用手指探及结石(示意图)

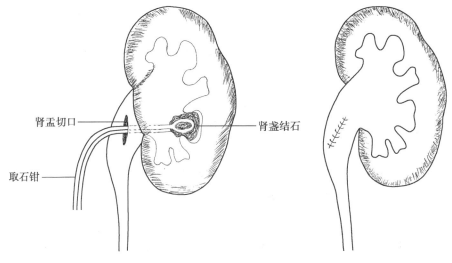

图6-9-25　用取石钳取出结石(示意图)

图6-9-26　取石后缝合肾盂切口(示意图)

什么是输尿管切开取石术

所谓"输尿管切开取石术"就是手术探查找到输尿管（图6-9-27），直接在输尿管结石所在位置或稍上方切开输尿管（图6-9-28），取出结石后，放置或不放置输尿管支架管，然后用吸收缝线缝合输尿管。其优点是不需要击碎结石，整块取出结石。缺点是如果存在输尿管周围炎症，输尿管不容易被分离出来。

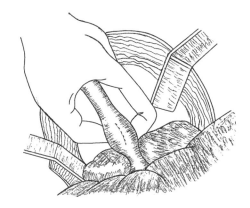

图6-9-27　用手探查找到输尿管结石（示意图）

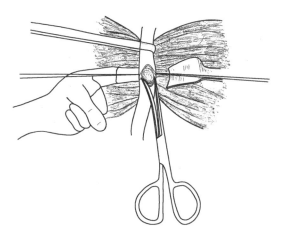

图6-9-28　切开输尿管，用取石钳取出结石（示意图）

什么是肾实质切开取石术

通过肾盂无法取出的肾结石，可以通过肾实质切开进行取石。正如到房屋内取东西，如果从门口无法取出，可以打破墙壁取出，即"破墙进屋"取出。方法：从肾盂伸进食指，通过食指和肾表面的拇指触摸，确定结石的位置（图6-9-29），在相应的位置切开肾实质取出结石（图6-9-30），再用可吸收线缝合肾盂和肾实质的切口（图6-9-31）。因此，对于复杂性肾结石，医生可以联合采用肾盂切

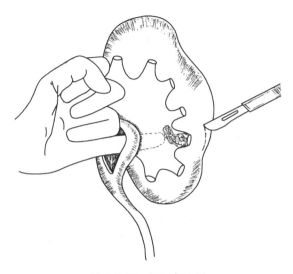

图 6-9-29　切开肾实质

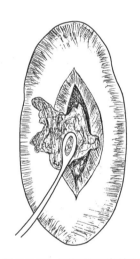

图 6-9-30　取石钳取出结石

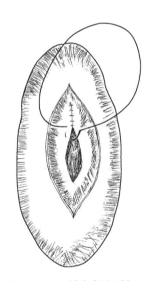

图 6-9-31　缝合肾实质切口

开和肾实质切开进行取石,称为"肾盂肾实质切开取石术"。

肾实质切开取石术时,切开肾实质可能招致出血,有时可能需要暂时阻断肾脏血液供应后进行;切开的肾实质范围越大,对肾功能损伤越大。

腹腔镜手术取石与开放手术取石,哪一个更好

与开放手术相比,由于摄像头的放大作用,腹腔镜能清楚显示体内组织的细微结构,视野更清晰,因此腹腔镜手术更加准确、精细,更加安全;而且伤口小,患

者恢复快。因此,对于肾盂(或输尿管)切开取石术而言,应该优先选择腹腔镜肾盂(或输尿管)切开取石术。而且,机器人辅助腹腔镜以及腔内超声的应用,可以帮助在肾实质表面识别结石的位置,使腹腔镜肾盂肾实质切开取石术的应用前景更加广阔。

只有在没有腹腔镜设备或估计通过腹腔镜处理存在困难时,才考虑开放肾盂(或输尿管)切开取石术。图 6-9-32 和图 6-9-33 分别为腹腔镜肾盂切开取石术和开放肾盂切开取石术的手术切口。

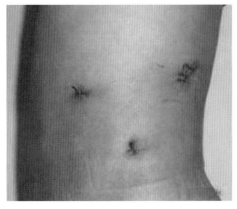

图 6-9-32　腹腔镜肾盂切开取石术手术伤口

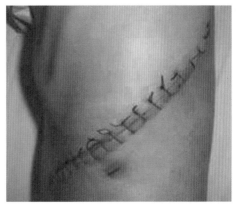

图 6-9-33　开放肾盂切开取石术的手术伤口

开放取石手术的优势在于,术者可以直接用手触摸肾脏及结石,借助手感判断结石的部位和切开肾实质的位置。

对于复杂性肾结石,为什么开放手术仍然难以取净结石

对于复杂性肾结石,虽然可以通过肾盂和肾实质切开可以取出大部分结石,但是仍然难以清除所有结石。因为有些结石较隐蔽,通过肾盂和肾实质仍然无法触及;而且过多切开肾实质对肾功能造成的损害加重。这是开放手术治疗复杂性肾结石的局限性所在,也是经皮肾镜等微创手术显示优势之处。

肾盂(或输尿管)切开取石术时,为什么需要放置输尿管导管

肾盂(或输尿管)切开取石术时,放置一条输尿管支架(通常是放置双猪尾巴管),可以协助引流尿液,减轻肾盂(或输尿管)壁水肿,促进肾盂(或输尿管)切口愈合,减轻尿液外渗。

肾盂(或输尿管)切开取石术时,为什么需要放置腹膜后引流管

肾盂(或输尿管)切开取石术时,可能有少量尿液经肾盂(或输尿管)切口外渗至腹膜后间隙,或者腰部切口的渗血进入腹膜后间隙,放置腹膜后引流管可引流渗出的尿液和血液。

🔹 肾盂(或输尿管)切开取石术时,为什么需要放置尿管

🔸 腹腔镜肾盂(或输尿管)切开取石术时,放置尿管可以保持膀胱处于低压状态,有利于肾盂内的尿液输送至膀胱,减轻尿液经肾盂(或输尿管)切口外渗于腹膜后间隙,减轻输尿管支架管引起的膀胱输尿管返流。

六、术后处理

🔹 肾盂(或输尿管)切开取石术后,何时进行活动

🔸 在肾盂(或输尿管)切开取石术后,一般在术后 6 个小时,麻醉清醒后,鼓励患者早期活动。先从床上活动,后转为床边活动,然后再直立行走。一般无须担心早期活动造成伤口裂开。

🔹 肾盂(或输尿管)切开取石术后,何时拔除引流管

🔸 在肾盂(或输尿管)切开取石术后 24~48 小时,如果腹膜后引流管引流量少于 50ml,伤口无明显渗液,可以拔除腹膜后引流管。如果引流量大,或伤口有渗液,可以延迟拔除引流管的时间。

🔹 肾盂(或输尿管)切开取石术后,何时拔除尿管

🔸 在肾盂(或输尿管)切开取石术后 1 周左右,伤口已经愈合良好时,可拔除尿管。过早拔除尿管,可因膀胱输尿管返流导致尿液经过肾盂切口或肾实质切口外渗至腹膜后间隙,从而影响体表伤口愈合。

🔹 肾盂(或输尿管)切开取石术后,何时拆线

🔸 根据腹部伤口的愈合时间,正常情况下,腹腔镜肾盂(或输尿管)切开取石术后第 7 天拆线。但是,如果存在尿漏、伤口感染或伤口愈合不良时,需要推迟拆线时间。

🔹 肾盂(或输尿管)切开取石术,出院后如何恢复正常活动

🔸 与尿石症的微创手术相似,腹腔镜或开放肾盂(或输尿管)切开取石术后 1 周,伤口已经愈合良好,患者根据体力情况逐渐恢复正常的活动和正常饮食,待拔除体内双 J 管后可逐步开展各项体育运动。

🔹 肾盂(或输尿管)切开取石术后,何时回院拔除输尿管支架

🔸 腹腔镜肾盂(或输尿管)切开取石术后,何时回院拔除输尿管支架,须根据

合并肾盂(或输尿管)的病变严重程度、手术对肾盂(或输尿管)创伤情况以及手术者的经验而定,通常可在术后 2 周~1 个月回院拔除输尿管支架。

第十节　经尿道膀胱镜下碎石术

一、概　　述

什么是经尿道膀胱镜下碎石术

经尿道膀胱镜碎石术是指经尿道内置入膀胱镜,在膀胱镜直视下,通过碎石钳、气压弹道、超声、激光或液电等碎石工具把结石击碎,然后取出结石的方法。

经尿道膀胱镜下碎石术的发展历程是怎样

相对于输尿管镜碎石术,经尿道膀胱镜碎石术是一项历史久远的手术。

早在 18 世纪,一名修道士试图插入一个尖凿子到膀胱内,用锤子敲打以凿碎结石。

19 世纪,Baron Heurteloup 发明的碎石钳与现今所用的颇为类似,尖端有两个钳夹结石的弯曲嘴。Thompson 将其进一步改进。Thompson 的麻醉师 Clever 发明了从膀胱内冲出结石碎片的冲洗器。

20 世纪相继诞生了膀胱镜直视下的碎石钳、Mauermayer 结石冲压器、液电碎石器、超声碎石器和海底捞针碎石器。这些碎石器的问世与使用让许多膀胱结石病人免除开放手术的痛苦。

二、哪些患者适合行经尿道膀胱镜碎石术

哪些患者适合行经尿道膀胱镜下碎石术

结石在 4~5cm 以下,而且尿道无梗阻、膀胱无憩室患者,适合行经尿道膀胱镜下碎石术。

三、哪些患者不适合行经尿道膀胱镜下碎石术

为什么太大的膀胱结石不适合行经尿道膀胱镜下碎石术

如果膀胱结石在 4~5cm 以上,在膀胱镜下把结石充分击碎,需要很长的手术时间,同时也增加膀胱穿孔、尿液外渗等手术并发症。因此,4~5cm 以上的膀胱结石,不适合行经尿道膀胱镜下碎石术,可以通过开放手术取出。

🐾 合并尿道梗阻的膀胱结石不适合行经尿道膀胱镜下碎石术吗

🎓 合并尿道梗阻的膀胱结石,不适合单纯行经尿道膀胱镜碎石术。需要同时采取另外的手术方法解除尿道梗阻,譬如严重的尿道狭窄合并膀胱结石,膀胱镜无法通过尿道进入膀胱进行碎石;或者前列腺增生合并膀胱结石,可以同期行经尿道膀胱镜下碎石和经尿道前列腺手术。

🐾 合并膀胱憩室的膀胱结石不适合行经尿道膀胱镜下碎石术吗

🎓 合并膀胱憩室的膀胱结石,需要医生决定是否同时处理膀胱憩室。如果要同时处理膀胱憩室和膀胱结石,可以采用腹腔镜手术或者开放手术进行。

四、手术前准备

🐾 进行经尿道膀胱镜下碎石术,需要做哪些术前准备

🎓 进行经尿道膀胱镜下碎石术,需要进行两方面准备:

1. 关于能否耐受手术的检查。包括血常规、血型、凝血功能、肝肾功能、胸片和心电图。合并其他疾病者,需要增加相关检查;

2. 关于膀胱结石的评估。做 B 超和腹部平片了解结石的大小、数目,有无合并尿道梗阻和膀胱憩室。部分患者需要 CT 检查协助了解结石的硬度、合并膀胱憩室的情况;膀胱造影或膀胱镜检查协助了解膀胱憩室的大小、位置、憩室颈情况、尿液排空情况。

🐾 口服阿司匹林等抗凝药物患者能否接受经尿道膀胱镜下碎石术

🎓 2019 年欧洲泌尿外科协会指南指出,经尿道膀胱镜下碎石术是一种低出血风险手术。对于口服阿司匹林、华法林等抗凝药物的患者,如果病情不允许停止上述药物者,亦可以接受经尿道膀胱镜下碎石术。当然,如果病情允许停止上述药物,最好停药后再进行经尿道膀胱镜下碎石术。患者能否停药需要咨询心血管专家的意见。

如果同时进行尿道狭窄或前列腺增生的手术,需要停用抗凝药物才能进行手术。

五、手 术 操 作

🐾 经尿道膀胱镜下碎石术,采用何种碎石方法

🎓 与输尿管镜碎石术相似,经尿道膀胱镜下可以使用液电、超声、气压弹道和钬激光等方法碎石。由于膀胱距离尿道外口较近,还可以通过碎石钳进行机械碎石(图 6-10-1)。

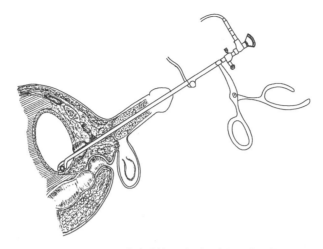

图 6-10-1 经尿道膀胱镜下碎石示意图（碎石钳）

经尿道膀胱镜击碎的结石,如何取出

经尿道膀胱镜击碎的结石,如果碎石数量少,可以通过取石钳取出;如果碎石数量多,可以通过爱力克冲洗器(图 6-10-2)产生的涡流冲洗出。

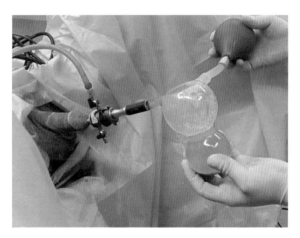

图 6-10-2 爱力克冲洗器把碎石冲出来

六、术后注意事项

经尿道膀胱镜下碎石术,术后何时拔除尿管

经尿道膀胱下碎石,如果手术操作时间短、手术对尿道无明显损伤,可以不放置尿管;如果手术操作时间长,适当留置尿管 1~2 天;如果存在尿道损伤,可适当延长尿管的留置时间。

经尿道膀胱镜下碎石术,术后注意事项有哪些

经尿道膀胱下碎石术,术后注意事项包括:

1. 排尿是否顺畅。如果出现尿线变细、排尿费劲、射程变短,甚至出现不能排尿,需及时回医院就诊;

2. 尿液颜色。正常情况下,术后尿液为淡红色,随着时间延长逐渐变淡。如果尿液为鲜红色,随着时间逐渐加深,甚至出现血凝块,需及时回医院就诊;

3. 合并尿路感染时,患者可出现畏寒发热,或者同时有强烈尿频尿急尿痛,需及时回医院就诊。

第十一节 膀胱镜逆行插管术和经皮肾造瘘术

为什么要进行临时引流手术

当遇到上尿路结石导致梗阻,引起难以控制的尿路感染,甚至肾积脓时,如果直接进行输尿管镜取石术或者经皮肾镜取石术,术中液体灌注导致肾盂内压升高,肾盂内细菌容易返流进入血液循环,导致尿源性脓毒症,严重者可致命。此时,在取石手术前,需要进行临时引流手术。

临时引流手术有哪些类型

临时引流手术包括膀胱镜逆行插管术和经皮肾造瘘术两种。这两类手术可以在局麻下进行、手术时间短、一般不会造成肾盂内压升高。

膀胱镜逆行插管术适合于哪些患者? 如何操作

膀胱镜逆行插管术适合于结石相对较小、输尿管扭曲不严重、肾积液不太多患者。如果结石太大,或者合并明显输尿管扭曲或合并中重度肾积液,导丝或者导管难以通过结石,导致置管失败。

操作过程:膀胱镜从尿道进入膀胱,寻找左侧输尿管开口,向输尿管开口直接插入一根导管,让导管越过结石进入肾脏,把导管固定在尿管(图 6-11-1);或者向输尿管内插入一根导丝,通过导丝置入一根双 J 管(图 6-11-2)。

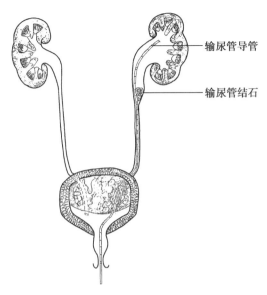

图 6-11-1 通过插入输尿管导管进行引流

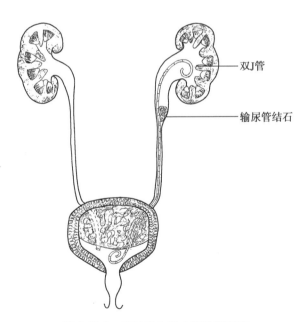

图 6-11-2 通过插入双 J 管进行引流

🐾 经皮肾造瘘术适合于哪些患者? 如何操作

🧑‍⚕️ 经皮肾造瘘术适合于结石相对较大、输尿管扭曲相对明显或者中重度肾积液的患者。

操作过程:局部麻醉,在 B 超定位和/或 X 线定位下,用穿刺针穿中目标肾盏(图 6-11-3),拔除针芯,经穿刺针置入导丝(图 6-11-4),退出穿刺针,沿导丝用筋膜扩张导管进行扩张(图 6-11-5),放置肾造瘘管(图 6-11-6),然后退出通道鞘,保留肾造瘘管(图 6-11-7 和图 6-11-8)。

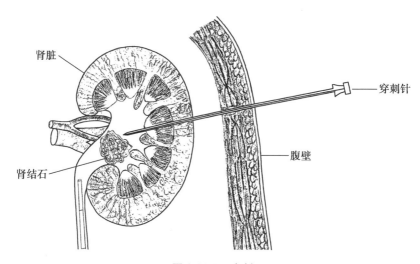

图 6-11-3 穿刺

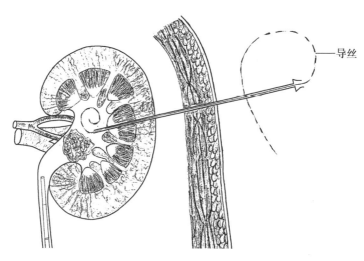

图 6-11-4 放置导丝

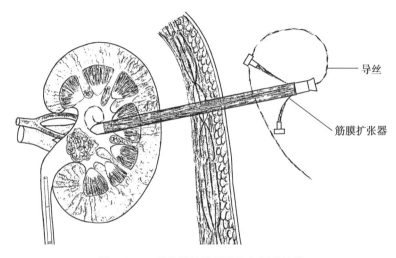

图 6-11-5 用筋膜扩张导管进行通道扩张

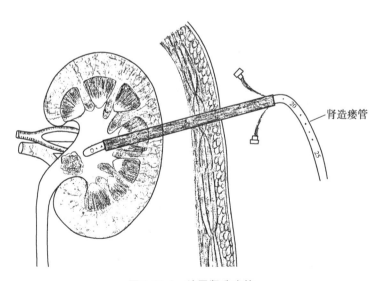

图 6-11-6 放置肾造瘘管

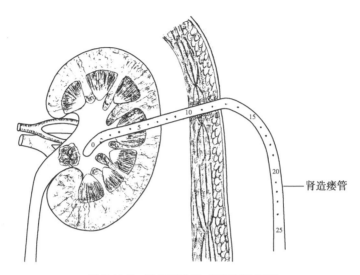

图 6-11-7　退出通道鞘,留置肾造瘘管

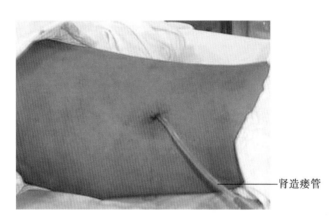

图 6-11-8　留置肾造瘘管(实景)

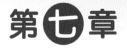

第七章

特殊类型的尿石症

第一节　鹿角形肾结石

为什么称"鹿角形肾结石"（staghorn calculi）

一个肾脏的所有肾盂和肾盏均充满结石，外形像梅花鹿的鹿角，故称"鹿角形肾结石"（图 7-1-1A、B）。

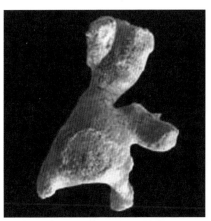
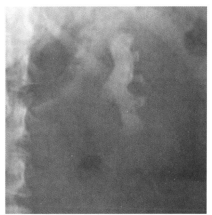

A 开放手术取出的鹿角形肾结石　　　　B 腹部平片显示鹿角形肾结石

图 7-1-1　鹿角形肾结石

什么是鹿角形肾结石（staghorn calculi）

鹿角形肾结石指结石充满肾盂且至少有一个结石分枝进入肾盏（图 7-1-2）。图 7-1-3 为肾盂结石，结石没有进入肾盏，不属于鹿角形肾结石；图 7-1-4 肾盂结石与肾盏结石不相连，也不属于鹿角形肾结石，属于肾多发性结石。

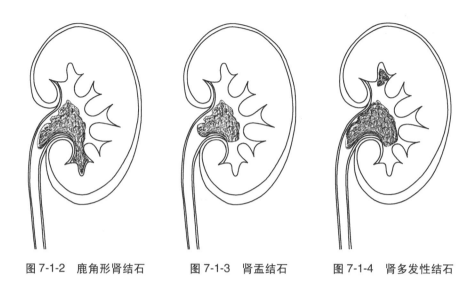

图 7-1-2 鹿角形肾结石　　图 7-1-3 肾盂结石　　图 7-1-4 肾多发性结石

什么是完全鹿角形肾结石

完全鹿角形肾结石指充满肾盂及所有肾盏的结石,又称为铸形肾结石。

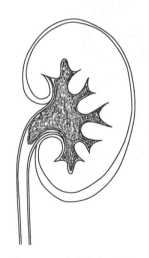

图 7-1-5 完全鹿角形结石

什么是部分鹿角形肾结石

部分鹿角形肾结石指充满肾盂,但未占据所有肾盏,均称为部分鹿角形肾结石(图 7-1-6A、B、C、D)。

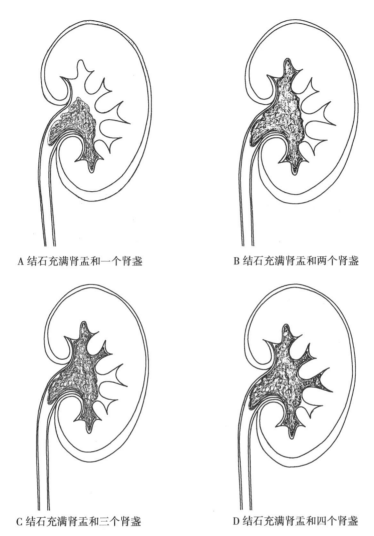

A 结石充满肾盂和一个肾盏　　　　　B 结石充满肾盂和两个肾盏

C 结石充满肾盂和三个肾盏　　　　　D 结石充满肾盂和四个肾盏

图 7-1-6　部分鹿角形肾结石的几种类型

哪些类型结石容易形成鹿角形肾结石

感染性结石(含有磷酸镁铵或碳酸钙)容易形成鹿角形肾结石。此外,纯的或者混合的胱氨酸、尿酸结石有时也会形成鹿角形肾结石。草酸钙和磷酸钙成分较少形成鹿角形肾结石。

鹿角形肾结石一定需要治疗吗

由于以前缺乏有效的治疗手段,曾经有人提出没有症状和梗阻的鹿角形结石可以不用治疗。目前研究认为,未经治疗的鹿角形肾结石最终极大可能会导致肾功能的完全丧失,或者引起致命的败血症。因此,美国泌尿外科学会认为凡是新诊断的鹿角形肾结石都需要积极地治疗。

为什么鹿角形肾结石的治疗仍然是泌尿外科的难题

目前,尽管已有多种手段治疗鹿角形肾结石,治疗后仍然存在不同程度的残留结石,而且这些患者常并发肾脏集合系统结构异常、尿路感染、肾功能的改变以及全身病情较为复杂等特点。因此,鹿角形结石的治疗迄今仍然是泌尿外科的临床难题之一。

哪些方法可用于治疗鹿角形肾结石

目前可用于治疗鹿角形肾结石的方法包括经皮肾镜取石术(PCNL)、体外冲击波碎石术(ESWL)、联合方法(PCNL+ESWL、PCNL+软镜碎石术)和开放性手术。

不同治疗方法治疗鹿角形肾结石的疗效如何

2004年,美国泌尿外科学会总结了不同治疗方法治疗部分鹿角形肾结石和完全鹿角形肾结石的疗效(表7-1-1)。可以看出,经皮肾镜取石术与开放手术取石的结石清除率相当,但前者创伤小,患者恢复快,是目前鹿角形肾结石的主要治疗手段。

表 7-1-1 不同手术方法治疗鹿角形肾结石的结石清除率

手术方法	部分鹿角形肾结石	完全鹿角形肾结石
经皮肾镜取石术(PCNL)	74%(51%~91%)	65%(4%~79%)
体外震波碎石术(ESWL)	60%(43%~76%)	42%(25%~61%)
联合方法(PCNL+ESWL)	76%(42%~96%)	36%(16%~61%)
开放手术	73%(41%~74%)	74%(62%~84%)

体外冲击波碎石术(ESWL)可以用于治疗鹿角形肾结石吗

体外冲击波碎石术把结石粉碎后,结石碎片需要自行排出。如果结石体积太大,单次体外冲击波碎石术无法把结石全部击碎。即使把结石全部击碎亦存在排出困难问题,容易形成"输尿管石街"。因此,美国泌尿外科学会认为,单纯ESWL对复杂性肾结石的治疗效果非常有限,平均结石清除率为54%(45%~64%)。

哪些情况适合使用体外冲击波碎石术(ESWL)治疗鹿角形肾结石呢

尿路解剖正常、无肾积液或轻度积液的小体积鹿角形肾结石($<500mm^2$),可使用体外冲击波碎石术。体积大的($>500mm^2$)结石,但是属于高危患者(例如并发呼吸疾病、动脉硬化)或存在经皮肾镜取石术和开放手术禁忌的患者,也可考虑使用体外冲击波碎石术。

体外冲击波碎石术(ESWL)治疗鹿角形肾结石须注意些什么

体外冲击波碎石术(ESWL)治疗鹿角形肾结石须注意以下几点:

1. 注意结石的大小:最好选择直径<2cm 或体积<500mm^2 的结石。不能强调一次把结石全部击碎,可以分次碎石,让部分碎石排出后再行碎石,因此可能需要一定的时间;直径>2cm 的结石,推荐碎石前放置一根双 J 管,防止输尿管石街形成;

2. 注意结石的成分:尿酸结石优先选择,胱氨酸结石最好不要选择,其他成分的结石可酌情考虑;

3. 注意肾积水的情况:最好选择无积水或仅有轻度积水的鹿角形肾结石,不宜选择中度以上肾积水的鹿角形结石;

4. 术后要密切观察有无畏寒、发热或腰痛,若有上述症状须及时就诊;术后选择 B 超或腹部平片等进行复查,及时处理并发症。

为什么说经皮肾镜取石术(PCNL)是目前治疗鹿角形肾结石的首选方法

治疗鹿角形肾结石的各种方法,其中以经皮肾镜取石术(PCNL)的结石清除率最高,为 78%(74%~83%),而且并发症较少。因此,经皮肾镜取石术是目前治疗鹿角形肾结石的首选方法。

输尿管软镜碎石术可以用于治疗鹿角形肾结石吗

一般认为,输尿管软镜碎石术适合于治疗直径≤2cm 的肾结石。也有人尝试使用输尿管软镜碎石术治疗直径>2cm 的肾结石,但是可能需要多次手术,而且术后可能出现输尿管石街等并发症。

开放手术还是治疗鹿角形肾结石的主流方式吗

鹿角形肾结石的治疗既往以开放手术为主,但存在以下弊端:

1. 手术创伤大、术后恢复慢;

2. 对肾功能损害较大:各种肾实质切开取石导致不同程度的肾功能损害(平均下降 2%~8%);

3. 开放手术的平均无石率仅为 71%(56%~84%);

4. 30%患者在术后 6 年内会出现结石复发;

5. 40%患者术后可能并发尿路感染。

因此,目前开放性手术治疗鹿角形结石的比例正在逐渐减少,在欧美国家约占 1%～5.4%,在我国由于多因素影响,比例可能高于欧美等国家。

目前,哪些情况仍须使用开放手术治疗鹿角形肾结石

以下情况须使用开放性手术治疗鹿角形肾结石:

1. 患肾并发有解剖异常(如肾盂输尿管连接部梗阻、输尿管上段狭窄等),需要同时开放手术解决;

2. 无功能肾脏(包括肾上极或下极无功能),须行肾切除术或肾部分切除术;

3. 无法行经皮肾镜取石术的、或经皮肾镜取石术失败的患者(包括结石太复杂、过度肥胖、骨骼畸形、异位肾等因素)。

腹腔镜手术可以用于治疗鹿角形肾结石吗

目前有学者尝试用腹腔镜手术进行肾盂肾实质切开取石,甚至有学者采用机器人腹腔镜进行手术,可能会减轻患者的创伤,但远期效果还有待观察。

采用经皮肾镜取石术治疗鹿角形肾结石,如果建立一个通道无法取净结石,怎么办

如果建立一个通道无法取净肾结石,可以根据实际情况,可以联合软性肾镜取石术、联合体外冲击波碎石术、联合输尿管软镜碎石术、或者使用多通道经皮肾镜取石术。

采用经皮肾镜取石术治疗鹿角形肾结石,如何联合软性肾镜取石

通过硬性肾镜无法看到的肾盏结石,可以尝试使用软性肾镜(可以弯曲的肾镜)进行碎石(图 7-1-7A)。但是,由于角度原因,有些肾盏结石难以通过软性肾镜进行处理(图 7-1-7B)。

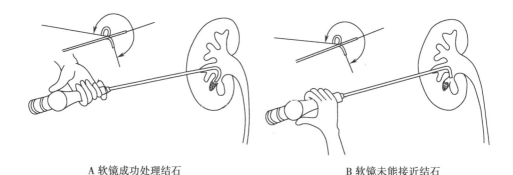

A 软镜成功处理结石   B 软镜未能接近结石

图 7-1-7 联合软性肾镜碎石术示意图

经皮肾镜取石术（PCNL）与体外冲击波碎石术（ESWL）联合疗法治疗鹿角形肾结石的好处在哪

与单纯的经皮肾镜取石术（PCNL）相比，联合治疗减少了经皮肾通道的数目，因而降低了出血、穿孔、尿外渗和败血症的发生率。此外，联合治疗减少了 ESWL 的应用剂量，从而减轻了大剂量冲击波可能给人体带来的危险。

经皮肾镜取石术（PCNL）与体外冲击波碎石术（ESWL）联合疗法治疗鹿角形肾结石的疗效真的很理想吗

目前资料表明，联合疗法的平均结石清除率为 66%（60%~72%），低于单纯 PCNL（78%），并没有达到理想效果。可能的原因是，使用了 ESWL+PCNL+ESWL 方案，它的结石清除率低于 PCNL+ESWL+PCNL。第 2 次 PCNL 可以尽可能取出结石碎片，尽可能缩短排石时间，以降低尿路感染和结石复发的机会。也可能是两次 PCNL 中使用 ESWL 没有起很大的作用。

经皮肾镜取石术（PNL）联合输尿管软镜碎石术治疗鹿角形肾结石的优势与不足在哪

经皮肾镜取石术无法取出的结石，通过经尿道输尿管软镜碎石术取出，可以减少建立通道的数量，减少出血和肾功能损害的风险，具有一定的优势。但是，有时，受肾盏长度、盏颈宽度、肾盂与肾盏夹角等因素影响，联合输尿管软镜也难以取出经皮肾镜残留的结石。

什么是多通道经皮肾镜取石术

如果在一个肾脏建立一个通道无法取干净结石，需要再建立两个或两个以上的通道进行取石的经皮肾镜手术，称为多通道经皮肾镜取石术。图 7-1-8，使用第一个通道，使用硬式肾镜可以取出结石 b、结石 a 和结石 d，但无法取出结石 c，此时可以再建立另一个通道进行取石，则称为多通道经皮肾镜取石术。理论上，建立通道的数量越多，肾脏损伤越大。因此，建议尽可能控制建立通道的数量。到底建立通道的极限数量是多少，目前还没有相关的研究数据。一般而言，在同一个肾脏建立三个或三个以下的通道是可取的。但是，临床实践曾经一次手术建立 8 个通道，两次手术建立 10 个通道，术后复查患侧肾功能仍然保持良好。多通道取石手术需要临床经验丰富的医生谨慎地开展手术。图 7-1-9 为一期建立 6 个通道，取出鹿角形肾结石。

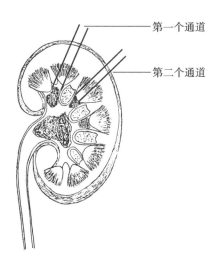

第一个通道

第二个通道

图 7-1-8　多通道经皮肾镜取石术

多通道经皮肾镜取石术治疗完全鹿角形结石实例

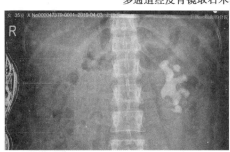

A 术前腹部平片显示左肾鹿角形结石

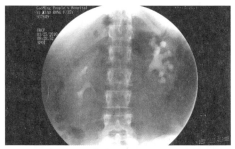

B 术前IVP情况

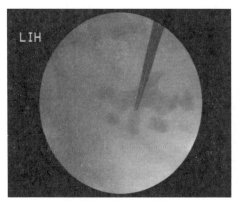

C 臂透视显示肾鹿角形结石

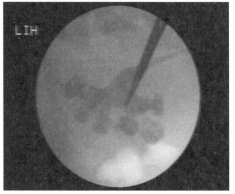

D 逆行造影显示肾鹿角形结石

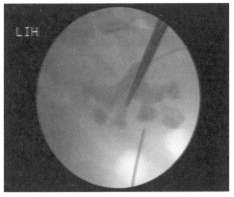

E 建立第一个通道

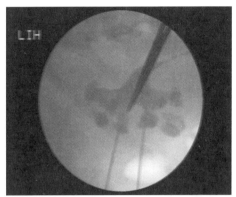

F 建立第二个通道

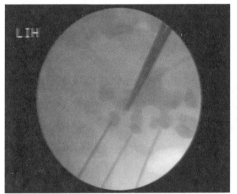

G 同时通过三个肾盏进行穿刺

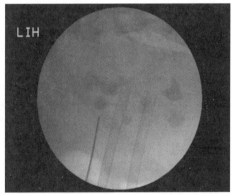

H 通过前两个通道取石的情况

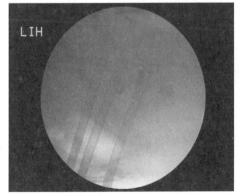

I 经过三个肾盏入路取石后
仍然残留三个肾盏结石

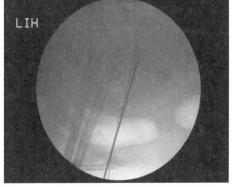

J 在第一个通道伤口穿刺建立
第四个通道（"Y"形通道）

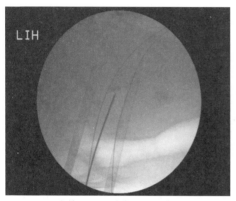

K 在第二个通道伤口穿刺建立
第五个通道("Y"形通道)

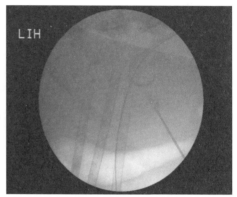

L 建立第六个通道进行取石

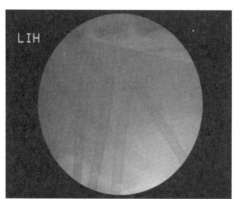

M 经过建立六个通道把所有结石干净

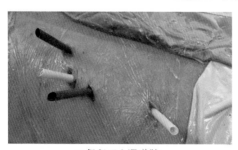

N 保留四个通道鞘

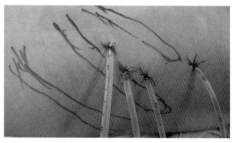

O 放置四个肾造瘘管

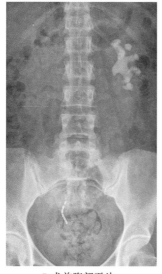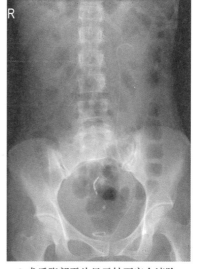

P 术前腹部平片　　　　　　Q 术后腹部平片显示结石完全清除

图 7-1-9　(A~Q) 多通道经皮肾镜取石术的实例分析

　多通道经皮肾镜取石术是否增加出血和肾功能损害的并发症

　理论上说,建立通道的数量越多,出血和肾功能损害的风险越大。现有的文献表明,如果建立标准通道(F24 以上)越多,出血和肾功能损害越大,所以不推荐进行多通道(标准通道)经皮肾取石术。广州医科大学附属第一医院泌尿外科进行一项回顾性研究,建立 2~5 个微通道(F16~F22),术后半年复查肾功能好转(肾小球滤过率增加 11.2%)。因此,通俗而言,多个"大孔"对肾功能可能存在一定影响,多个"小孔"对肾功能的影响相对较小。但是,需要强调的是,在保证清除结石的前提下,应尽可能减少通道的数量。

第二节　孤立肾合并结石

　什么是孤立肾 (Solitary kidney)

　正常人有两个有功能的肾脏,提供人体所需要。各种原因导致人体只有一个有功能的肾脏,称为孤立肾。通常包括以下几种情况:

孤立肾 {
　解剖性孤立肾 {
　　①生来一侧肾缺如或不发育，对侧肾称为先天性孤立肾
　　②各种原因切除一侧肾脏
　}
　功能性孤立肾 —— ③各种原因导致一侧肾脏接近无功能，另一侧肾功能存在
}

图 7-2-1　孤立肾分类

孤立肾的发生率有多高

每 1 000~1 500 个新生儿就被发现 1 个患先天性孤立肾。流行病学调查显示，通过 B 超检查，每 500 个人就被发现 1 个人患孤立肾（包括先天性和后天性）。

先天性孤立肾的发生有性别差异吗

先天性孤立肾以男性居多，男性发生先天性孤立肾的概率为女性的 1.8 倍。

先天性孤立肾患者以哪一侧肾脏多见

先天性孤立肾以右侧多见，也就是说以左肾缺如多见。

人体只有一个肾脏够用吗

按照粗略估算，人体只需要半个有功能的肾脏基本能够满足机体排泄废物的需要。但是，只有一个肾脏，一旦出现病变，由于没有对侧肾脏代偿，导致尿毒症的风险增加。

与具有两个有功能的肾脏患者相比，孤立肾患者是否更容易患病吗

由于失去健侧肾脏的代偿和流经肾脏的结石成分增加，孤立肾发生结石和梗阻的机会远较正常人高。孤立肾出现尿路梗阻的时间早，程度重，梗阻性无尿的发生率高于非孤立肾者，而且多数同时合并尿路感染。

先天性孤立肾患者何时好发尿石症

先天性孤立肾患者发生尿石症的好发年龄为 19~24 岁。

一侧肾切除术后，对侧肾脏通常在什么时候发生尿路结石

一侧肾切除术后，对侧肾脏发生尿路结石时间多集中于术后 1~3 年。

孤立肾结石患者能否进行体外冲击波碎石

与普通肾结石患者相似,对于孤立肾合并≤2cm 的肾结石,首先选择体外冲击波碎石术。有学者认为,对于孤立肾合并结石,尤其是结石大于 2cm 时,在体外冲击波碎石前,建议在患侧尿路放置一根双 J 管,具有促进结石排出、减少碎石堵塞的作用。

孤立肾结石患者能否进行输尿管软镜碎石术

与普通肾结石患者相似,对于孤立肾合并≤2cm 的肾结石,不适合行体外冲击波碎石的患者,可以选择输尿管软镜碎石术。

孤立肾结石患者能否进行经皮肾镜取石术

与普通肾结石患者相似,对于孤立肾合并>2cm 的肾结石,首先选择经皮肾镜取石术。

为什么孤立肾患者作经皮肾镜取石术的手术风险较高

首先,孤立肾的血流比较丰富,经皮肾手术时容易出血;其次,经皮肾手术产生的血块可堵塞尿路,孤立肾患者由于没有对侧肾脏代偿,血块堵塞尿路后引起尿液排不出,容易造成水电解质酸碱平衡紊乱,有些患者甚至需要临时进行血液透析;再次,如果术中损伤了肾动脉较大的分枝,需要进行肾血管介入治疗堵塞该动脉的分枝时,可能造成肾功能不可逆的损害,严重者甚至可导致尿毒症。

孤立肾结石患者能否腹腔镜或开放手术取石

对于孤立肾合并肾外型肾盂结石或较大的输尿管结石,采用腹腔镜或开放手术取石,可以降低经皮肾镜建立通道引起出血和肾功能损害的风险。

第三节 髓质海绵肾合并结石

什么是髓质海绵肾(medullary sponge kidney)

髓质海绵肾(Medullary sponge kidney, MSK)是指肾脏的远端集合管扩张,形成小囊和囊样空腔。囊腔大小不一,小的有几毫米,大者直径可超过 1cm(图 7-3-1)。肾小管液在该处聚积,常导致感染和结石。

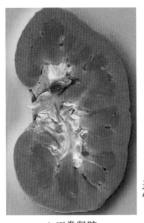
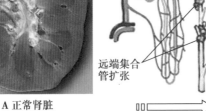
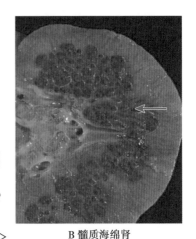

远端集合
管扩张

A 正常肾脏　　　　　　　　　　　　　B 髓质海绵肾

图 7-3-1　正常肾脏与髓质海绵肾

髓质海绵肾最早由谁发现

1908 年 Beilzke 在尸体解剖中发现 4 例肾髓质和乳头部有囊肿,内衬立方上皮,有些囊肿有钙质沉积。40 年后,Cacci 将此病正式命名为海绵肾,又称"肾小管扩张症"、"Cacci 病"。

髓质海绵肾是遗传病吗

髓质海绵肾是一种先天性疾病,但不是遗传病。该病多为散发,也有家族发病的报道。

髓质海绵肾是否出生后就能被发现

髓质海绵肾虽然是一个先天性疾病,由于早期无明显症状,因此在出生后一段时间后才能确诊,通常在 20~30 岁(平均 27 岁)在检查或出现症状时才被诊断出来。

髓质海绵肾常见吗

髓质海绵肾并不罕见,约每 2 000~5 000 人就有一个是髓质海绵肾。Palu-bins-kas 统计了 2 465 例尿路造影患者,发现 14 例海绵肾,发病率为 0.5%。

髓质海绵肾多见于男性患者吗

髓质海绵肾发病的性别差异,不同报道存在差异,有些报道男性居多,有些报道男女相当,也有些报道统计女性居多。

髓质海绵肾以双侧肾脏多见吗

髓质海绵肾绝大多数以累及双侧肾脏为主,累及单侧肾脏较少见。

尿路结石与髓质海绵肾有何关系

12%~20%的髓质海绵肾患者最终发展为尿路结石;尿路结石患者中,检出髓质海绵肾的概率为3.5%~13%,甚至有报告超过20%。

为什么髓质海绵肾容易并发结石

髓质海绵肾容易并发结石,可能原因有:

1. 集合管扩张,尿流容易郁积,容易并发感染和结石;

2. 髓质海绵肾往往合并肾小酸中毒、低枸橼酸血症、高钙尿症、高尿酸尿症等代谢异常,均为结石形成的危险因素。

髓质海绵肾患者可能出现什么症状

髓质海绵肾患者一般没有明显症状,常在B超、腹部平片或静脉尿路造影等检查时发现。当并发结石时,由于结石移动可出现患侧腰痛,甚至肾绞痛,或血尿;当并发尿路感染时,可出现尿频、尿急、尿痛,或畏寒、发热、血尿等症状。

髓质海绵肾合并结石的典型B超图像是什么样的

髓质海绵肾合并结石的典型B超图像:各个肾盏的皮质与髓质交界处可见强回声光团,后方伴有声影(图7-3-2箭头所指)。

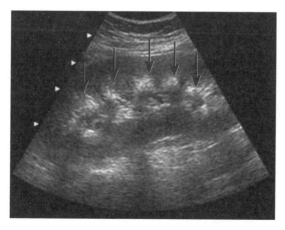

图 7-3-2 髓质海绵肾合并结石的典型 B 超图像

髓质海绵肾合并结石典型 X 线的图像是怎样

髓质海绵肾合并肾结石的典型 X 线图像特点:肾结石呈扇形分布于肾脏的外侧缘,大小不等。图 7-3-3A 为腹部平片,箭头所指白色颗粒为扇形分布于肾脏外侧缘的结石,图 7-3-3B 为静脉尿路造影,结石位于肾皮质与髓质交界处。

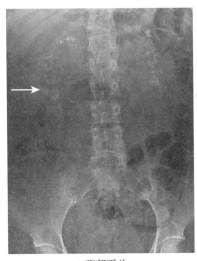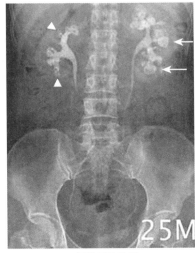

A 腹部平片　　　　　　　　B 静脉尿路造影

图 7-3-3　髓质海绵肾合并肾结石的 X 线图像

髓质海绵肾合并肾结石的典型 CT 图像是什么样的

髓质海绵肾合并肾结石的典型 CT 图像特点:肾结石呈扇形分布于肾脏的皮质与髓质交界,大小不等(图 7-3-4、图 7-3-5)。

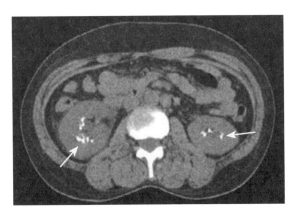

图 7-3-4　髓质海绵肾合并肾结石的 CT 图像(横断面)

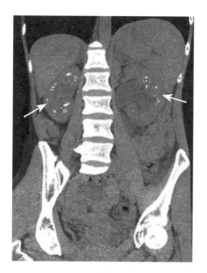

图 7-3-5　髓质海绵肾合并肾结石的
CT 图像(冠状面)

髓质海绵肾患者可能合并其他的先天性畸形有哪些

髓质海绵肾是一种先天性疾病,有时可能同时合并以下先天性
畸形:

1. 先天性磨牙缺失(anodontia);

2. 常染色体显性遗传多囊肾(autosomal dominant polycystic kidney);

3. Beckwith-Wiedeman 综合征(Beckwith-Wiedemann syndrome):包括小头畸形、巨舌畸形、脐疝;

4. 卡罗综合征(Caroli syndrome),又名先天性肝内胆管囊状扩张症;

5. 先天性偏侧肢端肥大症(congenital hemihypertrophy):10%先天性偏侧肢端肥大症合并髓质海绵肾;25%髓质海绵肾合并先天性偏侧肢端肥大症;

6. 先天性幽门狭窄(congenital pyloric stenosis);

7. 远端肾小管性酸中毒(distal renal tube acidosis);

8. 埃莱尔-当洛综合征(Ehlers-Danlos syndrome):是一种有遗传倾向影响结缔组织的疾病,与胶原代谢缺陷相关。患部皮肤弹力过度伸展,触摸柔软,犹如天鹅绒感。因皮肤过度伸展、易碰伤形成伤口、血管脆而易破裂、出现皮肤青肿,常并发关节脱白,心血管、胃肠道可膨大呈现管壁瘤、胃肠憩室、膀胱憩室或破裂穿孔等;

9. 马蹄肾(horseshoe kidney);

10. 马凡氏综合征(Marfan syndrome):又称为马凡综合征,为一种遗传

性结缔组织疾病,为常染色体显性遗传,患病特征为四肢、手指、脚趾细长不匀称,身高明显超出常人,伴有心血管系统异常,特别是合并的心脏瓣膜异常和主动脉瘤。该病同时可能影响其他器官,包括肺、眼、硬脊膜、硬颚等;

11. 甲状旁腺瘤(parathyroid adenomas);

12. 肾动脉狭窄(renal artery stenosis);

13. 重复输尿管畸形(ureteral duplication)。

髓质海绵肾合并结石能否通过手术进行治疗

髓质海绵肾合并肾结石,分为两种情况:一种是结石位于扩张的集合管内(图7-3-6 空心圆圈);一种是结石位于肾盏黏膜表面,或者肾盂肾盏内(图7-3-6 实心圆圈)。肾脏相当于一套"房子",前者结石位于"房子"的"墙"内,一般不会引起症状,也不会发生移位,通常不需要处理,但近年来有人尝试通过经皮肾镜或输尿管软镜进行处理,效果尚不明确;后者结石位于"房子"内墙的表面或在"房"内、"厅"内,这些结石容易活动下移至肾盂或输尿管,引起肾绞痛发作或堵塞尿路,通常需要处理,可采用输尿管软镜或者经皮肾镜进行处理。

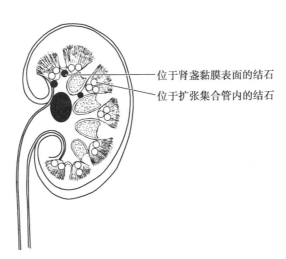

位于肾盏黏膜表面的结石
位于扩张集合管内的结石

图 7-3-6 髓质海绵肾合并结石的两种分布

髓质海绵肾患者的结石通常是什么成分

髓质海绵肾患者的结石成分通常为磷酸钙(磷灰石)和草酸钙。

检查发现髓质海绵肾,但没有任何症状,怎么办

成年人检查发现髓质海绵肾,但没有症状,也没有合并结石,须告知以后有可能并发尿路感染和尿路结石,需要定期进行尿液分析和泌尿超声检查,目前指南还没有制定复查的时间间隔。儿童应注意检查有否可能患 Wilms 肿瘤和其他腹部肿瘤。

检查发现髓质海绵肾合并远端肾小管酸中毒,怎么办

髓质海绵肾合并远端肾小管酸中毒患者需要口服枸橼酸钾,使尿液的 pH 值增加至 7.0~7.2。如果尿液过于碱化,容易导致磷酸钙沉淀和磷酸钙结石形成。

髓质海绵肾合并肾结石患者日常须注意什么

建议髓质海绵肾合并肾结石的患者每天摄入液体量最好超过 2L。而且最好做尿液成石危险因素分析(包括钙、镁、钠、枸橼酸、草酸、磷酸等),旨在减少结石形成的风险。

髓质海绵肾合并尿路感染患者须注意什么

髓质海绵肾合并尿路感染患者应该进行彻底的抗感染治疗。由变形杆菌引起的尿路感染,容易导致感染性结石的发生。

髓质海绵肾最终都会出现肾衰竭吗

髓质海绵肾是一个良性疾病,通常不会致病和致死。仅约 10% 的髓质海绵肾患者最终发展为肾衰竭。

第四节　马蹄肾合并结石

什么是马蹄肾

正常人两侧肾脏位于左右两侧,互相独立(图 7-4-1)。马蹄肾(图 7-4-2)指两侧肾脏在肾下极的位置相连在一起,形状似"马蹄",称为"马蹄肾"或"蹄铁形肾"。它是最常见的一种肾脏融合畸形。两个肾脏融合的部分称为峡部。90% 的峡部有功能肾脏组织,10% 为纤维组织。

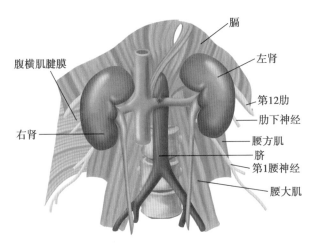

图 7-4-1 正常肾脏示意图

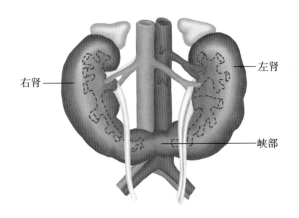

图 7-4-2 马蹄肾示意图

谁最早发现马蹄肾

马蹄肾首先由 Decarpi 在 1521 年尸检中发现,Botallo(1564 年)做了全面描述并示以图解,Morgagni(1820 年)报道了第一例有并发症的马蹄肾病人。

马蹄肾是一种常见疾病吗

每 400~800 个新生儿,即可发现 1 名新生儿马蹄肾,也就是说马蹄肾发生概率是 1/400~1/800。

马蹄肾是一种遗传病吗

临床上,双胞胎或者同一家庭的兄弟姐妹偶尔被同时发现马蹄肾。但是,到目前为止,仍然没有找到马蹄肾发生的遗传易感因素,也就是说还不能确定马蹄肾是遗传病。

🩺 导致马蹄肾的原因是什么

👨‍⚕️ 胚胎发育4~6周,后肾组织相互靠近,下极发生融合形成马蹄肾。导致马蹄肾的原因还不清楚。目前有两种假说:一种是肾脏发育过程中,两个肾下极在身体中线发生融合,这种假说可以解释峡部为什么是纤维组织;一种是认为后肾细胞在身体中线的不正常移位,导致峡部的形成,这种假说可以解释峡部为什么是有功能的肾组织,为什么峡部常常并发先天性异常和相关的组织恶变(如Wilms肿瘤等)。

🩺 马蹄肾多见于男性吗

👨‍⚕️ 马蹄肾多见于男性,男性发生马蹄肾的概率为女性的2倍。

🩺 与正常肾脏相比,马蹄肾是否更容易产生疾病

👨‍⚕️ 与正常肾脏相比,由于峡部的影响,马蹄肾患者更容易产生疾病,如肾盂-输尿管连接部梗阻、肾结石、泌尿系统肿瘤等。其中最常见的是肾盂-输尿管连接部梗阻(UPJO,ureteropelvic junction obstruction),发生概率高达35%,也就是100个马蹄肾患者可能有35个出现肾盂-输尿管连接部梗阻。

🩺 马蹄肾导致肾盂输尿管连接部梗阻的原因是什么

👨‍⚕️ 一般认为,马蹄肾引起肾盂出口梗阻是由于峡部压迫输尿管引起的(图7-4-3)。另外一个相对常见的原因是高位连接,即输尿管从较高的位置进入肾盂(图7-4-4)。还有一种原因是肾积水并不是由于梗阻引起的,只是功能性的。

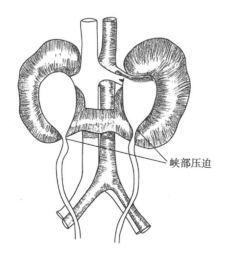

峡部压迫

图7-4-3　马蹄肾(峡部压迫造成肾盂出口阻塞)

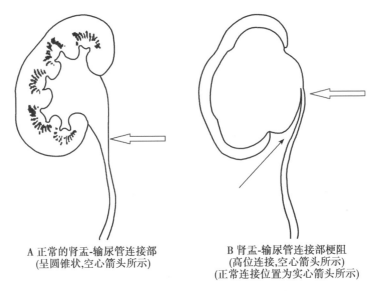

A 正常的肾盂-输尿管连接部
(呈圆锥状,空心箭头所示)

B 肾盂-输尿管连接部梗阻
(高位连接,空心箭头所示)
(正常连接位置为实心箭头所示)

图 7-4-4 正常肾盂-输尿管连接部与高位连接

马蹄肾一定会发生肾结石吗

并不是每一个马蹄肾都会发生肾结石。但是,马蹄肾发生肾结石的概率还是挺高的,约20%~60%。也就是说,每100个马蹄肾,可能有20~60个马蹄肾发生肾结石。

为什么马蹄肾容易发生肾结石

马蹄肾容易发生肾结石的原因包括:

1. 马蹄肾常合并肾盂-输尿管连接部梗阻或肾积水,导致尿液停滞;

2. 马蹄肾患者常常合并代谢异常;

3. 马蹄肾的肾盏走向异常,也可导致尿液停滞。

马蹄肾患者还可能并发哪些泌尿生殖系统畸形

约2/3的马蹄肾患者可能并发泌尿生殖系统畸形:

1. 膀胱输尿管返流:约占马蹄肾并发泌尿生殖系统畸形的50%。正常情况下,尿液只能经输尿管流入膀胱,膀胱内尿液在任何情况下不会倒流入输尿管;如膀胱内尿液倒流入输尿管,则称为膀胱输尿管返流;

2. 重复输尿管畸形:约占马蹄肾并发泌尿生殖系统畸形的10%;

3. 尿道下裂或睾丸下降不全：约占男性马蹄肾患者并发泌尿生殖系统畸形的 4%；

4. 双角子宫或分膈型阴道：约占女性马蹄肾患者并发泌尿生殖系统畸形的 7%。

马蹄肾患者常会出现尿路感染吗

马蹄肾并发尿路感染的概率为 27%~41%。也就是说，每 100 个马蹄肾，有 27~41 个马蹄肾并发尿路感染。

为什么马蹄肾容易并发尿路感染

马蹄肾容易并发尿路感染的原因包括：

1. 尿流停滞；
2. 常合并肾结石；
3. 常合并膀胱-输尿管返流。

马蹄肾容易发生哪些肿瘤

马蹄肾容易发生的肿瘤，按照发生概率的由高至低依次为：

1. 肾细胞癌；
2. 尿路上皮癌；
3. Wilms 瘤；
4. 肾脏类癌。

马蹄肾患者通常有何不适

约 1/3 的马蹄肾患者没有任何症状，仅在体检时被发现。当马蹄肾合并梗阻、感染或结石，患者的症状较含糊，表现为腰胁部或腹部疼痛，以及胃肠道症状（恶心、呕吐或腹胀等）。体型瘦的患者可在腹部前方扪及一个横条形的肿块。

B 超可以发现马蹄肾吗

B 超检查可以发现马蹄肾，B 超表现为两个肾脏在下极相互靠拢，在脊柱（或腹主动脉和下腔静脉）的前方可见两个肾脏下极中低回声组织（峡部）相连（图 7-4-5）。

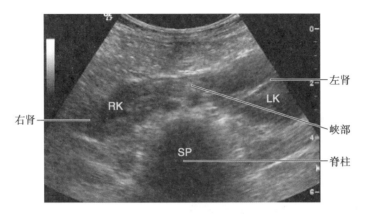

图 7-4-5 马蹄肾的典型 B 超图像

典型马蹄肾的静脉肾盂造影图像特点

静脉肾盂造影并不能显示相连的肾脏下极(即"峡部")。典型马蹄肾的图像可显示两个肾脏的长轴呈倒"八"字形排列(图 7-4-6)。

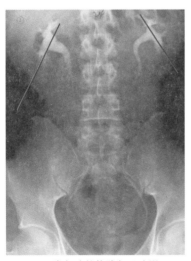
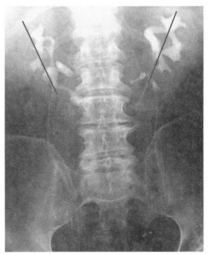

A 正常肾脏的静脉肾盂造影　　　　　　B 马蹄肾的静脉肾盂造影

图 7-4-6 正常肾和马蹄肾的静脉肾盂造影

典型马蹄肾的 CT 图像特点

与 B 超和静脉肾盂造影不同,CT 的各种显像能直接显示马蹄肾的全貌,可见双侧肾脏下极由"峡部"相连接(图 7-4-7)。

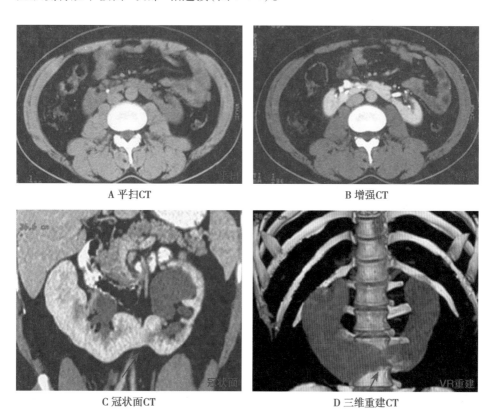

A 平扫CT

B 增强CT

C 冠状面CT

D 三维重建CT

图 7-4-7　(A~D)马蹄肾的典型 CT 图像
(箭头所指为"峡部")

马蹄肾合并肾结石、肾积水的静脉尿路造影图像特点是什么

图 7-4-8 A 腹部平片显示双侧肾脏轮廓呈倒"八"字形,左侧上尿路可见一疑似结石影,可能位于输尿管上段或肾下盏。图 7-4-8 B 静脉尿路造影显示右肾盂肾盏无明显扩张积液,左肾盂肾盏明显扩张积液,考虑左输尿管上段梗阻,平片所见结石影位于左肾下盏靠近"峡部"。

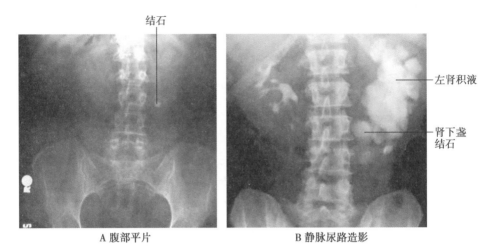

图 7-4-8 马蹄肾合并左输尿管梗阻、左肾下盏结石的静脉肾盂造影

马蹄肾都需要做手术吗

并非马蹄肾都需要做手术把两个肾脏分开。如果双侧肾脏功能良好,整个系统通畅性良好,没有症状及其他合并症,则终生无需治疗。Glem 等随访马蹄肾患者近 10 年,约 60%无症状,只有 13%的患者出现尿路感染或疼痛,17%的患者发生复发性结石,只有 25%的患者需要手术取石或解除梗阻。

马蹄肾合并结石治疗方案的选择与普通肾结石有何区别

很多人把马蹄肾与峡部的梗阻挂上钩,事实上马蹄肾合并尿路梗阻的概率不超过 35%。如果排除上尿路梗阻,马蹄肾合并结石治疗方案的选择与普通肾结石大致相似。如果同时合并上尿路梗阻,须同时腹腔镜手术或开放手术解除梗阻。

马蹄肾合并结石可以进行体外冲击波碎石术吗

如果排除了上尿路梗阻,马蹄肾合并≤2cm 的肾结石可首先考虑行体外冲击波碎石术。马蹄肾的肾盂输尿管位于肾脏的前面,因此,在体外冲击波碎石术后,马蹄肾患者采取俯卧位将有利于结石排出。

马蹄肾合并结石可以进行输尿管软镜碎石术吗

如果排除了上尿路梗阻,马蹄肾合并≤2cm 的肾结石,尤其是经体外冲击波碎石失败的,可考虑行输尿管软镜碎石术。

马蹄肾合并结石可以进行经皮镜取石术吗

如果排除了上尿路梗阻,马蹄肾合并>2cm的肾结石,或者经体外冲击波碎石术或输尿管软镜碎石术失败的肾结石,可考虑行经皮肾镜取石术。由于马蹄肾的肾盏穹窿部朝向背侧,经皮肾的穿刺点适宜靠背侧及中上盏为宜,容易取出下盏及靠近峡部的结石。

马蹄肾会影响生育吗

马蹄肾许多其他的伴随异常是致命的,但马蹄肾本身则不会。马蹄肾的患者一般不影响妊娠和生育,肾衰竭在马蹄肾患者中发生率也不高。

产前检查能否发现马蹄肾

由于胎儿肾脏周围有肠管遮盖,峡部在超声检查常常显示不清楚。此外,受仪器以及妊娠月龄的影响,马蹄肾的产前诊断存在一定难度。当发现一侧肾脏细小或两侧肾脏不对称时,应考虑马蹄肾的可能。图7-4-9为33周龄马蹄肾的超声图像。

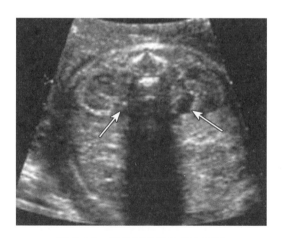

图7-4-9　胎儿马蹄肾的超声图像

如何提高马蹄肾产前检查的诊断率

马蹄肾合并肾脏旋转不良,肾盂朝向腹侧。产前B超测定两侧肾盂的夹角有助于提高马蹄肾的诊断率。正常肾脏的两侧肾盂夹角超过150度(图7-4-10A),而马蹄肾小于130度(图7-4-10B)。表7-4-1显示不同孕期正常肾与马蹄肾两侧肾盂夹角的数值。

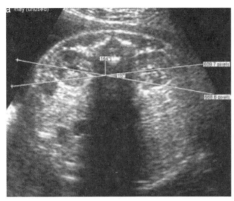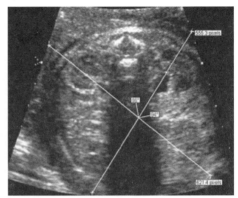

A 正常肾脏   B 马蹄肾

图 7-4-10 胎儿两侧肾盂夹角

表 7-4-1 不同孕期正常肾与马蹄肾两侧肾盂夹角的数值

	肾盂夹角	
	怀孕中期(度)	怀孕后期(度)
马蹄肾	115.9±9.0(96~130)	110.3±11.4(86~127)
正常肾	172.1±4.3(166~180)	161.4±4.8(151~170)

第五节 肾盏憩室结石

什么是肾盏憩室

肾脏的结构犹如一套"商品房",肾盂相当于"商品房"的"厅",肾盏相当于"房",肾实质相当于"墙",图 7-5-1A 显示为正常肾脏,相当于"五房一厅"的"商品房"。肾盏憩室相当于"违章建筑",就是在房的后面增加一个"小房",这个小房为"肾盏憩室","小房"与"房"之间通道为"憩室颈"。肾盏憩室内面与肾盂肾盏表面("内墙"表面)相似,均为尿路上皮。

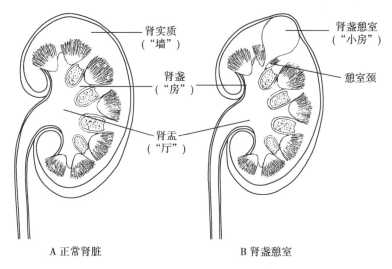

A 正常肾脏　　　　　　　　　　　B 肾盏憩室

图 7-5-1　肾脏与肾盏憩室示意图

肾盏憩室由谁最早发现

肾盂憩室首先由 Rayer 于 1841 年描述,已经有一百多年历史。

为什么会发生肾盏憩室

肾盏憩室的病因还不清楚,可能是先天就有,也可能是后天获得:

1. 先天就有的。与胚胎发育有关,胚胎的输尿管芽发育为肾盂(“厅”)和肾盏(“房”),多余的部分退化了,如果退化不完全,就形成肾盏憩室(“违章建筑”);

2. 后天获得的。可能由于尿路感染导致小的局限性皮质脓肿,脓肿破溃入集合系统而形成;或为儿童期肾盂内压增高、尿液返流所致。

肾盏憩室常见吗

肾盏憩室不常见,每 10 000 个做静脉尿路造影检查的患者,可发现 45 个肾盏憩室患者。由此可知,人群的发病率远低于 4.5‰。

肾盏憩室好发于男性还是女性患者

肾盏憩室的发生,没有性别差异,也就是男女发生肾盏憩室的概率相似。

肾盏憩室好发于儿童还是成年人

儿童与成年人发生肾盏憩室的概率相似。

肾盏憩室好发于哪一侧肾脏

肾盏憩室多为单侧性,两侧患病的机会相等,双侧同时存在者约占 3%。

肾盏憩室好发于哪一个肾盏

肾盏憩室以肾上盏多见。

肾盏憩通常有多大

肾盏憩室通常较小,1 毫米至数厘米不等。

肾盏憩室患者通常有何不适

多数单纯性肾盏憩室患者无临床症状,仅在静脉肾盂造影检查时偶然发现。当憩室继发感染或结石时,可出现腰痛、肉眼血尿、脓尿、发热及尿频、尿急、尿痛等表现。肾盏憩室的严重程度与憩室大小不相关。也就是说,憩室虽然不大,但如果合并感染或结石,就可能出现症状;憩室虽然不小,但如果没有合并感染或结石,可以没有临床症状。

为什么肾盏憩室患者容易出现尿路感染和结石

肾盏憩室颈通常较狭窄,尿液经过憩室颈流入憩室,但难以从憩室排出,因此容易引起尿路感染,亦容易形成憩室内结石。

肾盏憩室有可能与哪些疾病混淆

肾盏憩室可能与以下疾病混淆,须由专科医生进行分辨。

1. 肾盏积液:肾盏积液常由肾盏漏斗部炎症狭窄或结石梗阻引起,造影显示肾盏扩大、失去正常杯口状,且位于肾盏的正常位置,而憩室则在肾皮质区;肾盏积液的漏斗部通常较长,而憩室更接近集合系统,其邻近的肾盏仍然保持正常的外形;

2. 肾囊肿破入集合系统:肾囊肿破入集合系统时,常出现与肾盏憩室相似的征象,但囊肿与集合系统间的通道宽大,囊壁薄光滑;

3. 肾肿瘤:肾肿瘤主要表现为肾盏受压变形、边缘不规则,常有充盈缺损;

4. 肾结核:肾结核空洞边缘不整齐,常合并肾盏虫蚀样改变,结核空洞往往是多个同时存在。结合肾结核的临床表现及尿内抗酸杆菌检查,则可作出鉴别。

🐾 典型肾盏憩室合并结石的 X 线表现是怎样

🐾 通常而言,单纯腹部平片难以诊断肾盏憩室,需要通过静脉尿路造影、逆行尿路造影或 CT 重建才能诊断肾盏憩室结石。图 7-5-2 左侧为腹部平片,可见左肾区一 1.5cm 球形致密影;右侧为三维重建 CT 图像,可见结石位于肾盏憩室内。

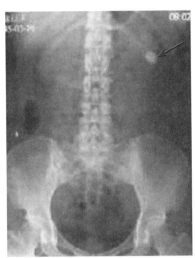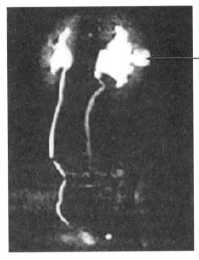

结石在肾盏憩室内

图 7-5-2　肾盏憩室结石的腹部平片与重建 CT 图像

🐾 肾盏憩室可能存在哪些危害

🐾 肾盂憩室可能存在以下危害:

1. 合并感染或结石,出现腰痛和/或尿频尿急尿痛等症状;

2. 合并脓肿,引起肾周围炎,甚至胸腔积液;

3. 出现自发性破裂。Ulreich 等报道 1 例患者在行静脉肾盂造影时,肾盏憩室自发性破裂,憩室受外伤而发生破裂至今尚无文献报道;

4. 可能引起高血压。Wulfsohu 等报道 1 例患者因肾盏憩室行肾切除术后,高血压恢复正常。肾盏憩室与高血压的关系尚不清楚。

🐾 肾盏憩室合并结石可以使用体外冲击波碎石(ESWL)治疗吗

🐾 一些学者尝试用体外冲击波碎石来处理有症状的肾盏憩室内结石,所获得的疗效差异较大,单独使用冲击波碎石后结石的排净率在 4%~58% 不等。由于憩室颈较窄,尿流冲击作用小,妨碍了结石碎片的排出。Streem 和 Yost 选择憩室内结石的直径小于 1.5cm,并在肾盂造影中显示有憩室通道的 19 例肾盏憩室患者进行体外冲击波碎石,结果 11 例(58%)结石排干净,14 例碎石前有腰痛的病人,12例(86%)碎石后症状消失或明显改善。

肾盏憩室合并结石可使用输尿管软镜(RIRS)治疗吗

不少泌尿外科医生尝试使用输尿管软镜治疗肾盏憩室结石,并取得了一定的疗效。Manoj Monga综述了逆行输尿管软镜治疗肾盏憩室结石,建议选择治疗位于上中肾盏且直径<1.5cm的肾盏憩室结石:采用逆行途径,X线透视下向输尿管插入导丝,然后直视下输尿管软镜随着导丝进入肾盏憩室,使用球囊扩张憩室颈部至12F,找到结石后用钬激光击碎肾盏憩室结石,以及对憩室壁进行烧灼。

因此,输尿管软镜可以用于处理肾盏憩室结石,这种方法不需要考虑憩室邻近器官的情况,亦即是可以处理位于腹侧的肾盏憩室。但软镜亦存在找不到憩室口的问题,尤其是对于肾下盏憩室。

肾盏憩室合并结石可使用经皮肾镜治疗吗

Hulbert于1986年首先应用经皮肾镜治疗10例肾盏憩室结石并获得成功。Hulbert认为最好的方法是在影像学引导下,直接穿刺憩室,将肾实质扩张形成一通道,并使憩室壁及其上皮受到损伤,以致在拔除肾造瘘管后憩室完全闭塞,用此方法处理7例,5例憩室闭塞。如果憩室表面的肾实质较厚,则需扩张憩室通道,放置一根肾造瘘管3~4周,使憩室通道开放,防止狭窄或结石复发。憩室表面的肾实质较薄时,宜将憩室顶部切除,并电灼憩室颈及其内壁,以促使肉芽生长及憩室腔闭合。使用经皮肾镜处理肾盏憩室结石的排净率远高于体外冲击波碎石,大多数学者报道排净率大于80%。

经皮肾镜技术处理背侧肾盏憩室较为容易或安全,而处理腹侧肾盏憩室时,可能引起肾实质损伤和严重出血。上组肾盏憩室需经肋上入路穿刺,容易损伤胸膜。

肾盏憩室合并结石可使用腹腔镜手术治疗吗

近年来腹腔镜技术已被用于处理复杂的肾盏憩室结石。在这些病例报道中,憩室多位于腹侧或下极并突出肾表面。术中切除憩室顶部并关闭憩室开口,憩室囊壁进行电灼。手术步骤:经尿道插入一根输尿管导管入肾盂,通过导管注射亚甲蓝,观察从集合系统通向憩室的瘘口,以便在术中闭合瘘口。如果该通道仍然存在,术后可能会出现瘘道。至今为止所报道的病例均取得良好的效果,无任何并发症。

Wolf认为腹腔镜是治疗肾盏憩室结石的一种有效方法,不论是腹侧肾盏憩室结石,还是由于憩室颈口狭窄以致内镜无法通过颈口,以及直径较大的结石,均可通过腹腔镜手术进行治疗。

肾盏憩室合并结石可使用开放手术治疗吗

大多数学者仍赞同使用开放性手术治疗肾盏憩室,尤其对需彻底取净憩室内结石的病人。手术的方法很多,包括憩室去顶术、肾楔形切除术、肾部分切除术及肾切除术。对上、下两极较大的肾盏憩室,肾实质有明显损害者,可行肾极或肾部分切除。如果肾盏憩室内不能排除肿瘤,或巨大的肾盏憩室造成肾功能严重受损时,可作肾切除术。

第六节　肾盂输尿管连接部梗阻合并肾结石

什么是肾盂-输尿管连接部梗阻

正常肾盂和输尿管的管壁内有肌肉,通过肌肉的收缩才能把肾盂的尿液输送至膀胱。肾盂-输尿管连接部梗阻是由于肾盂与输尿管交界处的肌肉之间的胶原纤维明显增多,或者异常血管、纤维索的压迫,使肾盂的尿液难以输送至输尿管,最终导致肾盂扩张积水。图 7-6-1 实心箭头所指为右侧正常肾盂-输尿管连接部,箭头所指为左侧肾盂-输尿管连接部梗阻。

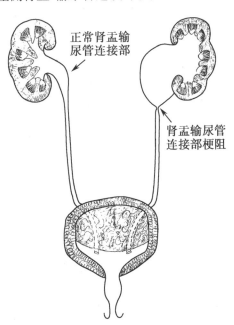

正常肾盂输尿管连接部

肾盂输尿管连接部梗阻

图 7-6-1　肾盂-输尿管连接部梗阻示意图

什么原因导致肾盂输尿管连接部梗阻

大部分的肾盂-输尿管部梗阻由于肾盂管壁肌肉出现收缩异常引起的,具体原因还不清楚。少部分是由于发育过程中肾盂输尿管连接部周围有迷走血管或纤维索压迫引起的。

肾盂-输尿管连接部梗阻好发于哪些年龄段

目前认为,肾盂输尿管连接部梗阻为先天性病变,但是,每个病人疾病进展速度不一致。因此,该病可见于任何一个年龄段,其中在儿童阶段发现最为多见。

肾盂-输尿管连接部梗阻好发于男性还是女性患者

该病男女均可发病,但是,男性的发病率高于女性。

肾盂-输尿管连接部梗阻好发于左侧还是右侧

该病双侧均可发病,但是,左侧的发病率高于右侧。

肾盂输尿管连接部梗阻患者通常有何不适

肾盂输尿管连接部梗阻的疾病进展缓慢,早期多数患者没有任何症状,通常在 B 超检查时被发现。

如果肾脏积液随着时间越来越多,患者会感觉到患侧腰胀或隐痛。如果同时合并感染,可能出现尿频、尿急、尿痛,甚至畏寒、发热的症状。如果合并肾盂结石,患者可出现肾绞痛。

如何才能发现肾盂输尿管连接部梗阻

B 超简便易行,发现肾盂肾盏呈现不同程度积液,肾盂输尿管连接部突然变窄,输尿管不扩张(图 7-6-2),可以作为本病的初步筛查。静脉尿路造影(IVU)显示肾盂肾盏扩张,肾盏输尿管连接部变窄,输尿管不扩张(图 7-6-3)。肾积液严重或肾功能欠佳患者需要逆行造影或 CT 尿路造影(图 7-6-4)明确诊断。

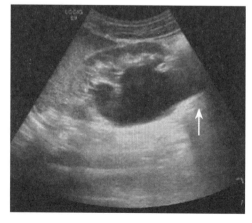

图 7-6-2　肾盂输尿管连接部梗阻的典型 B 超图像

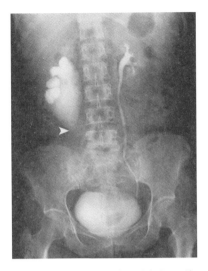

图 7-6-3 肾盂输尿管连接部梗阻的典型 IVU 图像

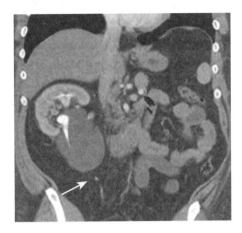

图 7-6-4 肾盂输尿管连接部梗阻典型 CT 图像

为什么肾盂输尿管连接部梗阻容易合并肾结石

由于肾盂输尿管连接部梗阻导致尿流不顺畅,造成尿液淤滞,是结石形成的理想环境,容易导致结石的形成。

如何诊断肾盂输尿管连接部梗阻合并肾脏结石

理论上,B 超、静脉尿路造影或 CT 检查发现肾盂输尿管连接部梗阻,同时发现肾脏结石,应该考虑本病的可能。但是,临床实际工作中,有时难以与肾结石并发肾积液鉴别。个别患者因为反复结石复发,或者肾结石术后发现肾积液仍然存在,才能明确诊断。

图 7-6-5 肾脏平扫 CT 提示肾盂结石,但未能显示是否存在肾盂输尿管连接部梗阻,图 7-6-6 三维重建 CT 提示肾盂输尿管连接部梗阻。

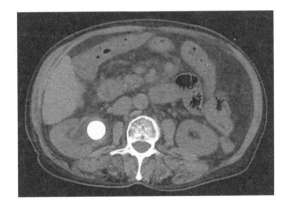

图 7-6-5 肾脏平扫 CT

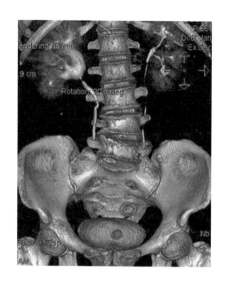

图 7-6-6 三维重建 CT（肾盂输尿管连接部梗阻合并肾结石）

🐾 肾盂输尿管连接部梗阻需要手术治疗吗

🦉 如果肾盂输尿管连接部梗阻引起尿流不顺畅，导致肾脏积液进行性增加，或者继发肾结石形成，或者继发尿路感染，则需要手术解除梗阻。

🐾 如何处理肾盂输尿管连接部梗阻

🦉 肾盂输尿管连接部梗阻的最佳处理方法是肾盂离断成形手术，就是把病变的狭窄段切除，切除多余的肾盂组织，重新进行肾盂和输尿管的吻合（图 7-6-7）。

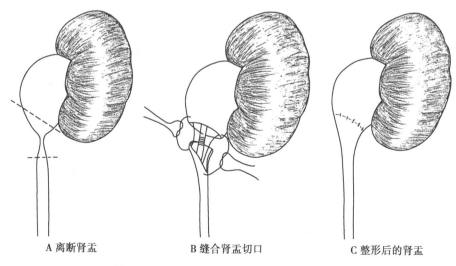

A 离断肾盂　　　　　　　B 缝合肾盂切口　　　　　　C 整形后的肾盂

图 7-6-7 A~C 肾盂离断成形术的手术示意图

目前该手术可以通过腹腔镜、机器人腹腔镜或开放手术完成。也有人报告使用输尿管镜下球囊扩张或内切开的方法治疗本病,但其疗效不确切,需要进一步探索。

肾盂输尿管连接部梗阻合并肾结石最佳处理方法是什么

肾盂输尿管连接部梗阻合并肾结石最佳处理方法是同时解除肾盂的梗阻和取出肾脏结石。如果是合并单纯的肾盂结石,手术相对简单,切开肾盂,取出结石,同时进行整形。如果合并肾盏结石,手术相对复杂,有时需要联合软性肾镜、软性输尿管镜或肾镜进行取石。

第七节 输尿管开口囊肿合并结石

什么是输尿管开口囊肿(输尿管膨出)?

输尿管开口囊肿,是过去习惯的命名,目前更多的被称为"输尿管膨出"。为了便于读者理解,以下仍然称"输尿管开口囊肿"。它指输尿管开口处形成一个"气球"样的囊肿。

图 7-7-1 显示左侧输尿管开口囊肿,右侧为正常输尿管开口。

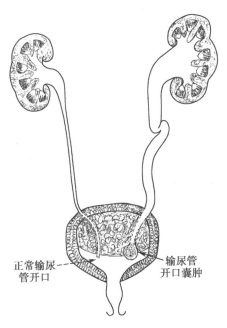

正常输尿管开口

输尿管开口囊肿

图 7-7-1 输尿管开口囊肿示意图

输尿管开口囊肿是怎样形成的

目前多数认为,输尿管开口囊肿是先天性病变。由于胚胎期输尿管与以后形成膀胱的生殖窦间的一层隔膜,导致尿液排出不畅,形成囊肿。也有人认为,后天输尿管开口炎症、水肿,导致尿液排出不畅,形成囊肿。

输尿管开口囊肿是双侧同时发生的吗

输尿管开口囊肿多为单侧,偶见双侧发生。双侧囊肿可以双侧等大,也可以双侧不等大。

输尿管开口囊肿通常有多大

输尿管囊肿可以很小,也可以充满整个膀胱,甚至可以脱垂至尿道而堵塞尿道。

为什么输尿管开口囊肿容易并发结石

由于囊肿引起尿流不顺畅,造成尿液淤滞,是结石形成的理想环境,容易导致结石的形成。

输尿管开口囊肿患者有什么症状

如果输尿管开口不狭窄,对尿液的输出影响较小,形成的囊肿较细小,患者可能无任何不适,只在 B 超或静脉尿路造影检查时被发现。

如果输尿管开口出现狭窄,对尿液的输送造成影响,形成的囊肿随着时间越来越大,患者会出现患侧腰痛。如果同时合并感染,可能出现尿频、尿急、尿痛,甚至畏寒发热的症状。如果囊肿堵塞尿道,可能出现排尿困难、排尿中断等症状。有些发现较晚者,可出现肾功能损害,甚至尿毒症。

如何才能发现输尿管开口囊肿

B 超较容易发现输尿管开口囊肿。B 超可见一侧或两侧的输尿管末端圆形或椭圆形的囊状结构。实时观察囊肿逐渐增大,进而迅速缩小,周而复始。图 7-7-2 箭头所指为输尿管开口囊肿。

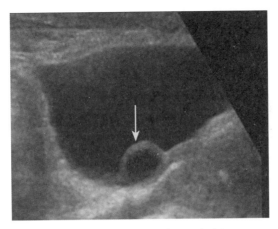

图 7-7-2　B 超(输尿管开口囊肿)

输尿管开口囊肿患者做静脉尿路造影有什么作用

静脉尿路造影可以显示囊肿大小、囊内有无结石、囊肿对尿液输送的影响以及输尿管扩张和肾积水的情况。图 7-7-3 静脉尿路造影实心箭头所指为右侧输尿管开口囊肿,合并同侧输尿管扩张,右肾积液;空心箭头所指为正常输尿管开口。

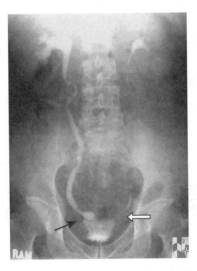

图 7-7-3　静脉尿路造影图像(右侧
输尿管开口囊肿)

输尿管开口囊肿的 CT 表现有何特点

典型的输尿管囊肿的 CT 特点是膀胱内约位于输尿管开口附近可见一个囊样的结构,合并同侧输尿管扩张,不同程度肾积水。图 7-7-4 实心箭头所指为右侧输尿管开口囊肿。

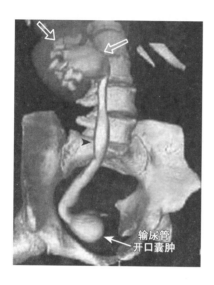

图 7-7-4 三维重建 CT 图像
（右侧输尿管开口囊肿）

输尿管
开口囊肿

🔖 输尿管开口囊肿的膀胱镜表现是怎样

🐾 通过尿道置入膀胱镜，可以直视下观察输尿管开口囊肿的情况，表现为输尿管开口的位置可见囊肿样物突出，大小不等，时而增大，时而缩小（图 7-7-5）。

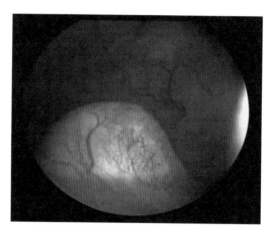

图 7-7-5 膀胱镜检查（输尿管开口囊肿）

🔖 输尿管开口囊肿都需要治疗吗

🐾 小的、没有症状的、没有引起肾积水的输尿管囊肿患者，可以定期复查，暂不须作出处理。

以下情况的输尿管囊肿需要手术治疗：

1. 囊肿较大或者进行性增大；

2. 囊肿引起腰痛、尿频、尿急、尿痛或排尿困难等症状；

3. 囊内长结石；

4. 囊肿引起输尿管扩张或肾积水。

🔖 输尿管开口囊肿可以用微创手术进行治疗

😎 以前多采用开腹切开膀胱,切除囊肿,取出囊内结石,同时进行输尿管和膀胱吻合。近年来逐渐被经尿道内窥镜输尿管囊肿切除术所代替,即经尿道用电切镜把囊肿切除,并取出结石。

🔖 儿童的输尿管开口囊肿可以用微创手术进行治疗吗

😎 儿童的尿道相对细小,成人用的电切镜难以进入,可以使用输尿管镜电切镜代替。出生不久的小孩,可用使用输尿管镜,运用钬激光或电切杆切除输尿管囊肿。因此,儿童的输尿管开口囊肿仍然可以使用微创手术进行治疗。

🔖 微创手术切除输尿管开口囊肿是否引起膀胱输尿管返流

😎 微创手术只是切除输尿管膨出膀胱那部分,并没有切除输尿管通过膀胱壁那一部分,因此,一般不会造成明显的膀胱输尿管返流。

第八节 多囊肾合并尿石症

🔖 什么是多囊肾

😎 多囊肾(polycystic kidney)指双侧正常肾实质被大小不等的囊肿所代替(图7-8-1),最终导致肾功能不全,甚至尿毒症。由多囊肾导致尿毒症,约占尿毒症

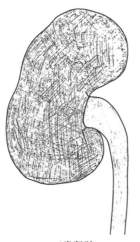
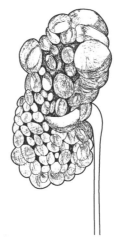

A 正常肾脏　　　　　　　　B 多囊肾

图 7-8-1　正常肾脏与多囊肾

总量的 5%~10%，是全世界导致肾衰竭的第四大主要原因。多囊肾又名 Potter（Ⅰ）综合征、Perlmann 综合征、先天性肾囊肿瘤病、囊泡肾、双侧肾发育不全综合征、肾脏良性多房性囊瘤、多囊病。

多囊肾是一种遗传病吗

多囊肾是一种遗传性疾病，其发病具有家族聚集性，男女均可发病。

90% 多囊肾患者的异常基因位于 16 号染色体的短臂，称为多囊肾 1 基因，基因产物尚不清楚。另有不到 10% 患者的异常基因位于 4 号染色体的短臂，称为多囊肾 2 基因，其编码产物也不清楚。

多囊肾是一种常见病吗

多囊肾在 1941 年由我国朱宪彝首先报道。多囊肾可出现在任何年龄，但常常出现于青春期或成年的早期。本病临床上并不少见，每 200~1 000 人就有 1 人患常染色体显性遗传多囊肾，为人类发病率最高的重要遗传病之一。

为什么不同的多囊肾患者发病时间不同

按遗传方式的不同，多囊肾分为两种类型：

1. 成人型，属于常染色体显性遗传，此型一般到成年才出现症状，高血压的出现相对较晚，进入肾衰竭的年龄相对较大，大多数患者属于这种类型；

2. 婴儿型，属于常染色体隐性遗传型，一般在婴儿即表现明显，高血压的出现相对较早，进入肾衰竭的年龄相对较小，有些甚至在出生后不久就死亡。

成人型(常染色体显性遗传型)的特点：

1. 父母一方患病，子代患病的概率为 50%，男女患病概率相等；

2. 父母均患病，其子代患病的概率为 75%，男女患病概率相等；

3. 不患病的子代不携带多囊肾基因，与无本病的异性婚配，其子女(孙代)不会发病，即不会隔代遗传。

为什么成人型多囊肾患者的病情在一段时间会快速进展

成人型多囊肾的发病和发展有一定的规律，通常分为以下几个时期：

1. 发生期：一般出生即有囊肿，只是较小，不易查出，20 岁以前一般不易发现。

2. 成长期：患者在 30~40 岁，囊肿将会较快地生长。

3. 肿大期：患者进入 40 岁以后，囊肿会进一步的生长肿大，当囊肿超过 4cm 以后，到囊肿溃破前，称为肿大期。

4. 破溃期：如果囊肿持续生长，在一些外因的作用下，会出现破溃，出现感染和肾功能恶化。破溃之后就应该立即住院进行治疗,积极控制感染,防止败血症和肾功能急剧恶化。

5. 尿毒症期:肾功能恶化,需要透析治疗或进行肾移植。

多囊肾通常有何不适

多囊肾患者的临床表现视囊肿大小,肾组织受压程度,以及有无并发症等情况而定。婴儿型常合并其他畸形,大多在出生数周后死亡。

成人型临床主要症状有:

1. 腰、腹不适或疼痛为最常见症状。多为一侧或双侧隐痛、钝痛,由于囊肿扩张肾被膜或压迫邻近器官引起,疼痛突然加剧常为囊内出血或继发感染引起。

2. 血尿:占25%~50%。可表现为镜下血尿或肉眼血尿,常在创伤、剧烈劳动或感染后诱发或加重,血尿发作常呈周期性,间隔可达数月或数年。血尿主要由于囊壁血管被过度牵拉发生破裂所致。

3. 蛋白尿:约占70%~90%,一般量不多,24小时常在2克以下,偶尔达10克以上,故不产生肾病综合征。

4. 高血压症群:约占70%~75%。血压高时引起头痛、头晕等症状,血压持续升高引起心脏扩大,最后发展至心力衰竭。

5. 腹部肿块:双侧均可摸到者占50%~80%,单侧可摸到者占15%~30%,一般质地较坚硬,随呼吸而运动。个别可因粘连而固定。

6. 感染:50%~70%合并肾内感染,严重时可造成肾脏化脓,表现为寒战、高热、尿频、脓尿等,约1/3病人表现为慢性肾盂肾炎,由于受到巨大囊肿压迫,可引起肾盂积水。

7. 肾结石:约占10%,表现为肾绞痛。

8. 尿毒症:由于囊肿压迫,并发肾盂肾炎等原因破坏肾实质引起尿毒症。

9. 合并其他发育畸形:以多囊肝及颅内动脉瘤多见。此外,可合并脾脏、胰腺、卵巢或副睾等囊肿。

如何诊断多囊肾

临床表现两侧肾脏增大、尿液异常或高血压等应怀疑患有本病的可能,如有家族史则更能提示本病。B超、CT及磁共振成像检查能发现特征性双肾囊肿,诊断即可确立。本病早期肾囊肿数目不多、囊肿小,可为单侧性,诊断较为困难。但数年后随访发现肾囊肿数量增多或出现肾外囊肿,成人型多囊肾的诊断也可肯定。基因连锁分析对于尚未出现囊肿的患者可提供诊断参考,但花费昂贵,技术要求高。

🔎 多囊肾的 B 超表现是什么

👨‍⚕️ 多囊肾 B 超表现为双侧正常肾实质被大小不等水囊样病变所代替(图 7-8-2)。

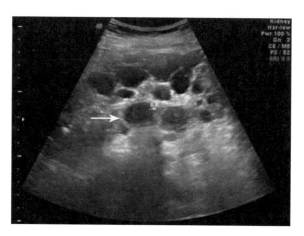

图 7-8-2　B 超(多囊肾)

🔎 多囊肾的 CT 表现是什么

👨‍⚕️ 多囊肾的 CT 表现比 B 超更加直观,不仅显示双侧肾脏出现大小不等的水囊样病变,而且可以清晰地观察到囊肿合并出血、感染情况,以及囊肿对周围器官的压迫情况。图 7-8-3 肾脏增强 CT 显示双侧肾脏出现大小不等的水囊样病变(白色箭头),肝脏亦可见多发性囊肿(黑心箭头)。

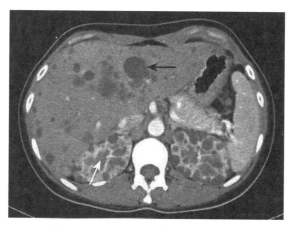

图 7-8-3　增强 CT(多囊肾与多囊肝)

🔎 多囊肾患者更易患尿石症吗

👨‍⚕️ 成人型多囊肾患者合并肾结石的比例较高,有报道高达 18%~34%,发病率可达普通人群的 5~10 倍,且半数患者存在临床症状,20%患者最终需要外科干预。Torres 等报道成人型多囊肾合并结石患者,低枸橼酸尿和高尿酸尿的发病率很高,56%患者的结石含有尿酸成分。更多调查显示,与普通结石患者相比,多囊肾合并的尿路结石多为尿酸结石。

如何诊断多囊肾合并肾结石

多囊肾合并肾结石的诊断与普通肾结石相似,依靠 B 超、静脉肾盂造影和 CT 进行诊断。但若合并肾功能不全,不宜行静脉肾盂造影检查和增强 CT 检查。图 7-8-4 B 超的虚线箭头所指为肾囊肿,实线箭头所指为肾结石。图 7-8-5 肾脏平扫与增强 CT 图像,虚心箭头所指为肾囊肿,实线箭头所指为肾结石。

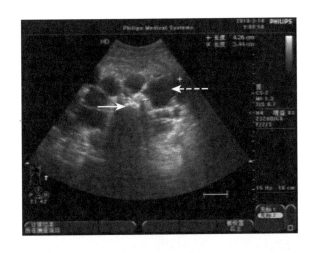

图 7-8-4　B 超(多囊肾合并肾结石)

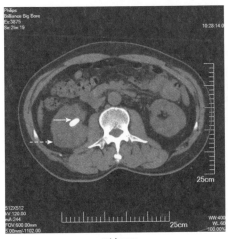

A 平扫CT

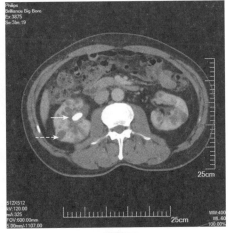

B 增强CT

图 7-8-5　CT 平扫与增强(多囊肾合并肾结石)

多囊肾的肾囊肿都需要手术治疗吗

多囊肾的肾囊肿并不是通过外科手术整块切除,而是把囊肿开窗引流出囊液,减轻囊肿对肾实质的压迫。如果多囊肾的肾囊肿都不大,像一串葡萄,肾囊肿开窗引流的价值不大;如果多囊肾的肾囊肿较大,对肾实质的压迫明显,开窗引流才有价值。

如何处理多囊肾的肾囊肿

多囊肾的肾囊肿外科手术治疗有两种方法,包括经皮肾囊肿穿刺抽液术和肾囊肿去顶减压术。

经皮肾囊肿穿刺抽液术:在B超定位下,经皮肤用穿刺针抽取囊肿内液体,同时注入无水酒精等硬化剂,减少囊液的分泌。该法创伤小,但是囊壁仍然有分泌功能,容易复发;只适合于靠近背侧的、靠近肾脏表面的肾囊肿。

肾囊肿去顶减压术:分为腹腔镜下肾囊肿去顶减压和开放手术肾囊肿去顶减压两种。此手术可减轻囊肿对肾实质的压迫,保护剩余肾单位免遭挤压和进一步损害,使肾缺血状况有所改善,部分肾单位功能可得到保护,可在一定程度上延缓疾病的发展。手术成功的关键是尽可能早施行手术,囊肿减压必须彻底,能处理的小囊肿和深层囊肿也尽量处理。对于晚期病例,如果肾功能已经处于氮质血症、尿毒症期,不论是否合并高血压,减压治疗已无意义,手术打击反而加重病情。

多囊肾合并肾结石能进行体外冲击波碎石吗

与普通肾结石相似,对于多囊肾合并≤2cm的肾结石,首先选择体外冲击波碎石术。但是,在治疗前评估尿路感染是否治疗彻底、是否合并囊肿出血、肾功能是否良好、囊肿是否压迫尿路影响结石的排出等问题。

经尿道输尿管软镜碎石术可用于治疗多囊肾合并肾结石吗

可以使用经尿道输尿管软镜碎石术治疗多囊肾合并肾结石。病人选择及准备与普通肾结石相似。需要注意的是,因为囊肿压迫,使肾盏颈变得狭长,软镜进入肾盏的难度增加,碎石自行排出的难度也会增加。

经皮肾镜取石术可用于治疗多囊肾合并肾结石吗

与普通肾结石相似,对于多囊肾合并>2cm的肾结石,首先选择经皮肾镜取石术。但是,多囊肾可使经皮肾镜取石术的手术难度和风险增加。

多囊肾合并肾结石会增加经皮肾镜取石术的难度吗

多囊肾可使经皮肾镜取石术的手术难度和风险增加。

1. 肾囊肿影响经皮肾通道的建立。术中常常需要经逆行插入的输尿管导管注入亚甲蓝，区分穿刺进入囊肿还是进入集合系统；

2. 出血风险增加：肾脏分枝血管受囊肿挤压推移，改变位置；同时由于囊肿的存在，肾实质的脆性增加，导致出血风险增加；

3. 结石取净率下降：由于囊肿的挤压，肾盏漏斗部变得狭长，肾镜的摆动范围受限，导致结石取净率下降；

4. 感染风险增加：多囊肾结构改变，本身合并感染的风险增加；若集合系统内感染性液体易于进入囊肿，可造成囊内感染。

如何知道多囊肾的疾病进展速度

以下情况提示多囊肾患者疾病进展较快，预后不佳：

1. 家族中有成人型多囊肾患者在 58 岁前进展至终末期肾病；

2. 50 岁之内，多囊肾患者进展超过 CKD3a 期（血肌酐超过 330μmol/L）；

3. 50 岁之内，就诊时超声测量肾脏长度超过 16.5cm；

4. 肾功能不断恶化，每年肌酐上升超过 36μmol/L，或每年肌酐上升超过 18μmol/L，连续 5 年或以下；

5. 肾脏持续增大，重复检查（最好用核磁共振测量，其次 CT）超过 3 次，每年增加超过 5%。

多囊肾合并肾结石患者饮食保健要注意什么

多囊肾合并肾结石患者饮食保健的注意事项包括：

1. 低盐饮食：根据患者的病情和肾功能损害程度控制食盐。当肾功能出现中重度损害时，需要严格限制食盐；

2. 水的摄入：如果无明显浮肿、心衰、高血压时，不必盲目限水，建议每天摄入 2~3L 水，否则容易导致结石的复发；

3. 蛋白质的摄入：现代医学认为，蛋白质摄入过低或过多，对肾脏都无益处。对于严重肾功能不全患者，控制蛋白质可以减轻肾脏负担，缓解病情；

4. 服用降压药及他汀类降脂药；

5. 禁烟；

6. 避免使用有肾毒性的药物；

7. 避免饮用含咖啡因的饮料。

🤔 如何阻止多囊肾患者肾囊肿的进展

👨 2018年4月,美国FDA批准托伐普坦用于减缓多囊肾患者疾病的进展。一项大型三期临床试验表明:托伐普坦可以使肾体积生长速度减缓49%,使肾小球滤过率的下降速度放缓35%,而且对各阶段的多囊肾患者都有效。该药已在欧盟、英国、日本、加拿大和韩国获批使用,主要用于控制高风险多囊肾的肾病进展。

🤔 如何使用托伐普坦阻止肾囊肿的进展

👨 近年来,一些特异性抑制多囊肾囊肿生长的药物面世,包括血管加压素-2受体拮抗剂、mTOR抑制剂、生长抑素类似物等,其中有效并获批的药物是托伐普坦。

托伐普坦是新一代的利尿剂,由日本大冢制药公司生产。2013年9月,日本卫生当局批准它用于治疗肝硬化腹水和肝源性腹水,目前已在全球40个国家获得批准使用。它的主要作用机理为拮抗肾小管对水的重吸收,因此有强的利尿效果。跟其他利尿剂不同的是,它只排水,不排钠,特别适合于伴有低钠血症的心力衰竭患者。

多囊肾细胞内环磷酸腺苷(cAMP)积聚,cAMP可刺激囊液分泌和囊内细胞增生而促进囊肿生长。托伐普坦可抑制cAMP的生成与聚积。

荷兰格罗宁根大学肾脏内科代表欧洲肾脏病最佳实践工作组,发布了托伐普坦用于多囊肾患者的推荐意见:

1. 建议托伐普坦用于年龄<50岁的CKD1~3a期(估计肾小球滤过率eGFR>45ml/min)、疾病呈现快速进展的成年型多囊肾患者;

2. 不推荐在年龄30~40岁的CKD1期(估计肾小球滤过率eGFR>90ml/min)的多囊肾患者中使用托伐普坦;

3. 不推荐在年龄40~50岁的CKD1~2期(估计肾小球滤过率eGFR>60ml/min)的多囊肾患者中使用托伐普坦;

4. 建议当患者接近终末期肾病(即尿毒症)时停止使用托伐普坦治疗。

第九节 异位肾合并尿石症

🤔 什么是异位肾

👨 异位肾是指发育完好的肾脏不能到达腹膜后肾窝内的正常位置。上升不全的肾脏合并肾盂输尿管连接部狭窄,膀胱输尿管返流和多囊性肾发育不良等先天性畸形的概率增加,上述情况常常需要手术纠正。图7-9-1显示右侧盆腔异位肾。

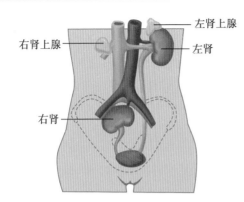

图 7-9-1　盆腔异位肾

异位肾是一种常见的疾病吗

异位肾是比较常见的肾脏先天性畸形之一,它的发病率约为 1~2 个/万,就是每一万个人,就有 1~2 个患异位肾。

异位肾是怎样产生的

胚胎肾在胎儿第 4 周前位于盆腔,正常情况下胎儿第 8 周末两肾已达第 2 腰椎水平。异位肾的产生是在胎儿第 4~8 周肾上升过程中,由于输尿管芽生长障碍、血供异常或生长过速等因素,导致肾上升停顿、过速或误升向对侧从而导致肾异位或旋转不良。

深度阅读

肾脏可以异位到哪些部位

异位肾多为单侧,双侧发病罕见。异位肾好发部位包括同侧盆腔、腹腔、髂窝、胸腔以及对侧躯干或者横跨中线,其中以盆腔异位肾最为常见。

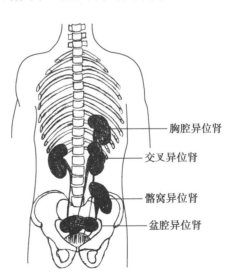

胸腔异位肾

交叉异位肾

髂窝异位肾

盆腔异位肾

图 7-9-2　异位肾的几种类型

各种类型异位肾的临床特点是什么

异位肾包括盆腔异位肾、胸腔异位肾和交叉异位肾。

1. 盆腔异位肾：异位肾较小、肾盂因旋转不良常位于前方，90%肾轴倾斜甚至呈水平位。输尿管短或仅轻度弯曲。肾血管异常，主肾动脉源于主动脉远侧或其分叉处，伴一条或多条迷走血管。尸检发生率约 1/2 100~1/3 000，孤立异位肾为 1/22 000，双侧异位肾罕见，男女无差异。但临床上以女性多见，可能是女性多因泌尿系感染进行检查从而检出率高。左侧多于右侧。15%~45%合并生殖器畸形，譬如女性合并双角子宫、单角子宫并残角子宫、子宫阴道发育不全、双阴道等，男性合并隐睾、双尿道、尿道下裂等；

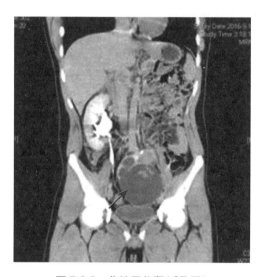

图 7-9-3 盆腔异位肾（CT 图）

2. 胸腔异位肾：是指部分或全部肾穿过横膈进入后纵隔。异位肾位于横膈的侧后方，Bochdalek 孔内，横膈变薄似包膜包住肾脏，故肾脏不游离于胸腔内。肾的形态和集合系统正常，肾血管和输尿管通过 Bochdalek 孔，输尿管被拉长但正常进入膀胱。此病罕见，占所有异位肾的 5%。左侧多见，左右之比为 1.5:1。男女之比约 3:1。多无症状，一般偶然发现。IVP 是主要的诊断方法；

3. 交叉异位肾：是指一个肾越过中线至对侧，其输尿管仍由原侧进入膀胱。McDonald 和 McCleelan 报告交叉异位肾的类型（图 7-9-4）：（1）交叉异位伴融合，（2）交叉异位不伴融合，（3）孤立交叉性异位肾，（4）双侧交叉异位肾。90%交叉异位肾是融合的。不融合时非异位肾位置正常，异位肾位于正常肾的下方。大多数交叉异位肾无症状，如有症状则常见于中年。表现为定位不明确的下腹痛、脓尿、血尿和泌尿道感染。肾位置的异常和异常的肾血管可引起梗阻，出现肾积水和结石；

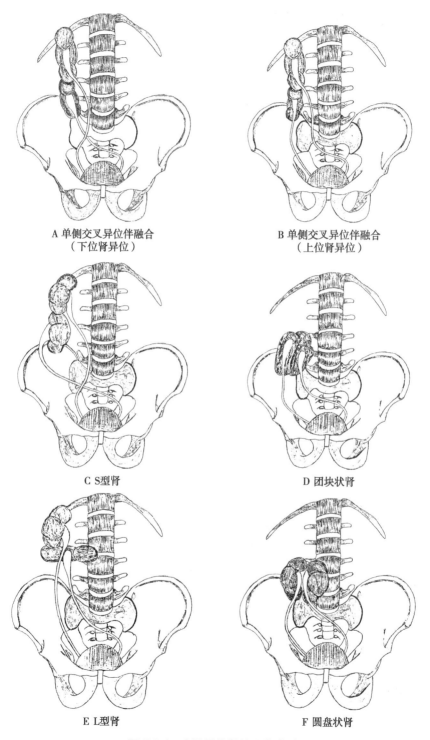

A 单侧交叉异位伴融合
（下位肾异位）

B 单侧交叉异位伴融合
（上位肾异位）

C S型肾

D 团块状肾

E L型肾

F 圆盘状肾

图 7-9-4 交叉异位肾的几种类型

异位肾更容易发生尿路结石吗

与正常肾脏相比,异位肾常常存在肾盂输尿管高位连接、或迷走血管压迫造成输尿管梗阻等尿路畸形,因此异位肾者更易罹患尿路结石。

异位肾合并结石患者有哪些症状

异位肾合并结石患者不一定有明显临床症状。因为异位肾位于人体深部,在没有导致明显的继发性病变时,患者通常无任何症状。当异位肾合并尿路结石是可以出现普通尿石症相似的临床症状。由于肾脏移位到别的位置,有时容易被误认为其他病变。

诊断异位肾合并结石的影像检查有哪些

诊断异位肾合并尿石症的影像检查方法与一般尿石症相似,包括超声、腹部平片、静脉肾盂造影、泌尿系统 CT 等。其中 CT 检查,特别是具有三维重建 CT 最为重要。它可以更好地了解异位肾本身病变情况、肾周围脏器解剖变化情况、血管的变异等,为临床医生的治疗选择提供重要的依据。

图 7-9-5 腹部平片箭头所指为盆腔巨大致密影,考虑盆腔异位肾合并肾结石的可能;图 7-9-6 盆腔平扫 CT、图 7-9-7 和图 7-9-8 三维重建 CT 箭头所指为盆腔异位肾合并结石,同时显示异位肾的立体结构、毗邻器官的情况以及肾脏血液供应情况。

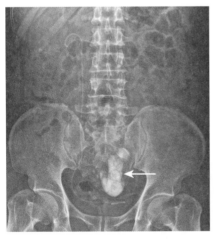

图 7-9-5 腹部平片(盆腔异位肾)

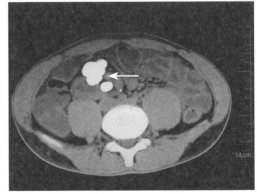

图 7-9-6 平扫 CT(盆腔异位肾)

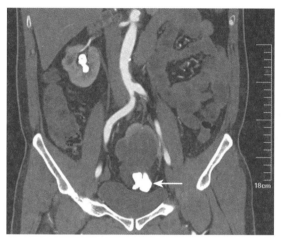

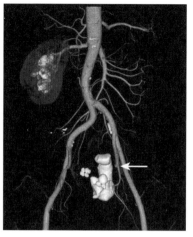

图 7-9-7 三维重建 CT（盆腔异位肾）　　图 7-9-8 三维重建 CT（盆腔异位肾）

异位肾肾结石的治疗方式选择有何特殊之处

异位肾合并结石的治疗方法与普通肾结石相似。但是，在选择治疗方法时，除了考虑结石的大小、成分、位置、合并肾积水的情况以外，还要考虑异位肾的位置、毗邻器官的情况、肾脏的血流供应以及合并尿路畸形等复杂情况。

体外冲击波碎石术可用于治疗异位肾合并肾结石吗

与普通尿石症相似，对于异位肾合并≤2cm 的肾结石或直径<10mm 的输尿管上段结石，首先选择体外冲击波碎石术。但是，在治疗前须评估位于盆腔或胸腔的肾脏有无被骨盆、胸廓等遮盖，有无被肠道或胸腔气体所干扰，有无并发尿路梗阻影响结石排出。

经尿道输尿管软镜碎石术可用于治疗异位肾合并肾结石吗

可以使用经尿道输尿管软镜碎石术治疗异位肾合并肾结石。其病人选择及准备与普通肾结石相似。需要注意的是，术前注意评估有无输尿管显著扭曲影响输尿管软镜的进入，有无尿路梗阻需要其他方法解决。

经皮肾镜取石术治疗异位肾合并肾结石要注意什么

与普通肾结石相似，异位肾合并≥2cm 的肾结石，可以考虑经皮肾镜取石术。但是术前要注意：

1. 异位肾旁边可能被邻近器官（包括肾蒂血管和盆腹腔脏器）所包绕，有无可供选择的穿刺点？

2. 有无合并尿路梗阻，需要其他方法解除梗阻。

如何降低经皮肾镜取石术治疗异位肾结石导致脏器损伤的风险

文献报道显示，经皮肾镜取石术治疗异位肾结石的碎石成功率为 95%，但大出血、腹腔脏器损伤等严重并发症发生率高达 10%，明显高于普通经皮肾镜取石手术。Cinman 等认为腹腔镜辅助下经皮肾镜取石术可有效避免穿刺损伤腹腔脏器，碎石成功率可达 90%~95%。

什么情况下使用腹腔镜或开放手术治疗异位肾合并肾结石

由于异位肾被邻近器官包绕，无法选择穿刺点建立经皮肾通道；或者同时需要腹腔镜或开放手术纠正尿路梗阻时，可以选择腹腔镜或开放手术治疗异位肾合并肾结石。

第十节　移植肾合并结石

移植肾容易发生尿路结石吗

移植肾合并结石是肾移植术后一个相对少见的并发症，文献报道发病率为 0.2%~3% 不等，也就是说，100 个移植肾，最高可能有 3 个移植肾发生尿路结石。可见，移植肾合并结石的发生率并不很高。

为什么移植肾合并尿路结石备受关注

以下原因使移植肾合并尿路结石备受关注：

1. 移植肾是肾移植患者的宝贝，移植肾出现任何问题均备受关注；

2. 移植肾相当于孤立肾，一旦出现结石梗阻，患者可能出现急性肾衰竭；

3. 移植肾的解剖与正常肾脏存在差异，移植肾结石的处理难度较大，需要有经验的泌尿外科医生处理。

哪些因素促使移植肾长结石

移植肾容易生长结石，可能与曾经有尿毒症有关，可能由供肾带来，也可能由于移植手术导致的。

移植肾患者结石形成的原因

1. 高尿酸血症。尿毒症患者均有不同程度的酸性物质的潴留;术后大剂量服用环孢素,可使肾小球入球动脉收缩,导致尿酸排泄减少;术后大量使用速尿,亦抑制肾小管对尿酸的排泄;肾移植术后的排斥反应也可导致尿酸排泄减少。因此,20%~40%的移植肾结石为尿酸结石;

2. 钙代谢异常。尿毒症患者常出现继发性甲状旁腺功能亢进(PTH),肾移植术后尿量增加,高磷血症很快纠正,此时 PTH 可诱发高血钙;肾移植术后可能会使用糖皮质激素,可导致骨钙的释放;

3. 供肾残留结石。移植供肾多来源于 20~40 岁青年,是肾结石的好发人群,且肾移植常为急诊手术,术前肾内的小结石较难被诊断;

4. 其他因素:手术原因导致输尿管狭窄,不吸收缝线裸露,以及反复尿路感染,也可能是易患因素。

移植肾合并尿路结石患者通常有何不适

大多数移植肾患者因为输尿管结石堵塞输尿管,导致少尿或无尿而就诊。由于移植肾的神经支配发生改变,当出现输尿管结石堵塞时,移植肾患者不像普通尿石症患者出现肾绞痛等典型表现,容易被漏诊。

哪些移植肾合并结石可不作处理

移植肾合并肾结石,如果结石的直径小于 5mm,而且无肾积水时,无须处理,但须密切观察。

移植肾合并结石可作溶石治疗吗

20%~40%的移植肾合并的结石为尿酸结石,此时可予别嘌醇 0.1g 或 0.2g,每日 3 次,有时结石可以变小,自行排出。也可使用枸橼酸制剂和小苏打碱化尿液。其他类型结石的溶石效果较差。

移植肾合并结石能采用体外冲击波碎石处理吗

如果移植肾的输尿管通畅无阻,而结石又符合体外冲击波碎石术的标准,可以尝试进行体外冲击波碎石术。但当存在输尿管梗阻,或因结石梗阻导致无尿,或肾结石超过 2cm、输尿管结石超过 1cm,最好不要选择体外冲击波碎石术,可选择经皮肾镜手术或输尿管镜手术。

为什么移植肾的结石难以采用输尿管镜进行治疗

移植肾的输尿管往往吻合于膀胱的右前壁或左前壁,由于视野角度欠佳,输尿管镜进镜困难,对术者的操作技巧要求较高,因此,此时输尿管镜操作常不容易成功。但是,如果输尿管吻合接近于膀胱后壁,加上操作者熟练的技术,临床上也有输尿管硬镜或软镜治疗移植肾合并结石的成功案例。

为什么经皮肾镜手术常用于处理移植肾合并结石

移植肾相当于孤立肾,当结石造成梗阻时,常出现少尿或无尿,导致肾衰竭。此时可行经皮肾造瘘挽救肾功能,并可选择同期或分期经该通道进行取石。

移植肾合并结石能采用开刀手术处理吗

移植肾受手术及排异反应的影响,肾周围粘连(即肾周瘢痕)严重,手术暴露困难,开放手术处理移植肾合并结石的手术难度和手术风险较大。但是,当微创手术无法处理,或者同时需要开放手术进行外科整形时,可以让有经验的泌尿外科医生实施手术。

第十一节　尿流改道患者尿石症

何为尿流改道

尿流改道是指改变原来的排尿通道,通常指由于膀胱肿瘤等病变,无法保留膀胱进行排尿,采用一段回肠或结肠代替膀胱进行排尿者。其中包括回肠导管术、其他可控性代膀胱手术、原位新膀胱术。

尿流改道的主要方式有哪些

尿路改道的方式有:尿流通过重建的尿液流出道经腹壁流出;重建膀胱经尿道流出;尿液转流结肠经肛门流出和肾造瘘经引流管流出等(图7-11-1)。主要包括:

1. 普通导管术:回肠通道术(经典的 Bricker)、结肠通道术等;
2. 经皮可控尿流改道术:Indiana 和 Kock 等术式;
3. 原位新膀胱术:回肠、乙状结肠、回盲肠新膀胱术等;
4. 输尿管腹壁造口术;
5. 尿粪合流术:输尿管乙状结肠吻合(Mainz)等;
6. 尿粪分流术:直肠膀胱+结肠腹壁造瘘等;
7. 经皮肾造瘘术。

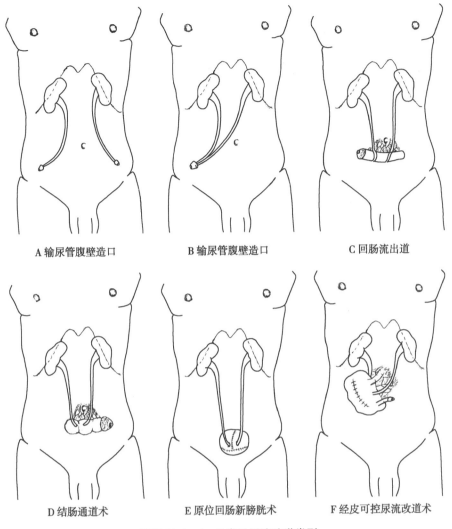

A 输尿管腹壁造口　　　　B 输尿管腹壁造口　　　　C 回肠流出道

D 结肠通道术　　　　E 原位回肠新膀胱术　　　　F 经皮可控尿流改道术

图 7-11-1　A~F 常见尿流改道类型

尿流改道患者发生尿路结石的概率有多高

一项研究（Cohen，T. D.，J Urol，1996）表明，尿流改道患者在五年内发生尿石症，需要行经皮肾镜取石术的概率高达 63%。

为什么尿流改道患者容易发生尿路结石

尿流改道患者容易发生尿路结石的原因包括：

1. 代谢异常：包括高钙尿症、高草酸尿症、低枸橼酸尿症；

2. 产尿素酶细菌导致的尿路感染；

3. 肠管黏膜的分泌黏液作用；

4. 尿液潴留。

如何处理尿流改道患者的肾或输尿管结石

尿流改道患者合并小的肾或输尿管结石可以使用体外冲击波碎石术来解决。EL-Assmy A 等报告体外冲击波碎石术治疗尿流改道后上尿路结石的成功率为 25.0%~81.8%。

对于回肠流出道患者，由于肠管的迂曲以及输尿管开口难以找到，输尿管硬镜取石术或输尿管软镜碎石术通常难以进行；对于原位新膀胱患者，如果能找到输尿管开口，可使用输尿管硬镜或者软镜碎石术处理上尿路结石。

对于体外冲击波碎石术无效，或者无法行输尿管镜手术的尿路改道患者，经皮肾镜取石术或经皮肾镜联合输尿管软镜是经常被使用的方法。

如果经皮肾镜取石术不成功或无法行经皮肾镜取石术（例如毗邻器官遮盖无法穿刺），可改用开放手术解决。

经皮肾镜取石术治疗尿流改道合并上尿路结石要注意什么

美国泌尿外科协会指南指出，尿流改道患者经皮肾镜取石术并发尿源性脓毒症的发生率和需要二次经皮肾镜取石术的几率较高（证据水平 2b，级别 B）。因此，对于尿流改道合并上尿路结石，术前要控制好尿路感染，必要时先做经皮肾造瘘术引流，然后再行二期取石。

如何处理尿流改道患者的储尿囊或新膀胱结石

普通的储尿囊或新膀胱结石也可以通过内窥镜碎石处理。对于过大的储尿囊或新膀胱结石，或者内窥镜难以找到的储尿囊结石，也可以考虑使用开放手术取出。图 7-11-2 腹部平片箭头所指为回肠流出道合并巨大储尿囊结石，图7-11-3 为开放手术取出的巨大储尿囊结石标本。

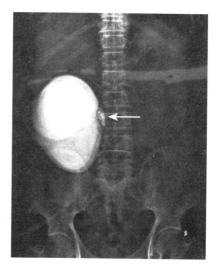

图 7-11-2 腹部平片（储尿囊结石）

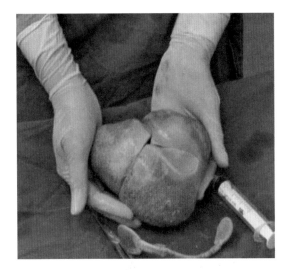

图 7-11-3　开放手术标本（储尿囊结石）

如何预防尿路改道患者尿石症的发生

以下方法预防尿流改道患者尿石症的发生：

1. 尿流改道患者的结石发生往往与尿路感染相关，因此需有效控制尿路感染；

2. 有些代谢性结石与储尿囊的水电解质酸碱失衡有关，注意针对性治疗；

3. 有些结石的发生与尿液排空障碍有关，注意及时排空储尿囊或新膀胱的尿液；

4. 有些结石与手术的吻合口狭窄相关，如输尿管新膀胱或代膀胱吻合口狭窄，或膀胱尿道吻合口狭窄，需要及时采用外科手术解除梗阻。

第十二节　神经源性膀胱患者尿石症

何为神经源性膀胱

控制排尿功能的中枢神经系统或周围神经受到损害而引起的膀胱尿道功能障碍称为神经源性膀胱。排尿不畅或尿潴留是其最常见的症状之一，由此诱发泌尿系统的并发症，譬如尿路结石、尿路感染、肾积水，严重者出现肾衰竭。

哪些因素会引起神经源性膀胱

所有可能影响储尿和排尿神经调控的疾病都有可能造成膀胱和尿道功能障碍：

1. 中枢神经系统因素：包括脑血管意外、颅脑肿瘤、脑积水、脑瘫、智力障碍、基底节病变、多系统萎缩、多发性硬化、脊髓病变、椎间盘病变及椎管狭窄等；

2. 外周神经系统因素：糖尿病、酗酒、药物滥用，其他不常见的神经病变包括卟啉病和结节病；

3. 感染性疾病：获得性免疫缺陷综合征、感染性多发性神经根炎、带状疱疹、人T淋巴细胞病毒感染、莱姆病、脊髓灰质炎、梅毒及结核病等；

4. 医源性因素：脊柱手术、根治性盆腔手术，如直肠癌根治术、根治性全子宫切除术、前列腺癌根治术、区域脊髓麻醉等；

5. 其他因素：Hinman 综合征、重症肌无力、系统性红、斑狼疮及家族性淀粉样变性及多发性神经病变等。

为什么神经源性膀胱患者容易发生尿路结石

神经源性膀胱患者容易发生尿路结石的原因包括：①尿路感染；②尿液滞留；③膀胱输尿管返流；④肾脏瘢痕；⑤下尿路重建手术；⑥胸段脊髓损害等。其中最主要的原因是尿液滞留和尿路感染。

神经源性膀胱患者的结石好发部位在哪

神经源性膀胱患者在肾、输尿管、膀胱和尿道等任何位置均可长结石，但是最常发生的是膀胱结石。尤其是膀胱扩大手术患者最容易发生膀胱结石。

神经源性膀胱患者尿石症的处理与普通患者有何不同

神经源性患者尿石症的处理原则与普通患者大致相同。如果由于脊髓损害导致的神经源性膀胱，麻醉方式尽可能选择全身麻醉。

如何预防神经源性膀胱患者的结石复发

以下方法可以预防神经源性膀胱患者的结石复发：①纠正代谢异常；②控制尿路感染；③尽可能修复膀胱的储存和排尿功能。

第十三节 脊柱畸形患者尿石症

常见的脊柱畸形有哪些

常见的脊柱畸形包括侧弯畸形（图 7-13-1）、前屈畸形或者两者同时存在。

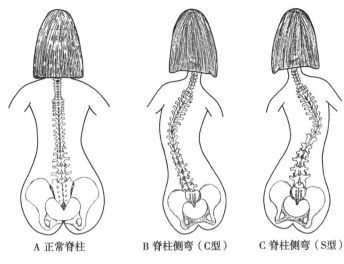

A 正常脊柱　　　　　B 脊柱侧弯（C型）　　　　　C 脊柱侧弯（S型）

图 7-13-1 脊柱侧弯畸形

导致脊柱畸形的原因有哪些

导致脊柱畸形的原因很多,如强直性脊柱炎、特发性脊柱畸形、骨骼退行性变、脊柱结核、外伤后骨折等。

脊柱畸形与尿路结石有何关系

脊柱畸形合并肾结石在临床并不常见。没有研究证实脊柱畸形与尿路结石的形成存在关系。

脊柱畸形对泌尿系统解剖带来什么改变

脊柱畸形引起泌尿系统解剖的改变包括:肾脏发生不同程度旋转、肾脏与毗邻器官的相对位置发生变化、输尿管受到不同程度的挤压等。这些解剖改变为尿石症的手术治疗带来不同程度的困难。

对于脊柱畸形合并尿石症患者,术前要做哪些检查

脊柱畸形引起了泌尿系统解剖改变,因此术前尽可能全面检查,包括 B 超、静脉肾盂造影、泌尿系统 CT,甚至三维重建 CT 等检查(图 7-13-2),对于制定治疗方案至关重要。

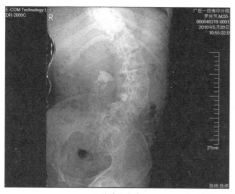

A 腹部平片

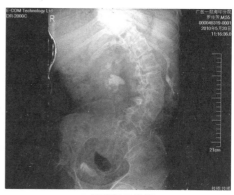

B 静脉肾盂造影

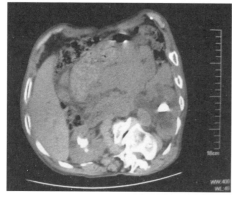

C 平扫CT

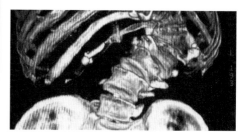

D 三维重建CT

图 7-13-2　脊柱侧弯的系列影像学检查

🐾 对于脊柱畸形合并尿石症患者,术前准备要注意什么

🎓 对于脊柱畸形合并尿石症患者,术前要注意评估心肺功能。严重脊柱畸形可导致限制性通气功能障碍,可能在麻醉和手术创伤等应激状态下出现急性呼吸失代偿表现。严重脊柱畸形也可导致心脏位置改变,心脏及毗邻血管受压,影响血液循环。

🐾 对于脊柱畸形合并尿石症患者,为什么说脊柱凹侧比凸侧手术难度大

🎓 与脊柱凸侧相比,脊柱凹侧肋弓与骨盆的空间狭小,增加尿石症手术治疗的难度。

🐾 对于脊柱畸形合并尿石症患者,进行体外冲击波碎石要注意什么

🎓 对于脊柱畸形合并尿石症患者,进行体外冲击波碎石要注意:

1. 注意患者能否适应碎石床;

2. 注意肋弓与骨盆之间空间是否足够;

3. 注意肾脏毗邻器官对泌尿系统的影响。例如,肺脏对肾脏的遮盖可造成肺损伤。

🤔 对于脊柱畸形合并尿石症患者,进行输尿管镜碎石术要注意什么

🎓 对于脊柱畸形合并尿石症患者,如果输尿管弯曲明显,输尿管硬镜可能无法通过弯曲的输尿管,可以尝试使用输尿管软镜进行碎石。

🤔 对于脊柱畸形合并尿石症患者,进行经皮肾镜取石术要注意什么

🎓 对于脊柱畸形合并尿石症患者,进行经皮肾镜取石术须注意:

1. 根据不同畸形,选择不同的手术体位;

2. 注意肾脏周围毗邻器官的变化,B超定位有助于观察肾脏毗邻器官,避免损伤胸腔、肝脏、脾脏及肠管;

3. 尽可能避免碎石进入弯曲的输尿管,引起取石困难。

第十四节　开放手术后尿石症

🤔 开放手术后尿石症与普通尿石症有何不同

🎓 与普通尿石症患者相比,曾经有肾脏开放手术史的尿石症患者具有以下特殊之处:

1. 由于手术瘢痕的存在,肾脏的移动度和柔软度下降;

2. 由于肾脏周围手术瘢痕存在,肾脏与周围器官的解剖位置可能发生变化;

3. 既往手术可能导致肾盏颈、肾盂或者输尿管狭窄,甚至闭锁;

4. 既往手术可能导致不同程度的肾功能损害,选择治疗方案前需要进行分侧肾功能的评估。

🤔 开放手术后的尿路结石能否行体外冲击波碎石术

🎓 对于开放手术后的尿路结石,只要符合体外冲击波碎石术的指征(参考第六章第五节),粗略地说,≤2cm 的肾脏结石或≤1cm 的输尿管上段结石,均可考虑进行体外冲击波碎石术。但是,术前需要注意是否存在肾盏颈、肾盂或者输尿管狭窄,评估一下患侧肾功能情况,进一步确定是否适合行体外冲击波碎石术。

如果存在肾盏颈、肾盂或输尿管狭窄,或者患侧肾功能不佳,经过体外冲击波击碎的结石常常难以排出。

开放手术后的尿路结石能否行输尿管镜取石术

输尿管镜取石术适合处理输尿管中下段结石。通常来说,如果只有肾脏手术史,通常不会影响输尿管镜取石术。但是,如果曾经有过输尿管中下段开放手术史,需要注意的是,结石的形成是否由于输尿管狭窄引起的,输尿管镜能否越过狭窄段处理结石。

开放手术后的尿路结石能否行输尿管软镜碎石术

对于开放手术后的尿路结石,只要符合输尿管软镜碎石术的指征(参考第六章第七节),粗略地说,≤2cm 的肾脏结石或≤1cm 的输尿管上段结石,不适合行体外冲击波碎石术时,均可行输尿管软镜石术。但是,术前需要评估,是否存在肾盏颈、肾盂或者输尿管狭窄,肾脏柔软度下降是否影响软镜进入肾盏,患侧肾功能是否影响碎石的排出。

开放手术后的尿路结石能否行经皮肾镜取石术

对于开放手术后的尿路结石,只要符合经皮肾镜取石术的指征(参考第六章第五节),粗略地说,>2cm 的肾脏结石,其他微创方法无法处理的肾脏或输尿管上段结石,均可考虑行经皮肾镜取石术。但是,需要注意以下几点:

1. 穿刺点尽可能避开手术瘢痕,减小建立通道的难度;
2. 如果存在肾盏、肾盂或输尿管狭窄,需要同时处理;
3. 由于肾脏柔软度下降,如果肾镜摆动过大,容易造成肾实质或盏颈撕裂;
4. 由于肾脏周围瘢痕存在,尿液外渗发生的可能性相对较小。

开放手术后的尿路结石能否行腹腔镜取石和开放取石术

由于肾脏周围瘢痕存在,施行腹腔镜取石术和开放取石术的手术难度显著增加,同时邻近器官损伤的概率增加,因此。开放手术后的尿路结石尽可能不要选择腹腔镜取石和开放取石术。如果确实需要开放手术解除尿路梗阻时,才考虑腹腔镜或开放取石手术。

第十五节　尿石症合并脓肾

何为尿石症合并脓肾

由于上尿路结石梗阻导致的肾脏化脓性感染,称为"尿石症合并脓肾",也有称为"尿石症合并肾积脓"。

哪些尿石症患者容易并发脓肾

合并糖尿病、贫血、机体抵抗力低下、病程长等尿石症患者,在合并尿路梗阻同时容易并发脓肾。

哪些症状提示脓肾的可能

脓肾的临床表现分为两类:一种为急性发作型,表现为畏寒高热、全身无力、呕吐及患侧腰部疼痛,检查发现患侧腰部发红、肿胀、发热、触痛明显;另一种为慢性病程型,表现为反复发作患侧腰痛,腰部可扪及包块。

但是,并不是所有脓肾患者均具备上述典型表现,有些患者可以完全没有症状,或者仅表现贫血、消瘦等症状。

哪些检查可以发现脓肾

脓肾有时不容易被诊断,以下检查提示脓肾的可能:

1. 尿常规检查有大量脓细胞,尿培养呈阳性;

2. 血常规检查白细胞明显升高,明显核左移;

3. B超检查提示肾脏低回声液性暗区,内部充满回声光点(或称"回声碎屑")(图7-15-1);严重者肾脏结构不清,脓液粘稠时表现为"脓液在下、尿液在上"的分层现象(图7-15-2);有时在肾盂肾盏发现气体声像。超声对脓肾的诊断准确率文献报告差异较大(25%~95%);

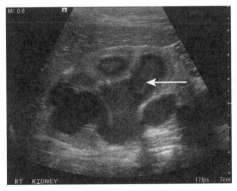

图7-15-1　脓肾的超声表现(肾盂肾盏回声碎屑)

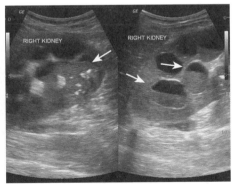

图7-15-2　脓肾的超声表现(液体平面)

4. CT 检查提示肾盂壁增厚(>2mm);肾实质或肾周围炎改变(图 7-15-3);肾盂肾盏扩张和梗阻;水样密度或稍高密度,CT 值可大于 30HU;集合系统可见液气平面(图 7-15-4),或含对比剂的尿液呈现液体分层现象。

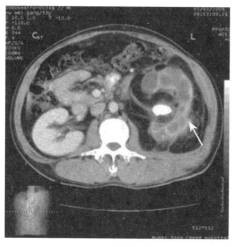 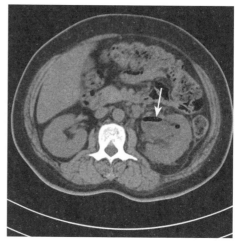

图 7-15-3   脓肾的 CT 表现(肾周围炎)

图 7-15-4   脓肾的 CT 表现(液气平面)

🔖 对于尿石症合并脓肾,需要切除肾脏吗

🤖 根据脓肾的形成过程,可分为早、中、晚三个阶段。早期表现为肾脏结构无显著变化,仅表现为肾盂肾盏尿液混浊,形成稀薄的脓液;晚期表现为肾脏结构失去正常形态,肾实质组织遭到广泛性破坏,肾盂肾盏充满粘稠的脓液和坏死组织(图 7-15-5)。中期是介乎于早期与晚期之间的阶段。

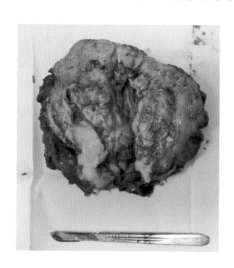

图 7-15-5   晚期脓肾

一般来说,早期脓肾,肾功能保持尚好,应该争取保留肾脏;晚期脓肾应该行肾脏切除术;中期脓肾,应该权衡利弊,根据结石的负荷、肾组织的破坏情况、残存肾功能的好坏决定是否保留肾脏。

对于尿石症合并脓肾,可以一次手术处理吗

原则上,对于尿石症合并脓肾,应该先使用逆行插管或者经皮肾造瘘引流,然后二期进行取石手术或者肾脏切除术。因为,未经充分引流的脓肾,直接进行腔镜手术可导致尿源性脓毒症,也会增加肾脏切除的手术难度。

第十六节　头孢曲松结石

什么是头孢曲松钠

头孢曲松钠是第三代头孢菌素类药物,商品名有"罗氏芬""得治""立健松"等 30 余种。该药通过抑制细胞壁的合成而产生杀菌活性。临床上广泛应用于成人和儿童的抗感染治疗。

什么是头孢曲松结石

头孢曲松钠在体内大部分是通过泌尿系统排泄。由于该药的溶解度较高,理论上不易形成尿路结石。故而有人推测结石成因可能是由于尿液中的头孢曲松离子与钙离子结合,形成了难溶性头孢曲松钙,进而析出结晶后形成的一种"伪结石"。

头孢曲松结石在临床上常见吗

1990 年,国外首次报道了头孢曲松钠可导致尿路结石,当时的发生率极低。多见于婴幼儿,至今国外报道的总数不多。近年来,国内报道此类结石超过 200例,实际发生例数可能更多。

头孢曲松结石是怎样形成的

形成头孢曲松结石的两大主要因素:

1. 头孢曲松钠的药物浓度过高:由于超剂量用药、超长时间用药、给药间隔时间过短、给药速度过快等原因,导致尿液中头孢曲松离子短时间内浓度过高;

2. 尿钙排泄量过高:在头孢曲松钠用药期间,高钙饮食所引起的一过性尿钙排泄量过高,或同时进行补钙治疗,或患者本身有"高钙尿症",或由于头孢曲松本身所致的尿钙非剂量依赖性升高,都有可能促进这种特殊结石的形成。

哪些人容易得头孢曲松结石

儿童与成人均可得病,以儿童稍多。60 岁以上极少发病。

头孢曲松结石在用药多久出现

头孢曲松结石最早可在头孢曲松钠用药后 1~2 天出现,约占 30%,大多数在 7 天内发生。

头孢曲松结石患者的临床症状有何特点

头孢曲松结石主要位于肾集合系统,其次是输尿管膀胱开口处。以双侧多见(对于普通尿路结石,90% 以上为单侧结石),故易同时堵塞双侧上尿路,从而导致急性肾后性肾衰竭。因此,约半数患者出现少尿或无尿症状,七成左右的患者出现肾功能损害,其中 12% 患者需要透析治疗。

头孢曲松结石是否很坚硬

头孢曲松结石由晶体堆积而成,缺乏基质作为结晶的连接和支撑,故其结构松散,容易自行解体。由于头孢曲松结石是松脆易碎的"伪结石",有时亦可用输尿管导管将结石捅碎,使之排出。

头孢曲松结石的 B 超图像有何特点

头孢曲松结石的 B 超检出率为 70%,多为直径较小的强回声灶伴后方声影,也可表现为泥沙样强回声点。几乎所有的患者均显示肾积水或肾盂输尿管扩张。图 7-16-1 黑色箭头所指为左输尿管上段多个直径较小的强回声团,为头孢曲松结石的 B 超图像改变。

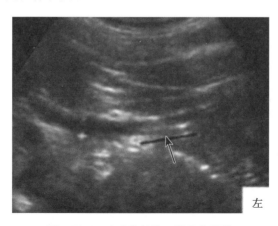

图 7-16-1 头孢曲松结石的 B 超图像

头孢曲松结石的 X 线照片有何特点

头孢曲松结石在 X 线平片大都(97%)不显影或显影淡,即是"X 线阴性结石"。一般不做静脉尿路造影,以免加重肾功能损害。

头孢曲松结石的 CT 图像有何特点

头孢曲松结石含钙量及结构松散,且密度不均匀,CT 显示结石为稍高密度影,密度不均,CT 值为 60~90Hu。它的 CT 值低于尿路结石中 CT 值最低的纯尿酸结石,纯尿酸结石的 CT 值为(344±152)HU。图 7-16-2 白色箭头所指为左肾盂多发性"鱼籽样"结石,为头孢曲松结石的典型 CT 表现。

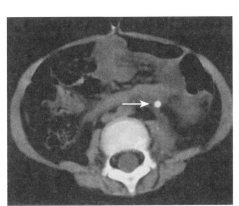
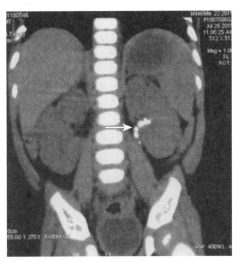

A 横断面   B 冠状面

图 7-16-2 头孢曲松结石的典型 CT 表现

如何治疗头孢曲松结石

头孢曲松结石,若未造成尿路梗阻,则可停药后给予对症及排石治疗,假性结石于治疗后 3~7 天消失;若出现单侧尿路梗阻,可通过膀胱镜或输尿管镜逆行插管,或低能体外冲击波碎石,即可解除结石导致的梗阻;若出现双侧尿路梗阻造成急性肾衰竭,可在镜下双侧逆行插管引流,必要时配合血液透析。

如何预防头孢曲松结石的形成

下列方法可以预防头孢曲松结石的形成:

1. 必须严格掌握和遵循头孢曲松钠的临床用药指征,规范使用剂量、方法和期限。尤其在大剂量使用时,应注意控制给药速度;

2. 用药期间应及时补足体内水分,尤其是腹泻和发热者,往往处于脱水状态,尿液浓缩后容易引发结石形成;

3. 用药期间应停止补钙或少用富含钙的食物,以防尿钙浓度过高。特别是禁止把头孢曲松钠和含钙制剂联合使用。用药期间食用富含枸橼酸钾的柑橘类水果或橙汁,可能有助于预防头孢曲松结石的形成;

4. 在用头孢曲松钠的治疗过程中,应定期进行 B 超监测泌尿系统和胆道系统。一旦发现结石或患者出现明显症状时,应立即停药,或改用其他抗生素。

第十七节　三聚氰胺结石

🐾 三聚氰胺的来历

🐱 三聚氰胺由德国化学家 Justus yon Liebig 于 1834 年首次合成,英文名为 melamine,是一种三嗪类含氮杂环有机化合物,是重要的氮杂环有机化工原料。

🐾 三聚氰胺的理化特性是什么

🐱 三聚氰胺,简称三胺,又叫 2,4,6-三氨基-1,3,5-三嗪、1,3,5-三嗪-2,4,6-三胺、2,4,6-三氨基脲、蜜胺、三聚氰酰胺、氰脲三酰胺,分子式 $C_3N_6H_6$、$C_3N_3(NH_2)_3$,见图 7-17-1,相对分子质量 126.12。

三聚氰胺性状为纯白色单斜棱晶体,无味,溶于热水,微溶于冷水,呈弱碱性($pH = 8$)。

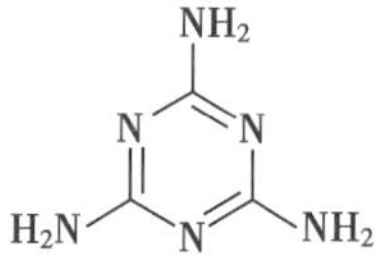

图 7-17-1　三聚氰胺的化学结构

🐾 三聚氰胺在工业上的用途是什么

🐱 三聚氰胺是一种重要的有机化工中间产品,主要用来制作三聚氰胺树脂,具有优良的耐水性、耐热性、耐电弧性、阻燃性,被广泛用于涂料、氨基塑料、黏合剂、造纸、装饰板的制作,纸币增强剂、纺织助剂等。同时它也可以作为合成药物的中间体或药物载体的原料。

如何制造三聚氰胺

目前工业上三聚氰胺主要使用尿素法直接在高温高压下制得,技术难度不大,成本较低,反应式如下:

$$6(NH_2)_2CO \longrightarrow C_3N_3(NH_2)_3 + 6NH_3 + 3CO_2$$

三聚氰胺是一种食品添加剂吗

三聚氰胺本身既不是药品也不是食品添加剂,仅仅是一种化工原料。因此,三聚氰胺不能被加入食品或药品中。

在我国奶粉行业中,三聚氰胺的限量标准是多少

婴幼儿配方乳粉中三聚氰胺的限量值为 1mg/kg,高于 1mg/kg 的产品一律不得销售。液态奶(包括原料乳)、奶粉、其他配方乳粉中三聚氰胺的限量值为 2.5mg/kg,高于 2.5mg/kg 的产品一律不得销售。含乳 15% 以上的其他食品中三聚氰胺的限量值为 2.5mg/kg,高于 2.5mg/kg 的产品一律不得销售。

为什么要向食品中加入三聚氰胺

食品和饲料工业蛋白质测试方法-"凯氏定氮法",是通过测出含氮量来估算蛋白质含量,也就是说,食品中氮元素含量越高,食品中蛋白质含量就越高。

蛋白质主要由氨基酸组成,其含氮量一般不超过 30%,而三聚氰胺的含氮量为 66% 左右。

三聚氰胺也常被不法商人用作食品添加剂,以提升食品检测中的蛋白质含量指标,因此三聚氰胺也被人称为"蛋白精"。

三聚氰胺对人体的危害是什么

经消化道吸收入血或静脉注射的三聚氰胺,主要经肾脏排泄。三聚氰胺与其水解产物三聚氰胺酸等化合物,通过氢键形成网络样结构复合物。这种复合物如果堵塞远端肾小管和集合管,可造成急性肾衰竭;如果在肾集合系统或膀胱堆积,分别形成肾结石和膀胱结石。

何谓"三鹿奶粉"事件

2008 年,我国包括"三鹿"牌在内的 22 种品牌婴幼儿配方奶粉受到三聚氰胺污染,导致大量婴幼儿发生泌尿系结石,称为"三鹿奶粉"事件。

服用三聚氰胺奶粉患儿的成石风险有多高

Haping YANG(2010)筛查 14 256 名患儿发现,服用含量高的三聚氰胺奶粉

患儿的成石风险是没有服用三聚氰胺奶粉患儿的 6.28 倍。

与普通结石相比,三聚氰胺结石有何特点

三聚氰胺结石呈棕黄色,不规则,质较脆,多在肾盂肾盏内形成沉渣或砂粒样聚积,也可聚集成块(图 7-17-2)。

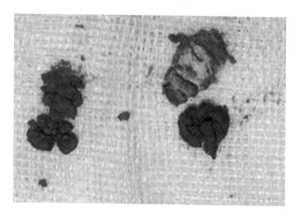

图 7-17-2　三聚氰胺结石的外观

如何诊断三聚氰胺结石

出现以下情况,应考虑患三聚氰胺结石的可能:

1. 患儿有三聚氰胺污染的奶粉喂养史;

2. 具备以下临床表现中的一项或多项:不明原因哭闹,排尿时尤甚,可伴呕吐;肉眼或镜下血尿;急性梗阻性肾衰竭,表现为少尿或无尿;尿中可排出结石,男婴结石阻塞尿道可表现为尿痛、排尿困难;可有高血压、水肿、肾区叩击痛;

3. 实验室检查:尿红细胞形态为正形红细胞为主,而非畸形红细胞为主,可排除内科性肾病;

4. B 超检查:典型的三聚氰胺结石呈碎渣或砂粒样,也可聚积成团块状,结石后方为淡声影或无声影,绝大多数可探及结石后缘(图 7-17-3)。结石可存在于肾盂、肾盏和输尿管内。膀胱内结石多随尿液及时排出,存留时间一般较短。

5. X 线检查:三聚氰胺结石为透 X 线的阴性结石,故腹部平片不能显示结石,但可用于与含钙阳性结石的鉴别诊断。CT 对小儿的辐射较大,一般只用于 B 超诊断困难情况。静脉尿路造影可用于肾功能良好患者的诊断。

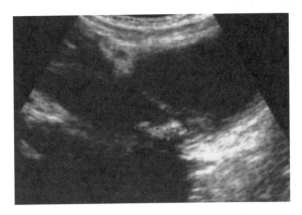

图 7-17-3　三聚氰胺结石的 B 超图像

三聚氰胺肾结石该怎么治疗

在停用问题奶粉、补充液体、碱化尿液后,大多数三聚氰胺结石可自行排出,仅需超声定期随访而无须特殊治疗。

内科保守治疗无效,继发尿路感染或出现梗阻性肾衰竭以及排石过程中引起尿路梗阻者,可考虑外科手术解除梗阻。

采用什么外科措施可以治疗三聚氰胺尿路结石

对于三聚氰胺结石导致下尿路梗阻造成急性尿潴留者,宜采用小儿膀胱镜或输尿管镜进行经尿道碎石。而对于上尿路梗阻引起的肾积水或急性肾后性肾衰竭者,可选择逆行输尿管插管(留置双 J 管)引流、输尿管镜下碎石、经皮肾造瘘引流、经皮肾镜取石或开放切开取石等方法治疗。由于此类患者的病情常较重,应尽量选用创伤小的外科手术。

如何预防三聚氰胺结石

不要服用三聚氰胺污染的奶制品或食品,是预防三聚氰胺结石的关键。

第十八节　儿童尿石症

儿童更易患尿石症吗

与成人相比,儿童的尿石症相对少见。每 100 个尿石症患者,儿童仅占 2~3 个。在欧洲,儿童尿石症的发病率为每年每百万人口 1~2 人。

男孩更易患尿石症吗

男孩尿石症的发病率略高于女孩,但两者比例很接近。但在某些儿童尿石症高发区,尿石症的发病率存在一定的性别差异。

譬如,表 7-18-1 为广州医科大学附属第一医院泌尿外科曾国华教授团队在2014 年调查新疆喀什地区主要医院尿石症的发病情况,显示男性儿童发病率是女性的 2.3 倍。

表 7-18-1　新疆喀什地区主要医院尿石症病人发病情况

年龄段	患病率(%)	男孩占比(%)	女孩占比(%)
<1 岁	44(10.19)	30(5.91)	14(6.25)
1~3 岁	246(33.61)	191(37.60)	55(24.55)
4~6 岁	62(8.47)	36(7.09)	26(11.61)
4~6 岁	62(8.47)	36(7.09)	26(11.61)
7~9 岁	31(4.23)	18(3.54)	13(5.80)
10~18 岁	45(6.15)	21(4.13)	24(10.71)
19~40 岁	185(25.27)	117(23.03)	68(30.36)
41~60 岁	68(9.29)	56(11.02)	12(5.36)
>60 岁	51(6.97)	39(7.68)	12(5.36)
合计	732(100)	508(69.4)	224(30.6)

哪一年龄段的儿童更易患尿石症

从早产新生儿到青少年任何年龄均可发病,尿石症的发病没有明显的年龄差异。但是,在某些儿童尿石症的高发地区,尿石症的发病可能存在年龄的差异,譬如,新疆喀什地区儿童尿石症,以 1~3 岁儿童发病率最高(表 7-18-1)。

尿石症患者的子女是否更易患尿路结石

正常人尿石症的发生率为 1/1 000,而尿石症患者的子女尿路结石的发生率高达 40/1 000,说明尿路结石与遗传有密切关系。

儿童为什么会患尿石症

与成人相似,儿童尿石症的病因仍然不清楚。50%的尿石症由于代谢异常引起(多见于年长儿和青少年),30%~40%为尿路感染引起的(多见于 4 岁以下的儿童),10%~40%为泌尿系统畸形引起。

为什么早产儿更易患尿石症

出生体重小 1.5kg 的婴儿为极低出生体重儿。其尿石症的发病率达 2.5%，其中出生体重≤1.25kg 婴儿的发病率高达 11%。可能原因为：

1. 呋塞米常用于治疗早产儿呼吸窘迫综合征，长期大量使用速尿，导致尿钙增高；

2. 补钙、激素或者长期卧床等原因，导致尿钙增高；

3. 合并高草酸尿或低枸橼酸尿。

为什么儿童会长膀胱结石

母乳或乳制品喂养不足、过早补充谷物导致蛋白和矿物质不足，是形成膀胱结石的主要原因。长期用谷类喂养的新生儿，尿中草酸、钙、尿酸、氨含量升高，而磷酸盐、枸橼酸、硫酸盐、钠、钾、镁等降低，尿液呈酸性，容易造成尿酸盐沉淀形成结石。因此，儿童膀胱结石多见于发展中国家。随着营养水平的提高，膀胱结石已逐渐减少。

肾或输尿管结石的患儿通常有何不适

儿童肾或输尿管结石的表现多种多样：有的表现为典型的肾绞痛，发生率不足 15%；婴幼儿可表现为哭闹不安、呕吐、面色苍白、出冷汗等；年长儿可表现为腹痛、背部痛或会阴部痛；有的可表现为大量或微量血尿；有的表现为尿频尿急尿痛等尿路感染表现；有的表现为浮肿、无尿等肾功能不全的表现；有的甚至完全没有症状。

膀胱或尿道结石的患儿有何表现

膀胱或尿道结石的儿童可表现为哭闹不安、下腹部不适、排不出小便、用手抓挠生殖器等症状。

儿童体外冲击波碎石要全身麻醉吗

儿童，尤其是对于年龄<10 岁的儿童，由于他们在体外冲击波碎石过程中不配合，身体的移动导致碎石定位困难，因此常需要全身麻醉。

儿童体外冲击波碎石的病例选择与成人相似吗

儿童选择体外冲击波碎石的标准与成人相似。直径≤2cm 的肾结石，或直径≤1cm 的输尿管上段结石首选体外冲击波碎石。>1cm 的输尿管上段结石可选择体外冲击波碎石、输尿管镜取石术或者经皮肾镜取石术。输尿管中下段结石可选用体外冲击波碎石或者输尿管镜取石术。

儿童体外冲击波碎石要注意什么

与成人不同,儿童体外冲击波碎石术多采用低功率(15~20kV)设备,电击次数少于 2 000,射线照射剂量平均为 106.6(16~415)cGy/cm^2,远低于成人 250cGy/cm^2,目的是避免体外冲击波碎石过程中潜在的肾功能损害,从而保护儿童的肾脏功能。

儿童体外冲击波碎石的疗效与成人相似吗

体外冲击波碎石术(ESWL)治疗儿童肾、输尿管结石的疗效与成人相似,结石清除率达 50%~95%。但是,有人认为儿童体外冲击波碎石术效果更显著,一方面由于儿童组织器官内含水量较成人高,使冲击波在体内不易衰减更容易发挥治疗作用;另一方面,儿童的结石成分不同于成人,更容易被击碎;而且,儿童的排石能力较成人强。

儿童体外冲击波碎石后结石复发率有多少

儿童体外冲击波碎石后结石复发率为 2%~44%,因此术后常需定期复查。

体外冲击波对患儿的睾丸或卵巢功能有危害吗

有资料报告,体外冲击波能抑制初级精母细胞的形成和分化,可使生精细胞和精子数量减少,其影响直到术后 1 个月才逐渐消除。卵巢似乎比睾丸更能耐受体外冲击波。因此,体外冲击波碎石时,应注意保护患儿的睾丸和卵巢。

儿童能否进行输尿管硬镜取石术

由于儿童的年龄、个体差异、病变情况等因素,不同年龄儿童输尿管的粗细不一,输尿管镜能否进入儿童的输尿管,手术前常常难以预测。但是,目前生产出更细的输尿管镜,例如 4.5/6.5F 的输尿管镜,直径约 1.5mm,使其容易进入儿童的输尿管进行碎石。如果由于输尿管细小无法进入输尿管镜,可先行输尿管支架置入术使输尿管被动扩张,2 周后再行输尿管镜取石术。儿童输尿管硬镜取石术的病例选择标准与成人一致。

儿童能否进行输尿管软镜取石术

与输尿管硬镜手术一样,输尿管软镜能否进入儿童的输尿管,手术前常难以预测。但是,目前生产出更细的输尿管软镜和更细的通道鞘,使其容易进入儿童的输尿管进行碎石。儿童输尿管软镜取石术的病例选择标准与成人一致。但是,值得一提的是,由于儿童输尿管细小,进行儿童输尿管软镜手术前,常常需要预先留置支架管,因此,要考虑多次麻醉对小儿的影响。

儿童能否进行经皮肾镜取石术

随着经皮肾镜技术的提高,儿童进行经皮肾镜取石术几乎不受年龄限制。刚出生的小孩也可以行经皮肾镜取石术。儿童经皮肾镜取石术的病例选择标准与成人一致。与成人不同的是,由于儿童的肾脏相对细小,更适宜选择微通道(俗称"小孔")取石,例如成人打的孔约1cm,儿童打的孔约6mm,甚至更小。

儿童能否进行经腹腔镜取石术

使用儿童腹腔镜治疗部分肾盂、输尿管结石,其优点在于整块取出结石,不受输尿管宽窄影响;同时还可以对合并肾盂输尿管连接部梗阻等尿路畸形进行整形手术。儿童经腹腔镜取石术的病例选择标准与成人一致。

儿童还需要开放手术取石吗

随着碎石机、经皮肾镜、输尿管硬镜、输尿管软镜、腹腔镜等设备发展和医生临床经验的积累,越来越多的儿童尿路结石可采用微创技术治疗。但受技术设备和经济条件的制约,以及儿童尿路细小的特点,儿童开放手术取石仍然占据一定的地位。例如,有些医疗机构没有小口径的输尿管镜,无法进入儿童的输尿管,唯有做开放手术取石;有些医疗机构没有儿童经皮肾镜取石术的经验,唯有做开放手术取石术。理论上,儿童开放手术取石的病例选择标准与成人一致。

儿童膀胱或尿道结石可用微创手术处理吗

尽管儿童的尿道细小,仍然可用微创手术取出膀胱结石。对于年长儿童,与成人一样,只不过使用的是直径14F(约3.6mm)的小儿膀胱镜,通过激光碎石器击碎结石后,用吸引器吸出。对年少儿童,可用直径8/9.8F(约3mm)的输尿管镜代替膀胱镜,小的结石击碎后自行排出,大的结石可以进行膀胱造瘘,从瘘口取出结石。

当然,如果结石太多或太大,开放膀胱切开取石术也是一个很好的选择。

如何预防儿童尿路结石的复发

儿童尿路结石的预防措施包括:

1. 评估有无尿路畸形。如果有,必须要进行手术纠正尿路畸形。

2. 评估有无尿路感染。如果有,进行尿液细菌培养寻找敏感抗生素,有效控制尿路感染。

3. 评估有无代谢异常。可以把取出的结石作结石成分分析,或者取 24 小时尿液做尿路结石危险因素分析,寻到代谢异常的原因,进行相关药物或食物的预防。

第十九节 孕妇尿石症

🐾 孕妇更易患尿石症吗

👨‍⚕️ 目前统计,每 1 500~2 500 名孕妇就有 1 名罹患尿石症,其发病率和复发率与正常同龄非孕妇无明显差异。

🐾 妊娠哪些生理改变与尿路结石形成相关

👨‍⚕️ 妊娠期泌尿系统的生理改变以及对尿路结石形成的影响:

1. 结构改变。妊娠早期,孕酮使输尿管的蠕动减弱;妊娠晚期,增大的子宫压迫输尿管。这些尿流的减慢容易导致尿路结石的形成;

2. 功能改变。妊娠期肾小球滤过率增加 30%~50%,孕妇尿中蛋白质、氨基酸、葡萄糖和水溶性维生素的排泄增加,是孕妇容易发生尿路感染的重要原因之一。

3. 对尿路结石形成的影响:由于胎盘分泌 1,25-二羟基维生素 D_3 增多和甲状旁腺素分泌减少,正常妊娠有吸收性高钙尿的生理现象。这些都是促进结石形成的因素。然而,妊娠期抑制结石形成的物质如枸橼酸盐、镁、葡胺聚糖等滤过量也相应增加。两者作用相抵,使得孕妇尿石症的发病率和未孕妇女相比并无明显提高。而且,两类人群的结石成分相似,均以草酸钙和感染性结石为主。

🐾 尿石症对孕妇的危害是什么

👨‍⚕️ 尿石症是引起孕妇腹痛最常见的原因,40% 的早产与此有关。还因为结石并发尿路感染,甚至尿源性脓毒症,影响正常分娩。因此,孕妇尿石症备受关注。

🐾 孕妇的尿石症都在怀孕期间才被发现吗

👨‍⚕️ 约 1/3 病例怀孕前曾经有尿石症病史,2/3 病例在怀孕期间才被发现。

🐾 孕妇尿石症的好发年龄

👨‍⚕️ 孕妇的尿石症高发年龄平均为 24.6 岁。

孕妇的尿路结石通常在何时发生

80%~90%的病例发生于妊娠中期或妊娠晚期(即怀孕3个月后),妊娠早期(怀孕前3月)罕见发生。可能与妊娠中晚期增大的子宫压迫输尿管导致尿流减慢相关。

孕妇的尿石症好发于哪一侧

与普通患者相似,孕妇的左右两侧上尿路发生尿石症的概率相同。

再次怀孕还会得尿石症吗

目前统计,再次怀孕(经产妇)的尿石症发生率高于首次怀孕(初产妇),比例为3:1。

怀孕期间检查发现肾积水,都是由尿路结石引起的吗

怀孕期间检查发现无症状的肾积水,大多数不是尿路结石引起的。约90%正常怀孕妇女会出现肾盂输尿管积水,称为"妊娠期生理性肾积水"。生理性肾积水开始于妊娠早期6~10周,持续至分娩后4~6周。

为什么怀孕期间会出现肾积水的生理现象

妊娠早期,孕妇体内产生一种激素——黄体酮水平升高,使输尿管平滑肌松弛扩张、蠕动减少、尿液滞留;妊娠晚期,由于增大的子宫压迫输尿管,使骨盆以上输尿管扩张。这些因素均是导致"妊娠期生理性肾积水"的原因。

如何发现"妊娠期生理性肾积水"

"妊娠期生理性肾积水"的孕妇,通常没有身体不适,只是产科检查时进行B超检查发现肾盂积水及输尿管扩张。

妊娠期生理性肾积水,为什么右侧多于左侧

妊娠时右肾盂输尿管扩张比左侧严重,右肾盂贮尿可达60ml以上,原因是怀孕时出现右侧卵巢静脉充血肿胀和生理性子宫右旋,把右侧的输尿管压迫于骨盆之上有关。

妊娠期生理性肾积水,会对肾功能造成影响吗

如果确定为怀孕期间生理性肾积水,一般在分娩后4~6周自行消失,不会对孕妇的肾功能造成影响。

B超能否区分肾积水是结石引起的,还是"妊娠期生理性肾积水"

B超是诊断孕妇合并尿石症的首选方法。肾结石容易被B超所发现。如果输尿管结石较大,或者引起肾积水较明显,B超容易找到输尿管结石;如果输尿管结石较小,或者引起肾积水较少,B超难以找到输尿管结石,难以区分上述两种情况。

什么表现提示孕妇患有尿石症

以下表现提示孕妇患有尿石症的可能:

1. 孕妇出现腰部或下腹部疼痛,通常为单侧、间歇性发作;

2. 轻敲患侧腰部,觉得深部疼痛;

3. 尿常规发现红细胞(>5个/HP),或同时发现白细胞(>3个/HP);

4. B超检查:妊娠中晚期,无症状者右肾盂最大直径>27mm,左肾盂最大直径>18mm;或有症状的患者肾盂最大直径>17mm。

放射线对胎儿的影响有多大

一般认为,小剂量射线(10~20mGy)可增加胎儿白血病的致病危险性,同时增加其他肿瘤的患病率;放射剂量大于50mGy可引起先天性畸形、宫内胎儿生长迟缓;放射剂量为500~1 000mGy,可引起基因突变,导致遗传性疾病。

影像检查让胎儿接触多少射线

常见放射性检查对胎儿的影响最大为CT,其次为静脉尿路造影,最小为腹部平片。

常见影像学检查的胎儿辐射有多少

常见影像学检查的胎儿辐射剂量,见表7-19-1。

深度阅读

表 7-19-1　常见影像检查的胎儿辐射剂量

检查方法	胎儿剂量(mGy)	
	平均剂量	最大剂量
腹部平片(KUB)	1.4	4.2
静脉尿路造影(IVU)	1.7	10
腹部CT	8.0	49
盆腔CT	25	79
^{99m}Tc-DTPA 肾扫描	1.5	4.0

孕妇一定不能进行普通 X 线检查吗

妊娠期能否行腹部平片（KUB）或静脉尿路造影（IVU）检查始终存在争议。腹部平片或静脉尿路造影的胎儿辐射剂量较低，影响有限，对妊娠中晚期的胎儿是安全的。一般认为，孕妇应该尽可能避免接触 X 线，确实病情需要可在妊娠中晚期进行，并让放射科医师制定合适的曝光计划。

静脉尿路造影对孕妇尿石症的诊断价值有多大

静脉尿路造影（IVU）是尿石症的主要诊断方法。但是妊娠期进行 IVU 不足之处在于，很难鉴别妊娠生理性肾积水与结石引起的梗阻；增大的子宫和胎儿骨骼也使细小结石显示不清，特别在妊娠晚期。因此，IVU 对孕妇尿石症的诊断价值有限。

孕妇可做逆行尿路造影检查吗

逆行尿路造影是诊断不明原因尿路梗阻的常用方法。但是，它存在与静脉尿路造影相当的辐射量，并易引起尿路感染，一般不推荐应用于孕妇。

孕妇能否进行 CT 检查

螺旋 CT 诊断输尿管结石的较 B 超强（敏感性为 96%～97%，特异性为 96%～99%），并能鉴别肿瘤和血块，但辐射剂量高，远远高于静脉尿路造影，尤其是盆腔 CT，所以 CT 不作为孕妇的常规检查。近年来，推荐使用低剂量 CT（辐射量小于 0.05Gy）应用于 B 超和 MRI 难以诊断的病例。

孕妇能否进行 MR 检查

核磁共振（MRI）没有电离辐射，可以不需要造影剂，不引起胎儿畸形，是安全的影像学检查，但 MRI 对结石显示不清。MRI 对妊娠早期胎儿的影响尚不清楚，不主张在妊娠前 3 个月使用。

其中，核磁尿路水成像（MRU）可以区分妊娠期生理性积水与其他原因（包括输尿管结石）引起的肾积水，常用于 B 超不能诊断的病例。但有时对梗阻是否由结石引起也难以分辨。

孕妇能否进行同位素肾显像

孕妇接受同位素检查也可使胎儿暴露于放射线，放射性物质可来自于邻近的母体器官，还可由胎盘进入胎儿内。肾图的放射量约为静脉尿路造影的 10%。如果使用 ^{99m}Tc 标记示踪物，放射量为 0.2～1.8mGy。值得注意的是，放射性同位素由尿液排出,贮存在患者的膀胱内形成一个大的放射源,从而对胎儿不利。为了减小同位素对胎儿的影响,应嘱患者大量饮水并及时排尿。由于同位素肾图只能提示是否存在梗阻,不能确定梗阻原因,因此较少应用于孕妇。

怀孕期间发现尿路结石,怎么办

怀孕期间发现无症状的、没有引起肾积水、或者肾积水没有进行性加重的肾结石,应该等待分娩后进一步诊治;怀孕期间有症状的肾结石或输尿管结石,首选保守治疗,包括卧床休息、多饮水、静脉补液、止痛、止吐、抗生素等药物治疗。64%~84%的结石可自发排出,<0.4cm 的结石更容易排出,>0.7cm 的结石排出相对困难。

怀孕期间,哪些药物可以吃

怀孕期间,若非必要,尽可能不要进食药物,以免对胎儿造成影响;但是,如果必需进食药物,但仍坚持不服用,可能延误病情,反而造成孕妇和胎儿病情加重。根据药物对妊娠和胎儿的影响,美国 FDA 把药物分为 A、B、C、D、X 五类,原则上最好使用 A 类或 B 类药物,使用 C 类或 D 类药物须权衡利弊,不主张使用 X 类药物。

A 类:对照研究显示无害。已证实此类药物对人胎儿无不良影响,是最安全的药物;

B 类:对人类无危害证据。动物实验对胎畜有害,但在人类未证实对胎儿有害,或动物实验对胎畜无害,但在人类尚无充分研究;

C 类:不能除外危害性。动物实验可能对胎畜有害或缺乏研究,在人类尚缺乏有关研究,但对孕妇的益处大于对胎儿的危害;

D 类:对胎儿有危害。市场调查或研究证实对胎儿有害,但对孕妇的益处超过对胎儿的危害;

X 类:妊娠期禁用。在人类或动物研究,或市场调查均显示对胎儿危害程度超过了对孕妇的益处,属于妊娠期禁用药。

孕妇肾绞痛发作时,可以使用哪些止痛药

孕妇肾绞痛发作,首选吗啡或度冷丁,它们对胎儿呼吸有抑制作用,估计在 4 小时内不会分娩时可以使用,且对胎儿无不良影响,但长期使用会引起药物成瘾、胎儿宫内发育迟缓和早产。

间苯三酚为纯平滑肌松弛药,对母体的副反应小,动物实验没有致畸和致突变及致癌性。尤其适合于孕 20 周前解痉止痛治疗和抑制宫缩。

如果孕妇需要用消炎止痛药,宜选择对乙酰氨基酚(扑热息痛),因为对乙酰氨基酚比阿司匹林安全,它不会延长出血时间,也不会损害新生儿。其他消炎止痛药(消炎痛、阿司匹林、布洛芬、萘普生等)阻碍前列腺素的合成,可导致胎儿动脉导管未闭,所以应慎用于孕妇,特别是妊娠最后3个月。其中,阿司匹林能降低子宫收缩力,可引起产程延长或难产,而且由于其减弱血小板凝集作用,增加了产前孕妇和新生儿出血的机会。如果必须使用的话,使用时间不要超过48小时。

含可待因的药物在妊娠早期(前3个月)有致畸作用,3个月后致畸风险大大降低。

表 7-19-2 常用止痛药物对妊娠的影响

止痛药	FDA 分级	危险孕期	对胎儿不良影响	能否使用
阿片受体阻断剂				
吗啡	B/D	分娩前	小剂量的吗啡对胎儿无不良反应,但长期使用可使胎儿成瘾、宫内发育迟缓以及早产。	首选
度冷丁(哌替啶)	B/D		与吗啡相似,但较吗啡轻	首选
纯平滑肌解痉止痛药				
间苯三酚	B		不易透过胎盘屏障和血脑屏障,不具有抗胆碱作用,不会引起低血压、心律失常等症状。动物实验证实无致畸、致突变和致癌性。	可用
解热镇痛药				
对乙酰氨基酚*	B		为孕期解热镇痛首选药。可导致胎儿肾损伤、肾衰、先天性白内障、羊水过多。	可用
布洛芬(芬必得)	B/D	3	使用48小时内无畸形报告。妊娠晚期使用可导致羊水过少、产程延长、动脉导管早闭。	可用,孕晚期慎用
双氯酚酸#	B/D	1、2、3	可通胎盘,对胎鼠有毒性,但不致畸	慎用
吲哚美辛(消炎痛)	B/D	34周前	动脉导管提早关闭,新生儿肺高压,心肺适应性障碍,发绀,呼吸困难。	慎用
塞来昔布(西乐葆)	C	34周后	动物致畸;妊娠晚期使用可出现动脉导管早闭。	慎用
依托考昔(安康信)	C		同西乐葆。	慎用

续表

止痛药	FDA 分级	危险孕期	对胎儿不良影响	能否使用
胆碱能受体阻断 　阿托品 　654-2(山莨菪碱)	C		胎心增速,胎心率波动减少, 无反应性瞳孔散大	慎用
曲马多	C		动物实验发现致畸,不推荐给 哺乳期孕妇。	慎用
阿司匹林	C/D	1、2、3	能减缓子宫收缩,使产程延 长,增加产前后出血的风险。	慎用
可待因	C		兔唇、腭裂、髂关节脱臼及其 他肌肉骨骼畸形、胃肠道畸 形,产时致新生儿呼吸抑制、 新生儿戒断综合征	慎用

*市场上含"对乙酰氨基酚"的药物:日夜百服咛,小儿百服咛,加合百服宁,必理通,醋氨酚,扑热息痛,泰诺止痛片,退热净,雅司达,泰诺林,泰诺,对乙酰氨基酚,斯耐普,一粒清,Bufferin。

*市场上含"双氯芬酸"的药物:双氯芬酸钠,双氯灭痛,服他灵,阿米雷尔,迪弗纳,奥尔芬,奥湿克,扶他林,凯扶兰,诺福丁,天新力德,英太青胶囊,双氯芬酸。

孕妇患结石合尿路感染时,可以使用哪些抗生素

孕妇患结石合尿路感染时,首选青霉素类和头孢菌素类,他们的不良反应轻微,对胎儿影响相对较小。如果存在上述药物过敏,可选用红霉素或阿奇霉素。但是,硫酸盐红霉素化合物可能会引起孕妇胆汁淤积症,应避免使用。

灭滴灵对啮齿类有致基因突变作用,对人类无报道,属于慎用药。

其他抗生素包括氨基糖苷类、四环素类、氯霉素类、氟喹喏酮类和磺胺类,因其对胎儿的危害较大,孕妇禁用。

表 7-19-3　常用青霉素类抗生素在孕妇中的应用

	B类(可用)	慎用	备注
青霉素	青霉素 G 普鲁卡因青霉素 青霉素 V 钾 苄星青霉素 阿莫西林 苯苄西林 氯唑西林 氨苄西林 阿洛西林 哌拉西林 美洛西林 替卡西林	氟氯西林	孕妇首选抗生 素,哺乳期可 用。大量使用 时导致溶血性 贫血。危险孕 期为第 3 期。

续表

	B 类(可用)	慎用	备注
β-内酰胺酶抑制剂	哌拉西林三唑巴坦(特治星) 阿莫西林克拉维酸钾(君尔清) 氨苄西林舒巴坦 头孢哌酮舒巴坦(舒普深)	哌拉西林舒巴坦(益坦) 替卡西林克拉维酸 阿莫西林舒巴坦(特福猛) 舒他西林 美洛西林舒巴坦	

表7-19-4 常用头孢菌素在孕妇中的应用一览表

类别	B 类 (可用)	C 类 (慎用)	未分级 (慎用)	未分级 (不宜使用)	安全性 未确定
第一代 头孢菌素	头孢羟氨苄 头孢氨苄(先锋四号) 头孢噻吩(先锋一号) 头孢唑啉(先锋五号) 头孢拉定(先锋六号)		头孢替唑 头孢硫咪(仙 力素,早期妊 娠慎用)		
第二代 头孢菌素	头孢克洛(希刻劳) 头孢孟多 头孢替坦 头孢美唑 头孢西丁 头孢丙烯 头孢呋辛		头孢替安		
第三代 头孢菌素	头孢地尼(全泽复) 头孢克肟(世福素) 头孢甲肟 头孢哌酮 头孢噻肟 头孢泊肟 头孢他啶 头孢唑肟 头孢曲松(罗氏芬) 头孢托仑酯(美爱克)	拉氧头孢 (噻吗灵)		头孢地嗪 (高德)	头孢匹胺 头孢特仑 头孢米诺
第四代 头孢菌素	头孢吡肟(马斯平)				

表 7-19-5　其他常用抗生素菌素在孕妇中的应用一览表

抗生素	FDA 分级	危险 孕期	对胎儿不良影响	能否 使用
碳青霉烯类				
美罗培南	B			可用
厄化培南	B			可用
亚胺培南	C		未确定	慎用
帕尼培南				慎用
其他 β 内酰胺抗生素				
氨基南	B			可用
大环内酯类		3	肝功能障碍	
红霉素	B			可用
螺旋霉素	B			可用
阿奇霉素	B			可用
交沙霉素	B			可用
克拉霉素	C	1、2、3	胆汁淤积性黄疸	慎用
依托红霉素	D			慎用
呋喃妥因	B			可用
抗厌氧菌类				
甲硝唑	B	1	动物致畸、避免长期用药	
替硝唑	C			慎用
奥硝唑	C			慎用
磺胺药	B/D	3	新生儿毒作用：包括黄疸、G-6-PD 缺乏时出现溶血性贫血、核黄疸	慎用
喹诺酮类		1、2、3	导致未成熟动物出现关节病	慎用
环丙沙星	C			
诺氟沙星	C			
氧氟沙量	C			
萘啶酸	B			
氨基糖苷类	C/D		对胎儿有潜在神经损害和听力损害	慎用
妥布霉素	C			
丁胺卡那	C	1、2、3		

续表

抗生素	FDA分级	危险孕期	对胎儿不良影响	能否使用
庆大霉素	D	1、2、3		
卡那霉素	D	1、2、3		
氯霉素	C	1、2、3	粒细胞减少、灰婴综合征、肝损害	慎用
四环素	D	1	肢小畸形、骨畸形、尿道下裂、溶血性贫血、抑制骨骼生长、齿黄染	慎用
抗真菌类				
制霉菌素	B			可用
咪康唑	B/C			慎用
二性霉素B	B/C	1、2、3	儿肾障碍、听力障碍	慎用
氟康唑	C	1	动物试验致畸	慎用
酮康唑	C	1	动物试验致畸	慎用
依曲康唑	C	1	动物试验大剂量致畸	慎用
灰黄霉素	C	1、2、3	动物有胚胎毒性和致畸作用	慎用

备注:孕期1指孕12周末以前;孕期2指孕13~27周末;孕期3指孕28周以后。

孕妇能否使用药物排石治疗

α受体阻断剂(如坦索罗辛)、硝苯地平(心痛定)和糖皮质激素等药物可以促进结石排出,减少肾绞痛的发作频率。但是其对孕妇及哺乳期妇女的影响尚不肯定,因此不推荐使用。近年来有坦索罗辛应用于孕妇排石的小样本回顾性报告。

表7-19-6 常用排石药物在孕妇中的应用

药物	FDA分级	危险孕期	对胎儿不良影响	能否使用
α受体阻断剂				慎用
硝苯地平(心痛定)	C		抑制分娩,母亲低血压致胎儿缺氧,啮齿类动物试验致畸,孕早期慎用	慎用
糖皮质激素				

续表

药物	FDA分级	危险孕期	对胎儿不良影响	能否使用
泼尼松	B			可用
泼尼松龙(例如甲强龙)	B			可用
地塞米松	C	1、2	流产、畸形、低体重	慎用
倍他米松	C	2	胎盘功能不良、死胎	慎用
黄体酮	C		孕早期使用可致脊柱、肛门、四肢发生畸形	慎用

孕妇可以使用哪些止吐药

孕妇肾绞痛发作时,或者使用度冷丁止痛后,可以表现为呕吐症状。常用的止吐药,例如灭吐灵(甲氧氯普胺)、昂丹司琼、格拉司琼、托烷司琼均属于孕妇用药 FDA 分级 B 类,可以使用上述药物止吐。

孕妇接受全身麻醉对胎儿的影响有多大

吸入性麻醉剂(笑气、三氟乙烷)为脂溶性,容易通过胎盘。动物模型研究显示,这些麻醉剂能导致胎儿畸形。在妊娠前 3 月,暴露于挥发性气体时引起畸形的概率约为 0.5%。氯胺酮在妊娠早期可增加子宫内压,导致胎儿宫内缺氧。芬太尼和肌松剂对胎儿无明显不良影响。所以,妊娠前 3 个月建议采用局部麻醉或椎管内麻醉,尽量避免全麻;如果可能,应姑息治疗,至妊娠 3 个月后再麻醉治疗。若为择期手术,则应尽可能推至妊娠晚期或分娩后施行,这样可以大大降低麻醉药物对胎儿造成损害的风险。

孕妇尿石症,什么情况下需要手术治疗

孕妇尿石症,出现以下情况应该进行手术治疗:

1. 保守治疗不能控制的肾绞痛;
2. 感染性肾积水或脓肾;
3. 结石引起尿路梗阻导致肾功能损害;
4. 发生在孤立肾的输尿管结石。

孕妇的尿石症,首选哪些手术方法

1978 年,Meares 提出膀胱镜下输尿管支架置入术和经皮穿刺肾造瘘术治疗妊娠期尿石症引起的并发症,成功率达 90% 以上。在妊娠早期和中期,膀胱镜下

输尿管支架置入术和 B 超引导下经皮穿刺肾造瘘术是孕妇尿石症首选的手术治疗方法。

孕妇进行膀胱镜输尿管支架置入术须注意什么

膀胱镜输尿管支架置入术(见第六章第十一节)是从结石的旁边放置一条支架管,让尿液经过支架管排入膀胱,临时解决结石堵塞问题,待孕妇分娩后再处理结石。既往的支架管在体内放置时间短,每 3~4 周更换一次。目前有些支架最长可放置 1 年,如果无不适,无需在怀孕期间更换支架管。

优点:相对简单,常可在局麻进行;支架放在体内,对日常生活影响较少。

缺点:如果结石堵塞严重,支架难以从结石旁边通过;放置支架时间长,有时会出现血尿或尿路感染等并发症。

孕妇进行经皮穿刺肾造瘘术须注意什么

经皮穿刺肾造瘘术(见第六章第十一节)是在 B 超引导下,从腰部皮肤放置一条管子(称为"肾造瘘管")进入肾脏,让尿液经过管子引出体外,临时解决结石堵塞问题,待孕妇分娩后再处理结石。肾造瘘管通常每 3~4 周更换一次。

优点:相对简单,常可在局部麻醉进行;造瘘管的引流较输尿管支架管充分,适合于严重感染的引流;造瘘管更换相对简单,直接经原孔插入一根新的造瘘管即可。

缺点:手术有出血的风险;造瘘管放置体外,容易脱出,对日常生活和日后分娩造成一定的影响。

孕妇可直接用输尿管镜进行取石吗

相对于输尿管内支架植入术,对孕妇实施输尿管镜取石术须在全身麻醉或硬膜外麻醉下进行,有输尿管穿孔和败血症的潜在风险,故应由有经验的泌尿外科医生进行。输尿管镜下可选择钬激光、气压弹道、超声等方法进行碎石,其优点在于可以直接处理结石。但是,在妊娠 3 个月内,输尿管镜手术可能增加流产的风险,不建议使用;在妊娠晚期,由于增大的子宫的压迫,采用硬式输尿管镜操作较为困难。

孕妇可进行开刀手术取石吗

在腔镜技术迅速发展的年代,极少使用开刀手术治疗孕妇的尿石症。开放手术只在不具备腔镜技术或腔镜治疗失败时使用。手术引起早产的发生率在妊娠早期、中期、晚期分别为 6.5%、8.6%、11.9%。过去有人经阴道切开治疗输尿管下段结石,一般认为在妊娠晚期输尿管下段切开取石是禁忌的。另外,孕妇的血液处于高凝状态,而且增大的子宫压迫大血管,使静脉回流速度减慢,容易发生静脉栓塞和肺动脉栓塞,妊娠晚期血管栓塞的发生率是正常女性的 5~6 倍。

什么方法可以阻止孕妇尿路结石的进展

由于很多药物对胎儿可能造成影响,因此阻止孕妇尿路结石进展的主要方法是足够的饮水量,每天至少 2 500~3 000ml。

患有草酸钙结石的孕妇可以使用双氢克尿噻防治吗

噻嗪类利尿剂,如双氢克尿噻可以降低尿钙,对高尿钙和草酸钙结石患者有防治作用。但是它可诱发胎儿血小板减少、低血糖、低血钠,禁止使用该药降低孕妇尿钙。患有草酸钙结石的孕妇应限制钙的摄入,每日摄入量不超过 100~1 200mg。

患有尿酸结石的孕妇可以使用别嘌醇防治吗

黄嘌呤氧化酶抑制剂,如别嘌醇、α-巯丙酰甘氨酸,可预防尿酸结石形成,但对胎儿影响尚不清楚,禁用。患有尿酸结石或痛风的孕妇,可限制嘌呤饮食,碱化尿液。

患有胱氨酸结石的孕妇可以使用青霉胺防治吗

青霉胺可预防胱氨酸结石,但可导致大鼠胎儿畸形,禁用于孕妇。患有胱氨酸结石的孕妇应碱化尿液,使尿液 pH 调节至 7.5 左右。如果 24 小时尿胱氨酸超过 300mg,可酌情小剂量使用青霉胺。

第二十节 老年患者尿石症

什么是老年患者尿石症

按照世界卫生组织界定,65 岁以上称为老年。老年患者尿石症系指在 65 岁以上的成人所患尿路结石,既包括年轻时形成延续至年老的尿石症,也包括在年老时初次诊断的尿石症。

2017 年底我国 60 周岁及以上人口达 2.41 亿人,占总人口的 17.3%。预计到 2050 年前后,我国老年人口数将达到峰值 4.87 亿,占总人口的 34.9%。随之而来,老年患者尿石症也会越来越多。

老年人发生尿石症的概率有多高

美国老年病人尿石症发病率为 0.1%～2%。根据 Donald L 在 1997 年的统计,老年尿石症患者占所有泌尿系结石患者的 10%～12%。也就是说,每 10 个尿石症患者,其中 1 个为老年人。

哪些因素促使老年人尿石症的发生

以下因素促使老年人尿石症的发生:

1. 老年人代谢异常是尿石症发生的主要原因。由于肾功能减退,约 29% 的老年人尿液中的枸橼酸含量减少,肾结石形成风险增加;老年人血液中的尿酸水平相对较高,11% 老年患者尿路结石的成分为尿酸结石;老年人甲状旁腺功能相对亢进,尿石症的发病风险增加;

2. 老年人尿路感染的发生率相对较高,尿石症的发病风险相对较高;

3. 老年人活动减少,导致骨钙吸收增加和尿钙排泄增加,尿石症的发病风险增加;

4. 老年男性因前列腺增生等原因引起下尿路梗阻,是膀胱结石形成的主要原因。

老年患者尿石症的症状特殊之处在哪

老年患者尿石症的大多数临床症状与年轻患者相似。它的特殊性在于:

1. 老年尿石症患者症状不典型,加上老年人痛觉敏感性下降,临床症状常不被老年患者所关注;

2. 老年人常患有腰腿退行性疾病,例如腰椎骨质增生症、腰肌劳损症、腰椎间盘突出症、胸腰椎压缩骨折等,容易与尿石症的腰痛症状混淆。

老年尿石症患者手术前准备特别需要关注的是什么

老年患者常常合并有高血压、冠心病、糖尿病、痛风、心律失常、心功能不全、脑血管病、肺功能障碍等内科疾病,常常口服包括抗凝药物在内多种内科治疗的药物。因此,老年尿石症患者的手术风险相对较高。医生应该对每一位患者的身体状况进行充分了解,并进行术前的治疗和评估,必要时调整治疗方案,从而保证尿石症手术安全有效。

老年尿石症患者手术方法的选择有何不同

老年尿石症患者手术方法的选择与普通尿石症患者相似。但是,由于老年患者基础疾病较多,手术风险较大。因此,老年尿石症患者的手术方法选择相对保守一些。

老年男性尿石症患者肾绞痛的处理有何特殊之处

老年男性患者常合并前列腺增生,应尽量避免使用胆碱类(例如阿托品)药物,以免加重排尿困难。

老年男性患者膀胱结石的处理有何特殊之处

老年男性膀胱结石常因前列腺增生所致,因此,应在处理膀胱结石的同时解除前列腺增生所致的下尿路梗阻。

老年患者的尿路结石更容易复发吗

老年患者的尿路结石的复发率与年轻患者基本相同,例如 5 年复发率为20%,10 年约 40%,20 年约 77%。

第二十一节　甲状旁腺功能亢进与尿石症

甲状旁腺在哪里

甲状旁腺为内分泌腺之一,是扁卵圆形小体,长约 3~8mm、宽 2~5mm、厚0.5~2mm,位于甲状腺侧叶的后面,有时藏于甲状腺实质内。一般分为上下两对,每个重约 35~50mg(图 7-21-1)。甲状旁腺主要功能是分泌甲状旁腺素。

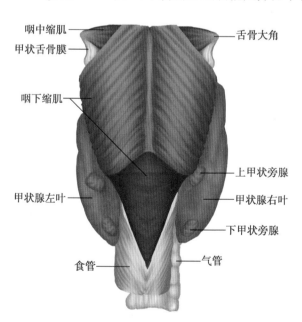

图 7-21-1　甲状旁腺的位置

甲状旁腺素如何调节钙的代谢

甲状旁腺素(parathyroid hormone,PTH)是调节血钙水平的主要内分泌激素。血钙的高与低,直接影响甲状旁腺素的分泌和作用。当血钙超过 3.0mmol/L 时,甲状旁腺激素的分泌极少;反之,当血钙低于 1.0mmol/L 时,甲状旁腺激素的分泌水平达高峰。

甲状旁腺素促使血浆钙离子浓度升高,其作用的主要靶器官是骨和肾脏。它动员骨钙入血,促进肾小管对钙离子的重吸收和磷酸盐的排泄,使血钙浓度增加和血磷浓度下降。此外,PTH 通过促进肾脏分泌 1,25-二羟维生素 D_3,间接促进肠道对钙离子的吸收(图 7-21-2)。

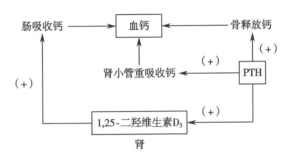

图 7-21-2　甲状旁腺素对钙的调控

甲状旁腺功能亢进与尿路结石的关系

当甲状旁腺长了肿瘤(称为"甲状旁腺瘤")或甲状旁腺的细胞增生(甲状旁腺增生),使甲状旁腺素分泌增加,促使肠道吸收钙增加,骨骼释放钙增加,肾脏重吸收钙增加,从而使尿液中的钙浓度增加,导致含钙肾结石的发生。据报道,18%~40% 的原发性甲状旁腺功能亢进患者合并尿石症。此时如果把甲状旁腺切除,甲状旁腺素分泌正常,尿路结石就不再形成。

哪些尿石症患者考虑甲状旁腺功能亢进的可能

以下几种类型尿石症考虑甲状旁腺功能亢进的可能:

1. 上尿路结石合并血钙升高(≥2.25mmol/L);
2. 双侧上尿路多发性结石,反复复发而且复发很快;
3. 上尿路结石合并骨病(骨痛、骨质疏松、纤维性骨炎、骨折等)。

如何诊断甲状旁腺功能亢进

检测血液甲状旁腺激素浓度是诊断甲状旁腺功能亢进的必须手段。

下列表现的人群应积极抽血检查甲状旁腺素：

1. 不明原因的全身酸痛、疲惫无力或关节疼痛；

2. 反复泌尿系结石发作患者；

3. 不明原因精神活动异常，例如感情淡漠或烦躁易怒，尤其伴多饮多尿等；

4. 不明原因的便秘、纳差、腹胀腹痛，或反复消化道溃疡或胰腺炎等；

5. 血钙升高者；

6. 骨密度明显比同性别同年龄人低者；

7. 有甲状腺、肾上腺或垂体腺等肿瘤病史者。

血甲状旁腺素的正常值<70pg/ml，血甲状旁腺素>70pg/ml 应考虑甲状旁腺功能亢进的可能。

导致甲状旁腺功能亢进的原因有哪些

导致甲状旁腺功能亢进的原因有：

1. 原发性甲状旁腺功能亢进：指甲状旁腺本身发生病变，包括甲状旁腺腺瘤、甲状旁腺增生和甲状旁腺癌（约占原发性甲状旁腺功能进 5%）等。它的生化特点为高血钙、低血磷、高尿钙、高尿磷；

2. 继发性甲状旁腺功能亢进：指继发于长期维生素 D 缺乏、小肠功能吸收障碍或肾功能不全等疾病，血钙低于正常值，需要甲状旁腺增加甲状旁腺激素的分泌来提高血钙水平。它的生化特点为低血钙、低尿钙、高血磷；

3. 三发性甲状旁腺功能亢进：指在长期继发性甲状旁腺功能亢进的基础上甲状旁腺又发生了瘤性变；

4. 假性甲状旁腺功能亢进：指甲状旁腺本身并无上述病变，但由于身体其他病变器官分泌类似甲状旁腺激素的物质，其表现在很大程度上与甲状旁腺激素分泌过多相同，医学上称之为"假性甲状旁腺功能亢进"，并不是真正意义上的甲状旁腺功能亢进。

哪些检查能找到甲状旁腺功能亢进的原因

甲状旁腺 B 超、CT 或 MR、^{99m}Tc-MIBI 核素检查可作为甲状旁腺功能亢进的病因筛查手段。以上任何一项检查对甲状旁腺功能亢进的诊断均存在局限性（表 7-21-1），应该综合以上检查进行诊断。不能因为一项检查没有发现病灶，就排除甲状旁腺病变。

表 7-21-1　四种影像学对甲状旁腺功能亢进的诊断效果

检查方法	人次	诊断敏感性	诊断特异性	诊断正确率
B 超	64	64%	92%	86%
彩超	15	92%	96%	95%
CT	30	36%	99%	84%
^{99m}Tc-MIBI	10	80%	100%	95%

甲状旁腺功能亢进的病因诊断

1. 颈部 B 型超声检查:B 超检查具有无创、经济、易重复的特点,是目前首选的影像学检查方法。当发现甲状腺组织深面边界清楚的低回声结节(图 7-21-3),随着吞咽动作与甲状腺同步运动,内部有较丰富的血流信号(图 7-21-4)时,应考虑甲状旁腺腺瘤的可能;

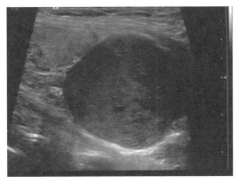

图 7-21-3　甲状旁腺腺瘤超声图像

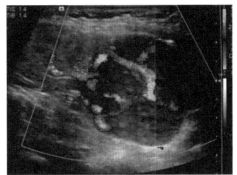

图 7-21-4　甲状旁腺腺瘤超声图像

2. 颈部 CT 或 MRI:正常甲状旁腺体积较小,常规 CT 难以显示,当出现甲状旁腺腺瘤或者增生时,CT 即可显示。当然体积较小的腺瘤,CT 容易漏诊。甲状旁腺腺瘤的 CT 表现为类圆形软组织密影,密度均匀,边界清晰,与高密度的甲状腺分界清(图 7-21-5),肿瘤较大时显示为不均匀的低密度影,为腺瘤的坏死或

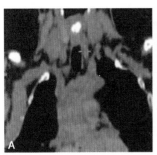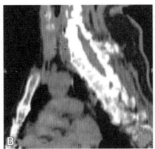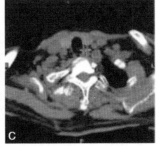

图 7-21-5　甲状旁腺瘤的 CT 表现(冠状位、矢状位和横断面)

陈旧性出血。由于甲状旁腺血供丰富,在增强 CT 上,肿瘤强化为中度强化,CT 值 40~60Hu,但其强化程度不如甲状腺组织;

3. ^{99m}Tc-MIBI 甲状旁腺显像(图 7-21-6):是敏感性比较高的检查方法,尤其是对发现多发性、异位性或转移性病变有重要意义。

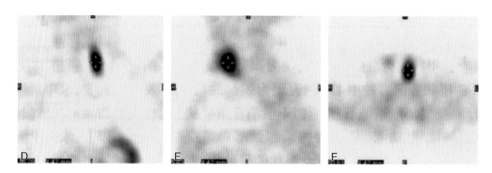

图 7-21-6 　^{99m}Tc-MIBI 甲状旁腺显像(冠状位、矢状位和横断面)

如何治疗甲状旁腺功能亢进

甲状旁腺功能亢进的治疗与其原因和程度有很大关系,应区别对待。

原发性甲状旁腺功能亢进:应该积极手术治疗。甲状旁腺腺瘤可以行腺瘤切除;甲状旁腺增生,一般应该切除 3 个或 3.5 个腺体;甲状旁腺癌,则需要对喉体、喉神经及淋巴结处理,有时还需要做气管切开。

继发性甲状旁腺功能亢进:如果引起继发性甲状旁腺功能亢进的原因可以消除,则甲状旁腺功能亢进多可消退,甲状旁腺是无需切除的。长期肾功能不全所致继发性甲状旁腺功能亢进是否需要手术主要取决于甲状旁腺功能亢进的程度。一般来讲,如果具备下列条件之一,就要考虑接受手术治疗:①高钙血症;②严重骨营养不良;③骨骼疼痛或皮肤瘙痒;④碱性磷酸酶持续升高等。

三发性甲状旁腺功能亢进:手术治疗。

同时发现肾结石及原发性甲状旁腺功能亢进,先处理肾结石吗

如果原发性甲状旁腺功能亢进患者的表现为明显的高钙血症,但是没有明显尿石症的症状和尿路梗阻,应该首先进行甲状旁腺手术,然后再处理结石。如果患者表现为明显的肾结石症状,或明确的肾积水时,只要患者不是处于高血钙危象,应该首先处理尿路结石,然后再进行甲状旁腺手术。

甲状旁腺病灶切除后,肾结石都可被控制吗

单个甲状旁腺腺瘤切除后,25%的结石可以在术后自行溶解;但是对于甲状

旁腺增生,予以切除 3 个或 3.5 个腺体,对肾结石疗效欠佳。Pratley 等报道 54 例甲状旁腺切除术患者,随访 1~10 年,其中 28 例效果良好,仅 8 例患者肾脏病变(持续肾结石、肾脏钙盐沉着症、尿路感染)或血尿素氮升高持续存在。

第二十二节　肾小管性酸中毒与尿石症

什么是肾小管性酸中毒

肾小管性酸中毒(renal tubular acidosis, RTA)是由肾小管酸化尿液功能失常产生的一种表现。它是由于远端肾小管排泌氢离子障碍和(或)近端肾小管对 HCO_3^- 重吸收障碍所致的一组临床综合征。它与肾小球疾病晚期尿毒症之酸中毒不同,后者是体内酸性代谢产物不能经肾小球滤出所致。

人类何时发现肾小管性酸中毒

20 世纪 30 年代就有人注意到婴儿患双肾钙化与高氯性酸中毒有关,此后 Lightwood 证实了肾小管性酸中毒(RTA)可引起婴儿肾钙化。RTA 引起肾结石形成的病例报道越来越多。RTA 可导致肾钙化及肾结石形成,严重者可导致肾衰而死亡。如果能及早对 RTA 进行诊断和治疗,可有效地避免肾结石形成。

肾小管性酸中毒包括哪些类型

肾小管性酸中毒包括以下几种类型:

1. Ⅰ型肾小管酸中毒:又称远端肾小管性酸中毒。远曲小管和集合管疾患致使泌氢能力下降,或已分泌的氢又回渗入血,由于氢潴留引起酸中毒而尿偏碱性,氯化铵负荷试验不能使尿 pH 降至 5.5 以下。肾排水、钠、钾、钙、磷增多,故引起烦渴多尿,低钾血症,甚至发生周期性麻痹、心律紊乱;低钙血症可导致骨病及含钙结石。治疗原则为纠正酸中毒,补充钾盐,补充钙剂纠正骨病;

2. Ⅱ型肾小管酸中毒:又称近端肾小管性酸中毒,多见于儿童。近端肾小管回吸收碳酸氢盐的能力明显减退,致使大量碳酸氢盐进入远曲小管,超过其吸收阈值,因此血碳酸氢盐随尿排出,引起酸中毒。常伴低血磷、低尿酸、氨基酸尿及肾性糖尿。输注碳酸氢钠后仍有血 pH 值下降,且尿排出大量碳酸氢盐即可确诊。重症和儿童生长迟缓及有骨病者应补充大量碳酸氢钠;

3. Ⅲ型肾小管酸中毒:近端及远端肾小管均有障碍,临床表现同Ⅰ型,但尿碳酸氢盐丢失比Ⅰ型多。治疗同Ⅰ型,但应补充碳酸氢钠。

4. Ⅳ型肾小管酸中毒:为远端肾小管酸中毒的一型,常伴有高钾血症,血磷正常或略高,血钙、血钠均下降,可有多尿脱水,尿中碳酸氢盐不多,尿 pH>5.5,

尿铵排泄减少,多见于肾盂肾炎及间质性肾炎伴肾功能不全的病例。高钾及酸中毒与肾上腺皮质功能不全、醛固酮分泌不足有关,应补充糖皮质激素及醛固酮类药物,同时纠正高钾血症及酸中毒。

临床如何分辨哪一类型肾小管性酸中毒

表 7-22-1 可以帮助肾小管性酸中毒(RTA)的几种类型:

表 7-22-1 肾小管性酸中毒的几种类型

	RTA Ⅰ型	RTA Ⅱ型	RTA Ⅳ型
机理	远端肾小管分泌氢离子障碍	近端肾小管重吸收碳酸盐障碍	醛固酮分泌下降
尿液 pH	>5.5	<5.5	<5.5
引起尿路结石	可以	不会	不会
引起高氯性酸中毒	可以	可以	可以
血钾	偏低或正常	偏低或正常	升高
血碳酸氢根浓度	<10mmol/L	12~20mmol/L	>17mmol/L

哪一类型肾小管性酸中毒与尿石症形成相关

尿石症一般只发生于肾小管酸中毒(RTA)Ⅰ型患者,其他类型罕有发生。这和 RTA Ⅰ型的病理生理变化有关。RTA Ⅰ型常可引起高尿钙、尿中枸橼酸排出减少,尿磷排出增加。

肾小管性酸中毒Ⅰ型是遗传病吗

肾小管性酸中毒Ⅰ型分为原发性和继发性两种。

1. 原发性:即为遗传病,见于先天性肾小管功能缺陷,多为常染色体显性遗传,也有隐性遗传和特发病例;

2. 继发性:包括继发于药物,例如两性霉素 B、锂、甲苯及氨氯吡咪;继发于钙代谢紊乱,例如甲状旁腺功能亢进,维生素 D 过多、特发性高钙尿症等;继发于自身免疫性疾病,如特发性高 γ-球蛋白血症、干燥综合征、原发性胆汁性肝硬化、系统性红斑狼疮等;继发于肾间质疾病,例如梗阻性肾病、肾移植排斥反应、海绵肾、止痛药性肾病、镰状红细胞病等。

肾小管性酸中毒Ⅰ型包括哪些类型

肾小管性酸中毒(RTA)Ⅰ型包括有完全性和不完全性。完全性 RTA Ⅰ型容易诊断,多发生于男性儿童,表现有典型的高氯性酸中毒,尿液 PH>6.0,常有肾钙化发生。不完全性 RTA Ⅰ型多发生于女性成人,表现各项酸碱平衡的指标正常,但当有酸负荷时不能降低尿液 pH(pH>5.5),所以要诊断不完全性 RTA Ⅰ型需要做氯化铵酸负荷试验。

什么是氯化铵酸负荷试验

氯化铵酸负荷试验:对无代谢性酸中毒表现的 RTA Ⅰ型患者,需作氯化铵试验来诊断。氯化铵酸负荷试验:一般是成人给予口服氯化铵每日 0.1g/Kg,儿童 0.15g/Kg,连续 3~5 日正常人服药后尿 pH 降至5.5 以下(通常低于 5.0),整个服药过程中持续低于 5.5,同时尿铵排出至少增加 3 倍。若在全身酸血症状态下尿 pH 高于 5.5,则提示诊断 RTA Ⅰ型。

肾小管性酸中毒可促进尿路结石形成吗

许多肾小管性酸中毒患者都有肾结石发生,并且是较严重的多发性肾结石。Backman 曾报道复发性肾结石患者中,20%是肾小管性酸中毒患者。有的不完全型 RTA Ⅰ型患者临床上无酸中毒及电解质紊乱的表现,仅有的临床表现可能就是肾结石或肾钙化。

尿石症患者,0.5%合并完全性远端肾小管性酸中毒,4%合并不完全性远端肾小管性酸中毒。可见,肾小管性酸中毒对尿路结石的形成及防治有密切的关系。

如何从尿石症患者中发现肾小管性酸中毒

以下两种类型尿石症患者,注意存在肾小管性酸中毒的可能:

1. 合并高氯性酸中毒的肾结石,尤其是男性小儿肾结石;
2. 反复复发尿路结石,尤其是复发的女性成人肾结石。

为什么要从尿石症患者中发现肾小管性酸中毒

如果从尿石症患者发现肾小管性酸中毒,及早予以碱化尿液。用碱性药物可有效地防止肾钙化和肾结石的形成,部分已形成的结石还可自行排出。

如何治疗肾小管性酸中毒

肾小管性酸中毒的治疗主要是纠正酸中毒和电解质紊乱,另外对有骨质改变、肾钙化、肾结石的病人,均应进行相应的治疗。补碱可予以口服碳酸氢钠 1~4g,每日 3 次;低钾可口服氯化钾,亦可口服枸橼酸钠或枸橼酸氢钾钠,此类药对胃黏膜刺激小,优于碳酸氢钠和氯化钾,且可增加尿液枸橼酸的排出。酸中毒矫正后,尿钙排出减少,尿中枸橼酸排出增加,其他症状也大都能好转甚至完全消失。

🤔 对于远端肾小管酸中毒导致肾结石,碱剂治疗可以抑制结石形成吗

👨‍⚕️ 对于远端肾小管酸中毒导致肾结石,碱剂治疗可减缓结石的生长和减少新结石的形成,或延迟肾结石的发病,纠正儿童的生长滞后,缓解低钾等代谢紊乱。治疗的目的是维持尿液枸橼酸的高水平,而非仅仅纠正酸中毒。如果尿液枸橼酸水平较低,即使纠正了酸中毒,结石仍容易复发。因此,及早发现肾小管酸中毒,及早使用碱剂治疗非常重要。

第八章

尿石症的药物治疗与预防

第一节 概 述

为什么要进行尿石症的预防

25%~75%尿石症患者在结石初次发病后 10~20 年内会再次发生结石。一般认为,采取一般的预防措施后,结石的每年的复发率为 7%,10 年内 50%患者出现结石复发。因此,尿石症的预防非常重要。

预防尿石症的复发,哪些措施最靠谱

不管哪种类型尿石症,以下措施可以预防结石的复发:

1. 建议饮用足够的水,每天饮水 2 500~4 000ml,维持患者每日尿量 2 000ml以上,至尿液清亮无色或微黄为宜;

2. 限制肉类摄取,建议每天少于 225g/d(8 盎司/d);

3. 建议多食用富含纤维素的粗粮,尤其是富含自然纤维的谷类;

4. 建议限制富含草酸的食物;

5. 清淡饮食(限制钠盐的摄入、减少过多的甜食);

6. 不必严格限制奶制品,但建议不要超过 3 杯的牛奶。

坚持上述饮食习惯,不仅可以预防结石的复发,而且降低高血压、心脏病和结肠疾病的患病风险,也有助于患者的全身健康。

发现了尿石症,如何进行结石预防的评估

发现了尿石症,应该进行以下评估(图 8-1-1):

1. 对于初次发病为单发结石患者,一般无须进行正规的全套代谢评估,但要常规行尿常规、尿培养和血生化(包括血钙、尿酸、电解质和肌酐),排除可能存在的原发性疾病;

2. 对于初次发病为多发性结石、1 年内结石复发的或具有复发高危因素的患者,应该进行更为细致的代谢评估(包括血液、尿液和结石的相关评估),并针对患者代谢特点选用特殊的药物来预防结石复发。

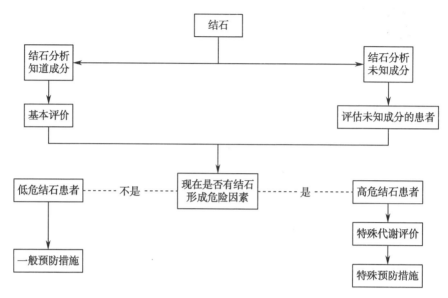

图 8-1-1　预防结石复发的评估流程

第二节　结石成分分析

为什么要做结石成分分析

所有尿石症患者应该把自行排出的结石或者通过手术取出的结石,交给医生做结石成分分析(以下简称为"结石分析")。如果当地医院没有条件做结石分析,应该送到有条件的医院做,不能随意丢弃结石标本。

结石分析的目的主要包括:

1. 通过分析结石的成分,帮助患者寻找结石形成的原因以及制定结石预防的措施;

2. 对于感染性结石、尿酸结石、胱氨酸结石以及其他一些罕见的结石,结石分析还可以帮助制定治疗方案。例如,感染性结石应该酸化尿液,控制尿路感染;尿酸结石应该碱化尿液和使用降低尿酸的药物;胱氨酸结石应该碱化尿液和使用降低胱氨酸的药物。

结石分析主要有哪些方法

目前结石分析主要包括化学方法和物理方法。

化学法成本低,可以粗略鉴别草酸钙、磷酸钙、碳酸磷灰石、尿酸、尿酸铵、胱氨酸等六种成分。主要存在问题:1. 无法详细区分结石的具体成分,例如无法区分一水草酸钙和二水草酸钙,磷酸钙与磷酸二氢钙;2. 无法鉴定罕见的结石,例如 2,8-二羟基腺嘌呤或药物诱导的结石;3. 对于混合结石,无法量化各种成分的比例。因此,化学法已经逐步被淘汰。

　　物理法包括傅立叶变换红外光谱、X 射线衍射、拉曼光谱、扫描电子显微镜、热分析以及石质形态学的立体显微镜等方法。其中红外光谱法应用最为广泛,全球每年超过 300 000 份标本进行此项检查,它可以分析结石的具体成分,鉴定罕见的结石,以及半定量评估混合结石中每种成分的比例。

多大的结石才能做结石成分分析

直径 1mm 以上的结石即可做结石成分分析(图 8-2-1)。

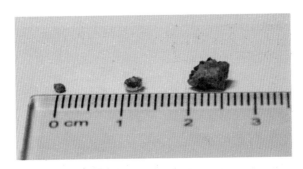

图 8-2-1　结石成分分析所需的结石大小

如何做结石分析(红外光谱法)

结石分析的操作过程包括:

　　1. 把自行排出的结石或手术取出的结石(图 8-2-2),送到检验科室;

　　2. 把结石冲洗干净,放到烘箱烘干(图 8-2-3、图 8-2-4);

　　3. 把干燥后的结石与溴化钾(以 1:100~1:20 的比例)混合,放到研砵内研磨成粉末状,进行制片(图 8-2-5);

　　4. 把制片放到压片机(图 8-2-6),压制为透明薄片(图 8-2-7);

　　5. 制好的薄片放进结石红外光谱检测仪(图 8-2-8),进行检测;

　　6. 根据检测图形,配合专业的泌尿系结石成分判定软件(图 8-2-9),直接生成结石成分分析报告。

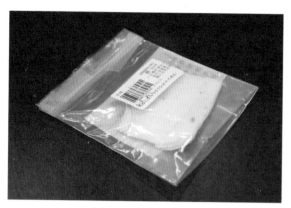

图 8-2-2   手术取出的结石标本

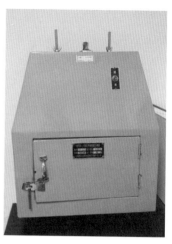

图 8-2-3   红外线烘箱

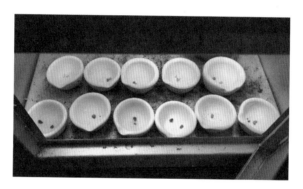

图 8-2-4   把洗净的结石放在烘箱烘干

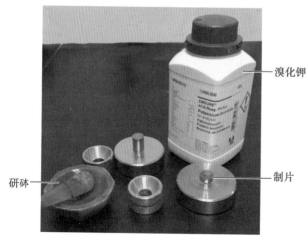

图 8-2-5   结石与溴化钾混合，研碎制片

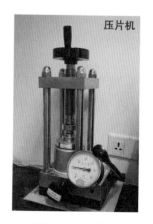

图 8-2-6   压片机

压制成功的透明薄片

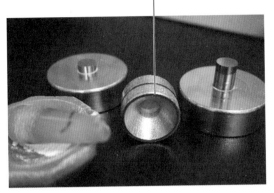

图 8-2-7　压制成功的透明薄片

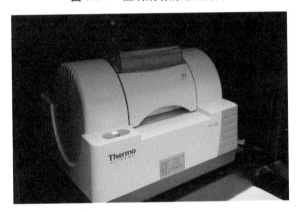

图 8-2-8　结石红外光谱检测仪

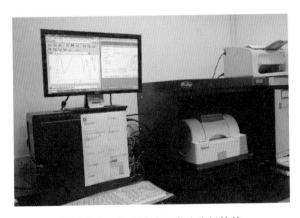

图 8-2-9　专业的结石成分分析软件

？ 如何解读结石成分分析报告

结石分析报告包括患者的基本信息,结石的成分、结石红外图谱以及有关饮食和生活建议(图 8-2-10)。

××× 医院检验报告单(样本)

检查项目:尿结石成分分析7项(红外光谱法)

仪器编号:

姓名:	患者编号:	样本号:	条码号:
性别:	病区:	样本状态:	样本类型:
年龄:	床号:	诊断:	

项目	结果
含钙结石-主要成分	一水草酸钙
含钙结石-次要成分1	二水草酸钙

结石红外光谱谱图

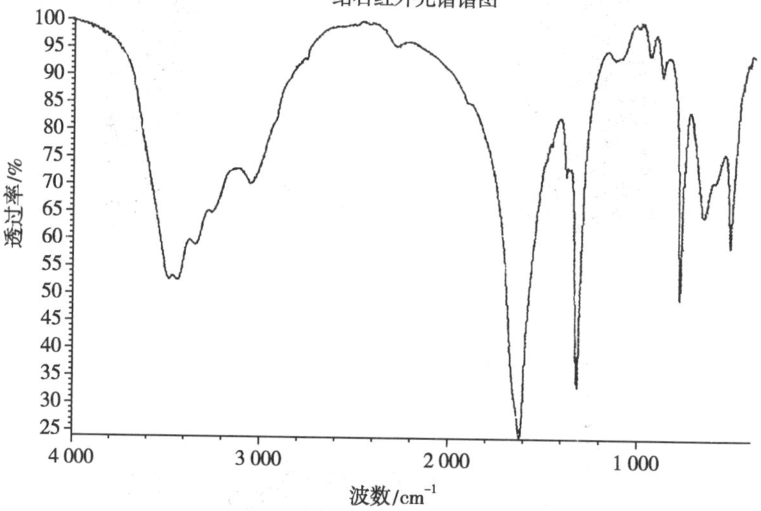

图 8-2-10　结石成分分析报告

附饮食建议:

一、增加液体摄入量和保持足够的尿量:

调节每天液体饮入量,保持尿量最好大于 2.5L,最少 2L(心血管患者适当减量,由心内科医生决定)。如果坚持有困难,最多液体入量尽量在餐后 3 小时、大量体力活动时、睡前进行。如果能保持充足尿量(大于 2.5L)一段时间后,人体可能建立新的体液平衡而保持充足尿量,但避免饮用浓咖啡、浓茶水。

二、每天食盐总量不超过 5g。

三、每天动物蛋白性食物(鱼、肉、蛋等)不能摄入过多。

四、少食富含草酸的食物,如浓茶、咖啡和菠菜等。豆类(花生、豆腐、豆浆等)需减少食用。

五、保持食物中钙摄入的平衡。比如,不限制牛奶等奶制品,但每天总量不超过 500ml(约 3 杯)。

六、少食富含嘌呤的食物,如动物内脏等。

七、生活方式:

(1) 少食多餐;

(2) 尽可能不用泻药;

(3) 足够睡眠。

🐾 哪种结石成分最常见

🐾 回顾性分析广州医科大学附属第一医院泌尿外科 2011 年 1 月至 2017 年 5 月收治的 15 269 例尿石症患者的结石成分资料(表 8-2-1)。男性患者结石成分的分布由高到低依次为草酸钙、尿酸、碳酸磷灰石、磷酸钙、磷酸镁铵、胱氨酸、尿酸铵、其他;女性患者结石成分的分布由高到低依次为草酸钙、碳酸磷灰石、尿酸、磷酸镁铵、磷酸钙、胱氨酸、尿酸铵、其他。

表 8-2-1　不同性别患者的结石成分分布[例(%)]

结石成分	男	女
草酸钙	6 221(69.0)	3 582(57.3)
磷酸钙	210(2.3)	210(3.4)
尿酸	1 287(14.3)	838(13.4)
磷酸镁铵	165(1.8)	230(3.7)
碳酸磷灰石	1 030(11.4)	1 328(21.3)
尿酸铵	37(0.4)	25(0.4)
胱氨酸	66(0.7)	30(0.5)
其他	3(0.1)	7(0.1)
合计	9 019(100.0)	6 250(100.0)

🐾 结石的成分能否帮助寻找疾病的原因

🐾 不同的结石成分通常对应不同可能的病因,见表 8-2-2。

表 8-2-2 不同结石成分的常见病因

结石成分	所占比例	常见原因
草酸钙结石	70%	高尿钙
		甲状旁腺功能亢进
		低枸橼酸尿
		肾小管酸中毒
磷酸钙结石	15%	高尿钙
		甲状旁腺功能亢进
		低枸橼酸尿
		肾小管酸中毒
胱氨酸结石	2%	胱氨酸尿
磷酸镁铵结石	3%	分解尿素酶的细菌导致的尿路感染
尿酸结石	10%	尿中高尿酸导致尿液酸化

对于复发结石,还需要再做结石分析吗

在结石复发过程中,结石成分并非一成不变。研究表明,21.2%结石复发患者,其结石成分会发生变化,如草酸钙和磷酸钙结石有可能互相转换,尿酸结石有可能转为草酸钙。

因此,对于复发结石患者,每次取得新的结石标本,均应行结石成分分析,以判断最新发生结石的成分及类型,从而制定更为有效的结石防治方案。

对于结石的防治,结石分析是否足够

为确定结石形成和生长的原因,除了做结石分析外,还需要进行血液和尿液的生化检测(包括电解质、尿酸等),以便能为医生提供足够的信息,用于鉴定代谢疾病或涉及结石形成的风险因素的代谢紊乱。

儿童和成人的结石成分有何差异

成人的草酸钙结石和尿酸结石所占比例相对较高,儿童磷酸钙结石、胱氨酸结石、感染性结石以及其他成分结石所占的比例相对较高(表 8-2-3)。

表 8-2-3 儿童与成人肾结石成分的差异

结石成分	儿童(%)	成人(%)
草酸钙	45~65	56~65
磷酸钙	24~30	8~18[*]
胱氨酸	5~8	1
感染性结石(磷酸镁铵)	7~13	2~4
尿酸	2~4	9~17
其他	4	2

[*] 其中孕妇中磷酸钙结石占 75%。

第三节 24 小时尿液成石危险因素分析

什么是"24 小时尿液成石危险因素分析"

通过留取 24 小时的尿液,检测尿液中与结石形成相关的成分改变,分析结石形成的危险因素,是一种结石代谢评估的手段。

为什么要做"24 小时尿液成石危险因素分析"

一旦得过泌尿系结石,5 年复发率高达 50%,10 年复发率高达 80%~90%。因此,通过 24 小时尿液成石危险因素分析,发现结石发生的潜在危险因素,为结石的治疗和预防复发提供线索。

所有尿石症患者都需要进行"24 小时尿液成石危险因素分析"吗

理论上所有尿石症患者,或者有尿石症家族史的正常人,都需要进行"24 小时尿液成石危险因素分析"。

尤其下列人群,必须定期进行"24 小时尿液成石危险因素分析":

1. 结石成分分析提示为尿酸结石、胱氨酸结石、复发的含钙结石、多发性含钙结石等患者;

2. 没有做结石成分分析患者,但属于手术难度大的患者/儿童结石患者或者孤立肾结石患者。

什么时候可以做"24 小时尿液成石危险因素分析"

24 小时尿液成石危险因素分析,检测的是平常饮食条件下的身体代谢状态。因此,此项检查应当或者最好在入院前、入院初期、出院后 1 个月或拔管后1 个月复查时进行。

以下情况不宜进行该项检查:

1. 患者在住院后或者手术后接受了针对性的药物治疗,使机体代谢发生了改变,不适合进行此项检查。

2. 因为血液会对结果有影响,所以有血尿的情况下(女性月经期、患者血尿期),不适合进行此项检查。

3. 由于造影剂需要通过尿液排出,也会影响结果,所以注射造影剂的影像学检查当天,不适合进行此项检查。

在门诊可以留取 24 小时尿液吗

只需来检验科室领取容器及相应的保存剂,就可以回家留取标本。当然,保证 24 小时的尿液都全部收集,是必要的前提。

如何留取 24 小时尿液进行结石成分分析

到检验科室领取 5 升的收集容器(图 8-3-1)和防腐剂—甲苯 10ml。

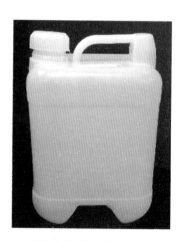

图 8-3-1　收集容器(5L)

患者先把尿液排到一次性杯子里,然后把尿液倒进容器,加入所有防腐剂后拧紧,待下次有尿液时,继续把尿液倒入。每次添加尿液到容器后,需要把尿液摇匀,并盖好桶盖,以防尿液蒸发。

从第一天早上第一次小便完后开始计算,一直留到第二天同一个时间,最后一次小便也要留入容器内。

譬如,A 先生早上 7:00 起床 7:15 去小便了。那么计时的起始时间就是 7:15。然后 A 先生要把所有小便都要保存到容器内。直到第二天早上 7:15,把最后一次的小便也保存到容器内,然后在 2 小时内送到检验科室。

如何进行"24 小时尿液成石危险因素分析"

标本处理:接到患者的标本后,工作人员首先进行尿液的提取(图 8-3-2)和使用量筒(图 8-3-3)进行测定尿量。

检测:提取的尿液放到的不同仪器(图 8-3-4、图 8-3-5)进行检测,取得检验结果。

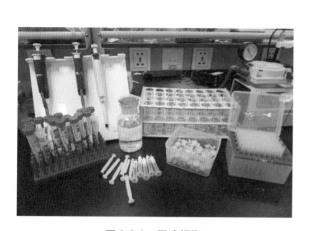

图 8-3-2 尿液提取

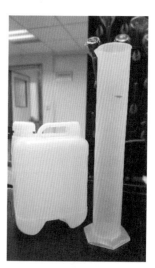

图 8-3-3 量筒

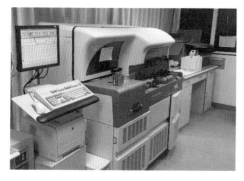

图 8-3-4 检验仪器(一)

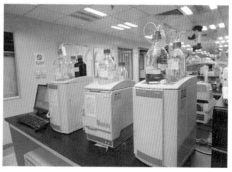

图 8-3-5 检验仪器(二)

"24小时尿液成石危险因素分析"包括哪些项目

"24小时尿液成石危险因素分析"包括尿量、尿肌酐、尿钙、尿草酸、尿枸橼酸、尿尿酸、尿磷、尿镁、尿钠、尿钾、尿氯和尿胱氨酸等检测内容。

"24小时尿液成石危险因素分析"的正常值范围及作用是什么

不同的人群,不同的检测方法,"24小时尿液成石危险因素分析"正常值(表8-3-1)不一致。

表8-3-1 "24小时尿液成石危险因素分析"正常值范围

项目名称	正常参考值	项目名称	正常参考值
尿量	0.5~4 升/d	尿草酸	20~40mg/d
尿钾	20~100mmol/d	尿磷	19.2~38.4mmol/d
尿钠	50~150mmol/d	尿镁	1.23~4.92mmol/d
尿氯	70~250mmol/d	尿肌酐	6.2~13.2mmol/d
尿钙	男<6.25mmol/d	尿尿酸	男<4.72mmol/d
	女<5mmol/d		女<4.42mmol/d
尿 pH	5.8~6.2	尿枸橼酸	男>450mg/d
			女>550mg/d

尿量:饮水量等于尿量吗

饮水量是指一天喝的液体量,而尿量是经过人体代谢生成尿液的量。饮水量跟尿量大多不相等。

保持一定的尿量,是预防结石发生的一个最基本措施。对于尿石症的防治,充足的尿量,不仅具有冲刷泌尿道的作用,而且具有稀释尿液晶体成分的作用。给予患者一个饮水量提示,让患者对自己的饮水控制有一个整体观。相比饮水量,尿量更能反映人体肾集合系统的尿流状态,更好地为临床指导患者预防结石。

尿肌酐:与成石危险因素相关吗

肌酐的排泄,几乎不受饮食影响,比较恒定,故在测定尿中其他成分时,为了排除留尿(时间等)的误差,需同时测定尿肌酐。若尿肌酐过低,则表示24小时尿液收集不全,用该样本所检测得到的结果不能真实反映体内的代谢异常。而且,尿肌酐也是甲状旁腺功能亢进的诊断手段之一。

尿钙:含钙结石患者,尿钙就一定高吗

尿钙升高是复发性草酸钙和磷酸钙结石的主要危险因素之一,约40%的含

钙结石患者合并有高钙尿症。

高钙、高钠饮食,可增加尿钙;镁及糖、高蛋白质的摄取,亦可增加尿钙。尿离子钙与草酸钙、磷酸钙的沉淀与结晶体生长和聚集密切相关,因此钙在结石的形成中有很大作用。

但是,有些肾结石患者会出现低尿钙的情况。尽管低尿钙并不是结石的危险因素,但结石患者出现低尿钙通常预示着可能存在其他疾病,可能会促进结石的发生。低尿钙最常见的原因为肠道吸收功能障碍,慢性肾功能不全,以及严重的维生素 D 缺乏。

尿草酸和草酸钙结石形成有关吗

约30%的草酸钙结石患者合并高草酸尿。当患者尿草酸过高时则应高度怀疑是否有原发性高草酸尿症的存在。

与尿钙浓度增加相比,尿草酸浓度增加更容易促进草酸钙结晶的形成,所以,降低尿草酸含量是防治新结石形成最有效的方法。

温馨提示:由于维生素 C 在体外环境下可转变为草酸,因此患者在留取 24 小时尿液标本时,应停止服用维生素 C,以免影响实际尿液中草酸的含量。

尿枸橼酸也会引起结石吗

枸橼酸,也叫柠檬酸,是一种重要的有机酸,在防止草酸钙结石形成方面起到重要作用。

尿枸橼酸是钙的强络合剂,枸橼酸与钙结合形成的可溶复合物,可减少草酸钙结晶的形成。当尿枸橼酸浓度下降时,尿中离子钙升高,可导致尿过饱和度增大,易形成含钙结石。尿枸橼酸盐又是一种尿液碱化剂。尿酸和胱氨酸溶解度随尿液 pH 值(酸碱度)升高而增大,因此,提高尿枸橼酸的浓度,既有防止结石形成作用,又有溶石作用。

尿尿酸:测了血尿酸,还要测尿尿酸吗

尿尿酸是通过肾脏排泄,血尿酸是通过饮食产生的,所以两者检测的意义有所不同。高尿酸尿除了可引起尿酸结石外,还可促进草酸钙结石的形成。

高尿酸尿,可通过多饮水、调整饮食,限制嘌呤类食物、碱化尿液、应用别嘌呤醇等降低尿尿酸含量,从而达到防治结石的作用。

尿磷在成石因素中的角色是什么

尿磷是含钙结石形成的危险因素之一,如磷酸氢钙或羟基磷灰石异质成核,

促使草酸钙取向附生。尿磷与血磷结合可协助诊断甲状旁腺功能亢进,当出现低血磷、高尿磷考虑甲状旁腺功能亢进的可能。

尿镁能抑制结石形成吗

镁被认为是磷酸钙、草酸钙沉淀的主要抑制因子之一。镁离子除了能与钙离子竞争结合草酸外,还可抑制晶体的聚集,因此,低尿镁可促进含钙结石的形成。然而,目前尚缺乏高等级证据支持补充镁剂可以减少镁缺乏结石患者的结石复发率。

尿钠:吃盐多,钠就高吗

我们日常食用的盐,就是体内钠的主要来源。在正常机体内,尿钠的排泄量与钠盐摄入量近似,因此尿钠的排泄可作为评估钠盐摄入的指标之一。而钠盐摄入越高,尿钙排泄则越多,含钙结石形成的风险增加。对于高钙尿的患者应限制钠盐的摄入,减少尿钠的排泄。需注意的是,在慢性腹泻、过量出汗或生活在温度较高环境的人群,尿钠的排泄可能与钠的摄入有出入。

尿钾的监测有何作用

尿钾通常反映了机体钾盐的摄入情况。尿钾的水平是监测枸橼酸钾治疗的重要指标之一。如果患者在给予了枸橼酸钾治疗后尿钾不增高,则临床医生需考虑患者是否未按需服用枸橼酸钾,或是患者肠道不能吸收枸橼酸钾。当然尿液中枸橼酸的水平也可反映枸橼酸钾的治疗效果,然而尿枸橼酸易受多种因素的影响。相比之下,尿钾则更加稳定。

尿氯的作用是什么

尿氯与碳酸氢根(HCO_3^-)的含量有密切关系。氯化物对调节体内水、渗透压与酸碱平衡等都有重要作用。体内氯离子常与钠离子相伴吸收,两者代谢、变化也常一致。

尿胱氨酸浓度增加提示什么呢

胱氨酸在尿中溶解度低,故容易形成胱氨酸结石。尿胱氨酸测定,可作为胱氨酸结石的诊断、病因及防治监测。因为胱氨酸结石多于儿童时期就发病,故主要检测对象为儿童。

❓ 影响"24 小时尿液成石危险因素分析"结果准确性的因素有哪些

👨‍⚕️ 影响"24 小时尿液成石危险因素分析"结果准确性的因素,包括但不止于以下情形:

1. 在收集的过程中,如果没有收集完全,将会导致检测中的尿量不准确,从而影响结果;

2. 收集过程中没有盖好盖子,则会导致细菌污染,细菌可溶解尿中某些成分,而导致检测结果的改变;

3. 饮食与日常不一致,也是导致结果指导性降低的原因之一;

4. 某些药物:维生素 C、维生素 D、钙剂、枸橼酸钾、别嘌呤醇和肾上腺皮质激素等。

此外,还有上面提到的血尿、造影剂等因素也可能影响结果的准确性。

❓ 单次 24 小时尿液成分分析结果是否足够

👨‍⚕️ 一般情况下,血液中的电解质相对稳定,但是 24 小时尿液成分容易随着饮食和生活环境的改变会产生不同程度的变化,为临床评估结石复发风险造成了困难。目前多主张连续收集 2 次 24 小时尿液进行检测及评估,以减少误差及更准确地评估患者尿液中的代谢异常。

研究表明,比较连续两天收集的 24 小时尿液标本中,近 1/4 样本前后两次尿液主要成分相差了 50% 以上。

❓ 何时该复查"24 小时尿液成石危险因素分析"

👨‍⚕️ 图 8-3-6 为"24 小时尿液成石危险因素分析"的复查方案。

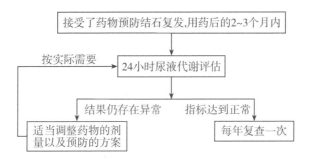

图 8-3-6　24 小时尿液成石危险因素分析的复查方案

第四节　草酸钙结石的药物治疗与预防

草酸钙结石的形成原因是什么

普遍认为,草酸钙结石不是单一原因引起的,而是多种代谢紊乱的结果,由多种因素促进。目前,仅少数草酸钙结石明确其病因,如甲状旁腺功能亢进、肾小管酸中毒、髓质海绵肾和炎症性肠道疾病等;绝大多数草酸钙结石的病因尚不清楚,但与高钙尿、高草酸尿、高尿酸尿、低枸橼酸尿以及低镁尿等有一定关系。

成人草酸钙结石患者,发现30%~60%合并高钙尿,5%~29%合并低枸橼酸尿,26%~67%合并高草酸尿,15%~46%合并高尿酸尿,7%~23%合并低镁尿症。

如何预防草酸钙结石的发生

对于有明确病因的草酸钙结石,应该及时去除病因,例如甲状旁腺功能亢进(参考第七章第二十一节),肾小管性酸中毒(参考第七章第二十二节),髓质海绵肾(参考第七章第三节)。

如果没有找到病因,只知道结石的成分为草酸钙,下列措施可预防草酸钙结石的发生:

1. 每天至少喝2~3L水,使每天尿量保持2L以上,直至尿液清亮无色或微黄为宜;

2. 每天摄入750~1 000ml奶制品。奶制品内含有钙,摄入的钙与食物的草酸结合,可减少草酸的吸收;

3. 每天摄入盐量(钠)应小于5g。摄入过多的盐导致尿钙排出增加,同时影响治疗草酸钙结石药物(如双氢克尿噻)的疗效;

4. 不能摄入过多的动物蛋白(奶制品除外)。每天摄入的动物蛋白(肉类、鱼、家禽等)大约两餐,每餐90g;

5. 每天不要补充超过500mg维生素C,但无须限制富含维生素C的食物;

6. 限制高草酸的食物(如坚果、甜菜、黑茶、巧克力、可可、阿华田、菠菜、瑞士甜菜、大黄、豆腐及豆制品等);

7. 减肥/保持健康的体重,可以减低结石的复发率。

👉 **如何根据24小时尿液分析预防草酸钙结石的发生**

🧑‍⚕️ 对于有明确病因的草酸钙结石,应该进行 24 小时尿液成石危险因素分析。对于病因不明的草酸钙结石,应该根据 24 小时尿液成石危险因素分析,判断属于哪一些代谢紊乱,并作相应处理(表 8-4-1)。

表 8-4-1　草酸钙结石的药物治疗策略

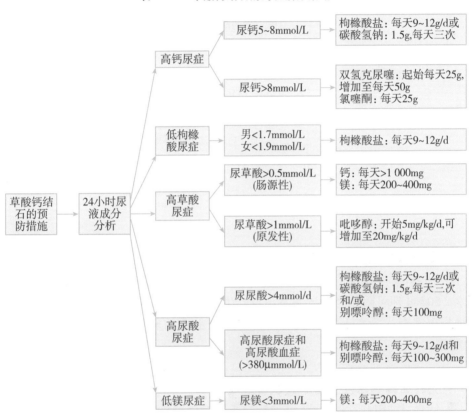

一、高钙尿症的处理

👉 **如何处理高钙尿症**

🧑‍⚕️ 当 24 小时尿液危险因素分析提示尿钙升高(即高钙尿症)时,预防含钙结石发生的措施包括多饮水,限制钠盐、动物蛋白和糖的摄入,补充鱼油,多进食谷物,根据尿钙的高低服用相应药物(表 8-4-2)。

表 8-4-2 高钙尿症的处理

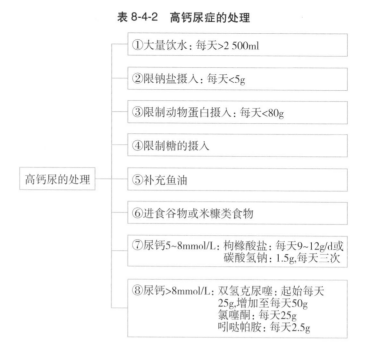

高钙尿的处理
①大量饮水：每天>2 500ml
②限钠盐摄入：每天<5g
③限制动物蛋白摄入：每天<80g
④限制糖的摄入
⑤补充鱼油
⑥进食谷物或米糠类食物
⑦尿钙5~8mmol/L：枸橼酸盐：每天9~12g/d或碳酸氢钠：1.5g,每天三次
⑧尿钙>8mmol/L：双氢克尿噻：起始每天25g,增加至每天50g 氯噻酮：每天25g 吲哒帕胺：每天2.5g

高钙尿的患者,应该如何喝水

Hosking 等观察了 108 例大量饮水治疗原发性含钙结石患者,发现每天饮水 2 500ml 即可阻止高钙尿患者出现新生结石。强调水分摄入充足且均匀,保证昼夜都有大量的尿液排出,而不必强求水质的软硬,也不必强求饮料的类型。

为什么高钙尿症患者不宜饮食过咸

饮食过咸引起高钠尿症,可抑制肾小管对钙的重吸收,继而引起高钙尿症。因此,饮食过咸能够增加尿中钙盐结晶形成,故应该限制钠盐的摄入,以每天不超过 5g 为宜。

为什么高钙尿症患者须限制动物蛋白的摄入

大量摄入动物蛋白质可使体内酸性代谢产物增多,形成一过性的代谢性酸中毒,增加肾小球对钙的滤过,抑制钙在远曲小管的重吸收,加重高钙尿症。因此,对于高钙尿患者,蛋白质的摄入量以每日不超过 80g 为宜。

为什么高钙尿症患者须限制食糖的摄入

食糖摄入过多可以引起尿钙和尿草酸的排泄量增加、尿 pH 值下降,故应减少食糖的摄入。

鱼油可以治疗高钙尿症吗

丹麦格陵兰的爱斯基摩人的冠心病和肾结石的发生率都很低,这与他们饮食中含有大量的鱼油有关。鱼油含有二十碳戊烯酸,它可抑制前列腺素的合成,从而降低尿钙的排泄。Buck 等报告采用鱼油治疗特发性尿石症,疗程 52 周,发现鱼油能够影响钙的代谢,使钙在骨中沉积增加,尿草酸排出减少,尿枸橼酸排出增加,认为鱼油对尿石症有较好的防治作用。

为什么高钙尿患者须多进食米糠和谷物

米糠和谷物含有肌醇六磷酸钙镁,同时具有磷酸和镁。它可在肠内与钙结合,抑制钙的吸收,长期服用可使尿钙持续降低,同时尿磷增加,尿草酸含量稍增高。

如何使用药物治疗高钙尿症

一般来说,根据尿钙浓度的高低,选择不同的药物治疗:

1. 尿钙 5~8mmol/L:枸橼酸盐,每天 9~12g/d 或碳酸氢钠 1.5g,每天 3 次。

2. 如果尿钙>8mmol/L:使用双氢克尿噻,起始每天 25g,增加至每天 50g;或者使用氯噻酮:每天 25g;或者吲哒帕胺:每天 2.5g。

为什么噻嗪类利尿剂可以治疗高尿钙

噻嗪类利尿剂包括双氢克尿噻、三氯甲噻嗪及氯噻酮等。它们能够促进远曲小管对钙的重吸收、从而减少尿钙的排泄。一般来说,成人多长期服用双氢克尿噻,在儿童则缺乏长期用药的经验。目前,推荐 6 周疗程,剂量为 1~2mg/(kg·d)。通常在用药第 2 周末,尿钙即显著下降。

二、低枸橼酸尿症的处理

如何处理低枸橼酸尿症

当 24 小时尿液危险因素分析提示尿枸橼酸下降(即低枸橼酸尿症)时,预防含钙结石发生的措施包括去除导致枸橼酸下降的原因和药物补充枸橼酸盐(表 8-4-3)。

表 8-4-3 低枸橼酸尿的处理

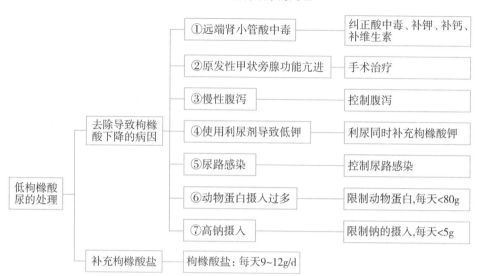

如何补充枸橼酸盐治疗低枸橼酸尿

临床常用增加尿液枸橼酸水平的药物包括枸橼酸钾、枸橼酸氢钾钠和枸橼酸合剂。其中研究最多、疗效最可靠的是枸橼酸钾。其作用机理:橼酸钾在体内氧化,保留钾离子而产生碱负荷,从而增加肾脏对枸橼酸的排泄;20%被吸收的枸橼酸钾直接以原形从尿液排出。推荐每天补充枸橼酸盐 9～12g。

哪些饮料可以补充枸橼酸盐

柠檬汁、橘子汁和橙汁不仅用以补充水分,同时可以补充枸橼酸盐。有人做过研究,对 12 例低枸橼酸尿患者,予以饮用柠檬水,其中 7 例患者低枸橼酸尿得到纠正,每天尿钙分泌减少 30mg,而草酸的分泌无变化,仅 2 例患者出现轻度消化不良,不需要停止治疗。橘子汁和橙汁具有同样的治疗效果。

三、高草酸尿症的处理

如何处理高草酸尿症

当 24 小时尿液危险因素分析提示尿草酸升高(即高草酸尿症)时,预防含钙结石发生的措施见表 8-4-4。

表 8-4-4　高草酸尿症的处理

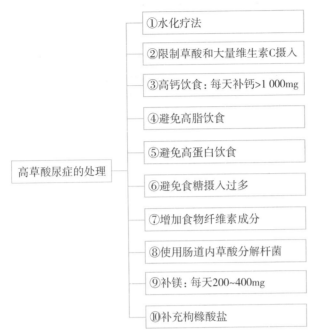

高草酸尿症的处理
- ①水化疗法
- ②限制草酸和大量维生素C摄入
- ③高钙饮食：每天补钙>1 000mg
- ④避免高脂饮食
- ⑤避免高蛋白饮食
- ⑥避免食糖摄入过多
- ⑦增加食物纤维素成分
- ⑧使用肠道内草酸分解杆菌
- ⑨补镁：每天200~400mg
- ⑩补充枸橼酸盐

对于高草酸尿症患者,水化疗法有用吗

不管哪种尿石症,哪种原因成石,大量液体摄入可以稀释成石盐类结晶,缩短结晶在尿路停留的时间,阻止结石继续生长。因此,对于高草酸尿症患者,水化疗法(大量饮水)极其重要。

对于高草酸尿患者,限制草酸的摄入有用吗

若饮食中的草酸的含量增多,肠道内可以直接吸收的游离草酸也增多。据报道,45%的高草酸尿症患者对限制饮食中草酸盐的摄入有反应。

草酸盐在食物中随处存在,但是食物中的草酸被人体吸收不多,主要是因为草酸与食物中的钙相结合,使之不能被吸收的缘故。中国人饮食中蔬菜及茶所占的比重较大,而钙的含量较低,因而尿液草酸的排泄量偏高。

哪些食物富含草酸

草酸盐在食物中随处存在。根据草酸的含量,食物分为以下四类(见表 8-4-5 和表 8-4-6):

1. 第一类食物(草酸含量极高的食物):草酸钙结石患者(包括原发性高草酸尿症患者)避免进食;

表 8-4-5　第一类草酸含量非常高的食物

麦皮食品(allbran)、杏仁(almond)、荞麦粉(buckwheat flour)、甜菜根(beets)、巧克力牛奶(chocolate soy milk)、日本豆酱(miso)、混合坚果(mixed nuts)、芝麻酱(tahini)、大黄(rhubarb)、芝麻(sesame seeds)、菠菜(spinach)、唐莴苣(Swiss chard)

表 8-4-6　第二、第三、第四类草酸含量食物(部分)

食物分类	第二类高草酸含量 (>10mg/100mg)	第三类中量草酸 (2～10mg/100mg)	第四类不含草酸或少含草酸(<2mg/100mg)
蔬菜类	菠菜(1 333)＊、苋菜(1 142)、咸菜(733)、食茱萸(721)、空心菜(691)、圆叶菠菜(606)、香椿(514)、野苦瓜嫩梢(459)、龙蜒草(424)、野苋(336)、黑甜菜(238)、山芹菜(222)、青葙(192)、红苋菜(191)、薄荷(188)、皇冠菜(168)、韭菜(162)、红梗珍珠菜(155)、蒜苗(151)、绿豆芽(147)、红凤菜(142)、小白菜(133)、藤三七(132)、川七(115)、绿葱(115)、油菜(105)、芫茜(104)、黄秋葵(104)、角菜(99)、毛豆(95)、油菜花(92)、香芫荽(91)、菱白(83)、昭和草(83)、青蒜(82)、青葱(81)、青江菜(80)、瓢儿菜(80)、鱼腥草(79)、菜豆(78)、高丽菜芽(69)、美国空心菜(68)、大蒜(65)、丝瓜花(65)、野苦瓜(65)、雪里红(64)、芹菜(61)、大白菜(60)、韭菜(56)、马齿苋(54)、高丽菜(52)、青花菜(47)、牛蒡(46)、翠玉白菜(46)、榨菜(41)、包心白菜(41)、茼蒿(40)、紫甘蓝(37)、芦荟(36)、美国芹菜(36)、芹菜(35.6)、苜蓿芽(35)、茸(34)、莴苣叶(34)、翠玉白菜芽(34)、胡萝卜(33)、花胡瓜(30)、葱头(30)、豇豆(30)、山东白菜(29)、鹅仔白菜(28)、球茎甘蓝(28)、绿皮蛇瓜(27)、洋葱(25)、莴苣(24)、苦瓜(24)、韭黄(23)、韭菜花(21)、圆白菜(21)、莲藕(20)、绿芦笋(20)、竹基苔(19)、金针菜(19)、绿豆芽(19)、过沟菜蕨(19)、茄子(18)、蒲瓜(18)、胡瓜(16)、鹅菜心(16)、葫芦瓜(16)、莴笋(15)、生菜(15)、辣椒(14)、嫩姜(14)、芥蓝菜(14)、黄豆芽(13)、澎湖丝瓜(13)、芥蓝(13)、花瓜(13)、芥菜(12.1)、芦笋(11)、甜椒(11)、厥子(11)	丝瓜(10)、豆瓣菜(10)、南瓜(9)、麻竹笋(9)、芹菜茎(7.72)、竹笋(7.0)、冬瓜(6.0)、西红柿(5.3)、龙须菜(5.2)、山药(5.0)、玉米(4.4～5.6)、油菜(4.6)、茭白笋(4)、荸荠(4)、嘉宝瓜(3)、柿子椒(2.75)、黄瓜(2.34)、小葱(2.0)、花椰菜(2.0)	豌豆(煮后)(1.3)、菜花(1.1)、南瓜(0.5)、萝卜(0.3)、蘑菇(0.2)
水果及果汁	黑梅、蓝莓、红葡萄干(无子)、紫色葡萄、醋栗、柠檬皮、莱姆皮、覆盆子、大黄、草莓、橘子、无花果、猕猴桃	橙、杏、樱桃、柳橙、桃、梨、凤梨、梅(紫)、干梅	香蕉、苹果、鸭梨、酪梨、绿葡萄、芒果、瓜类、椰子
谷物、面包及淀粉类	大麦、麦片、玉米粉、米粉、意大利细面条(全麦)、玉米粉烙饼、麦麸	百吉饼、碾碎的干小麦、通心粉、松饼、面条、饼皮、皮塔饼、糙米、黑麦粉、意大利细面条(干)	饼干、甶包、巧克力饼干、玉米面包、玉米淀粉、薄脆饼干、新月形面包、丹麦酥皮饼、英式小松糕、法国吐司、全麦饼干、华夫饼干

续表

食物分类	第二类高草酸含量 (>10mg/100mg)	第三类中量草酸 (2~10mg/100mg)	第四类不含草酸或少 含草酸(<2mg/100mg)
油脂类	腰果、榛实(榛子)、混合坚果(含花生)、花生、花生酱、核桃	夏威夷果(澳洲坚果)、开心果	椰子肉(干)、椰子肉(原料)、亚麻子、南瓜子(干)、葵花子
杂项	巧克力、可可、蔬菜汤、蕃茄汤、橘子或柠檬制成的果酱	鸡蛋面干	果冻(用可使用的水果制)、胡椒盐(每日1茶匙)、含有允许使用之材料的汤、糖
海鲜	无	无	竹荚鱼、蛤、鳕鱼、蟹、白鱼、大比目鱼、龙虾、鲭鱼、蚌、大马哈鱼、虾、鲷鱼、比目鱼、金枪鱼
奶制品	巧克力冰激凌、大豆冰激凌、豆奶	巧克力牛奶、奶酪(非奶类)、牛奶米糊	黄油、脱脂乳、奶酪、奶油干酪、乳蛋糕、蛋、冻酸奶、牛奶、奶粉、果汁奶冻、酸奶油
饮料	啤酒、茶、可可、含巧克力的饮料	咖啡	大麦汤、苹果汁、可口可乐、蒸馏而来的酒
肉类及蛋类		肝脏、熏肉、肾脏、牛肉、沙丁鱼	鸡、肾脏、猪肉、鸡蛋、腊肉、火腿、羊肉、家禽、鱼、蛋、火鸡、贝类

* 食物名称后括号内数值为每100g食物中草酸的含量

2. 第二类食物(高草酸食物):草酸钙结石患者或高水平草酸尿患者禁用此类食物。但对于原发性高草酸尿症患者无须禁用此类食物,因为禁用此类食物不能获益,反而影响营养成分的摄入;

3. 第三类食物(中量草酸食物):非肠源性草酸钙结石患者可进食此类食物。肠源性高草酸尿症患者禁用第一、二、三类食物;

4. 第四类食物(低草酸食物):如果能摄入足够的钙和液体量,草酸钙结石患者服用第四类食物是安全的。

为什么高草酸尿患者要限制大量服用维生素C

关于高草酸尿患者是否限制大量服用维生素C,仍然存在争议。理论上,维生素C在人体内代谢为草酸,因此大量维生素C摄入24小时的草酸排泄增加,导致草酸钙过饱和,但这不能证明有症状结石形成增加。

Taylor等通过观察研究表明,每天食用1 000mg维生素C的人较每天食用90mg的人,尿中草酸含量增加了40%。因此,高草酸尿患者应限制维生素C的摄入,每天少于1g。

为什么高草酸尿患者要进行高钙饮食

25%的食入草酸在肠道内与钙结合,形成不溶性的草酸钙由粪便排出。因此,在限制草酸摄入同时,应加强钙的摄入,以促进肠道内形成不溶性的草酸钙。为此,有人主张对尿石症患者应接受如下的饮食指导,即一天饮用 360ml 的脱脂牛奶,同时多摄取强碱性食品(例如海藻)。

为什么高草酸尿患者应避免高脂饮食

摄入的脂肪未被完全地吸收,肠道中残留的脂肪酸与钙结合,使能与草酸结合的钙量减少,导致游离的草酸增多,促进其在肠道内吸收,进而提高尿草酸水平。

伊藤晴夫给实验动物摄入高脂肪饮食,观察其对尿中草酸水平的影响。结果发现高脂饮食后,大鼠尿中草酸的排泄量比标准饮食组明显增加。因此,影响草酸排泄的诸多因素中,钙和脂肪是最重要的。

此外,鱼油是一种不饱和脂肪酸,Buck 等给特发性尿石症患者每天服用 10mg 鱼油,共 8 周,可明显降低 24 小时尿中钙及草酸的排泄。

为什么高草酸尿患者应避免高蛋白饮食

目前认为,引起近年来尿路结石发病率急剧增加的原因中,最重要的是高蛋白饮食,尤其是动物蛋白的过量摄取。有报道认为,过量地摄取蛋白质促使尿中草酸排泄增加。但是,也有报道认为蛋白质的摄取量与尿液草酸的水平无关。

为什么高草酸尿患者应避免过量甜食

碳水化合物的代谢过程中产生草酸;食糖摄取过多可促使尿钙、尿草酸的排泄量增加,尿 pH 值下降,形成结石的危险性增加。

为什么高草酸尿患者须增加食物纤维素

增加食物纤维素成分,具有减少尿钙、尿草酸、尿尿酸排出的作用。

肠道内草酸分解杆菌已经在临床上治疗高草酸尿症了吗

动物实验证明,肠道内的草酸分解杆菌可以分解肠道内草酸,控制肠道吸收草酸的数量。目前已经从基因工程技术生产出分解肠道内草酸的草酸分解杆菌,并已逐步应用于临床。

为什么高草酸尿患者须补充镁

镁可与草酸结合形成可溶性的复合物,从而抑制草酸钙结晶核的形成和生长。每天补充镁 200~400mg。但须注意的是,镁可导致腹泻。当存在尿路感染时,服用镁剂有可能诱发磷酸镁铵结石的形成。

补充枸橼酸盐可以防治草酸钙结石吗

高度可信地证实枸橼酸是治疗和预防草酸钙结石的有效药物。它可通过下列途径抑制结石的形成：1. 与钙形成复合物，减少尿中钙盐的饱和度；2. 直接抑制草酸钙和磷酸钙结晶、生长和聚集。

四、高尿酸尿症的处理

对于合并高尿酸尿症的草酸钙结石患者，如何处理

对于合并高尿酸尿症的草酸钙结石患者，处理方法与尿酸结石的药物治疗与预防相同（见第八章第七节）。

五、低镁尿症的处理

为什么镁可以抑制草酸钙结石形成

镁和钙为同族二价阳离子，可在肠道中与草酸结合，减少游离草酸的吸收。镁是一种络合剂，可与尿中草酸形成可溶性络合物，竞争性降低尿中草酸钙的饱和度。草酸镁可溶，因此，降低了钙与草酸结合成不溶性草酸钙的机会。

对于低镁尿症，如何补充镁剂

低镁尿症患者的特点是尿中镁浓度低、低枸橼酸尿和尿量少。因此治疗方法应用氧化镁或氢氧化镁恢复尿中镁的浓度，同时补充枸橼酸钾纠正低枸橼酸尿。一种新型的镁剂—枸橼酸钾镁，可同时提供镁和枸橼酸。

Prien（1974 年）等报道，接受 300mg 氧化镁和 100mg 维生素 B_6，有 70% 结石形成完全停止。Johansson（1980 年）等报告应用 400～500mg 氢氧化镁治疗 56 例患者，其中 80% 患者无结石形成。

六、进　展

补充维生素 B_6 能否抑制草酸钙结石的形成

维生素 B_6 缺乏可促使草酸钙结石形成（见第二章第九节）。但对于补充维生素 B_6 能否抑制草酸钙结石形成还未达成共识。目前已有临床研究证明，服用维生素 B_6 可以降低草酸钙结石的复发率，但口服剂量不统一，有些研究认为每天口服 10mg 即有效，有些研究需要每天大剂量口服（100～500mg）。

近年草酸钙结石的药物治疗和预防有何进展

草酸钙结石的药物治疗和预防在过去 30 年没有显著进展，医生告诉草酸钙结石患者须多饮水，避免进食富含草酸盐的食物，如大黄、秋葵、菠菜和杏仁。他们经常推荐服用柠檬酸盐（citrate，CA），以柠檬酸钾的形式，即一种能够延缓草酸钙晶体生长的补充剂,但是一些人不能够忍受它产生的副作用。

直至 2016 年 8 月 8 日,美国休斯敦大学化学工程副教授 Jeffrey Rimer 和 Litholink 公司肾病学家 John Asplin 在《自然》杂志发表《Molecular modifiers reveal a mechanism of pathological crystal growth inhibition》提出首个证据证实天然植物"藤黄果"中提取羟基柠檬酸(hydroxycitrate,HCA)是一种有效抑制草酸钙晶体生长的物质,而且在某些条件下,实际上能够溶解这些晶体。

藤黄果(学名:garcinia cambogia)是双子叶植物纲藤黄科的一种乔木,又名马拉巴罗望子,所结果实黄色和植物树种同名。藤黄果实和橙子大小几乎相同,外表面类似南瓜,常有数条纵沟(图 8-4-1)。生于低山坡地潮湿的密林中,原产地是南亚,几个世纪以来,印度南部和泰国作为果型草药使用而大量栽种。从藤黄果实中提炼出的生物保健品风靡世界各地(图 8-4-2),经常被用于药物减肥。

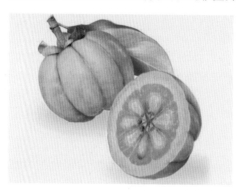
图 8-4-1　藤黄果

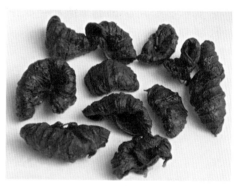
图 8-4-2　藤黄果(提练)

第五节　磷酸钙结石的药物治疗与预防

磷酸钙结石到底是什么

磷酸钙是结石中的常见成分,但通常与草酸钙结石混合存在。在临床上,往往将草酸钙结石和磷酸钙结石统称为含钙结石,而且把这两种成分混合结石的病因也归为一类。

磷酸钙结石是草酸钙结石形成的核心吗

至今仍未将草酸钙和磷酸钙在成石过程中的相互关系完全阐明。用红外光谱之类的灵敏仪器分析,大多数草酸钙结石的核心都含有磷酸钙。在患者自排的结石砂粒中,有人注意到,这些砂石往往是帽状,提示其从肾乳头脱落而来,扫描电镜也发现其中有肾小管的残痕,电子探针可测到砂石的凹面含有大量的磷。因而推测,磷酸钙成分的代谢异常在含钙结石中起着重要作用,而且可能是最先沉淀的成石物质。

常见的磷酸钙结石包括哪些

磷酸钙结石主要包括两种完全不同的矿物质：

1. 碳酸磷灰石（carbonate apatite）：它形成于尿 pH>6.8 环境，与尿路感染密切相关。

2. 磷酸二氢钙结石（brushite）：又名钙磷石，它形成于尿 pH 6.5~6.8、高尿钙（每天>8mmol）和高尿磷（每天>35mmol/L）环境，与尿路感染无关。

纯磷酸钙结石的发生原因是什么吗

纯磷酸钙结石的发生率并不高，常见原因为原发性甲状旁腺功能亢进、肾小管性酸中毒和尿路感染等。

如何防治磷酸钙结石

对于磷酸钙结石防治，首先明确结石的成分（确定是碳酸磷灰石还是磷酸二氢钙结石）；然后进行基础评估（包括尿 pH、尿钙、血钙、尿白细胞和尿培养）；判断有无原发性甲状旁腺功能亢进、肾小管性酸中毒和尿路感染，并做相应处理；无法明确病因者，纠正异常的代谢状态（图 8-5-1）。

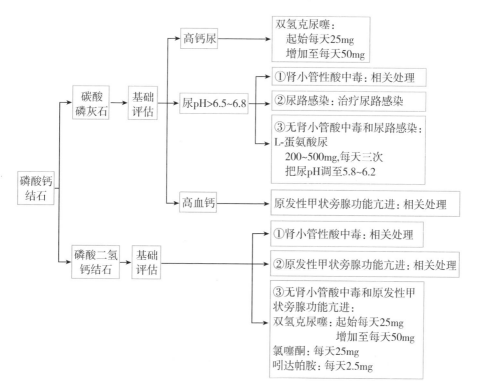

图 8-5-1 磷酸钙结石的防治策略

第六节　感染性结石的药物治疗与预防

❓ 如何预防感染性结石的复发

👨 感染性结石的预防策略(图 8-6-1)包括:1. 尽可能取净结石;2. 合理使用抗感染治疗;3. 酸化尿液;4. 使用抑制尿素酶的药物。

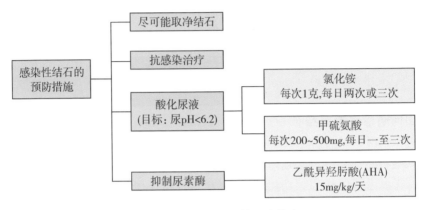

图 8-6-1　感染性结石的预防策略

❓ 为什么说取尽结石是预防感染性结石的头等大事

👨 感染性结石是由于产生尿素酶的细菌引起的,残留结石是细菌的保护伞,残留结石内的细菌难以通过抗生素消除,容易造成细菌的死灰复燃和结石复发。因此,与其他类型结石的预防相比,取尽结石对预防感染性结石尤为重要。但是,感染性结石往往是鹿角形结石,要取尽结石不是一件容易的事情。

❓ 感染性结石患者尿液中的细菌容易清除吗

👨 与一般尿路感染相比,感染性结石患者尿液中的细菌往往难以清除。原因在于,残留结石是细菌的保护伞,而且细菌可能对一些抗生素产生耐药。

❓ 对于感染性结石患者,如何选择抗生素治疗尿路感染

👨 对于感染性结石,抗生素的选择最好根据尿液培养结果和药物敏感试验来决定,所选抗生素须满足以下要求:①对致病菌敏感;②从肾脏排出为主;③副作用少;④对肾脏损害少。

❓ 对于感染性结石患者,须用多长时间的抗生素治疗尿路感染

👨 对于感染性结石患者尿路感染的控制,有人主张短疗程疗法,也有人主张长疗程疗法。Wang 等建议对感染性结石患者采用长期抗生素治疗(图 8-6-2)。

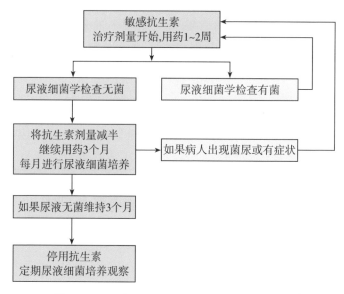

图 8-6-2　感染性结石患者尿路感染的治疗方案

对于感染性结石患者,为什么要酸化尿液

细菌分泌的尿素酶分解尿液,使尿液呈碱性,是感染性结石形成的条件。尿液酸化可增加磷酸镁铵和碳酸磷灰石的溶解度,而且尿液酸化可以提高青霉素的抗菌效果。

维生素 C 是酸性物,能否用于治疗感染性结石

治疗感染性结石需要酸化尿液,酸化尿液要求使尿 pH 值<6.2 才能达到要求。维生素 C 是一种弱的有机酸,单用维生素 C 难以使尿液的 pH 值降至该水平,因而得不到理想的治疗效果。

合并肾功能不全的患者,能否酸化尿液

合并肾功能不全的患者禁止使用酸化尿液,因为这种治疗会加重体内的代谢性酸中毒。

为什么长期口服氯化铵的酸化尿液效果不佳

长期服用氯化铵可以使尿液氨的排泄增加,从而抵消了它的酸化作用。

什么是尿素酶抑制剂

细菌分泌的尿素酶分解尿素,使尿液呈碱性,导致感染性结石的形成。异羟

肟酸及其衍生物与尿素的分子结构相似,能够抑制尿素酶的活性,阻止尿素的分解,可以用于感染性结石的治疗。临床应用较多的是乙酰异羟肟酸(acetohydroxamic acid,AHA)和羟基脲(hydroxyurea)。羟基脲是一种抗肿瘤药物,毒性较 AHA 大,常使白细胞数目严重降低,因此较少被使用。

🤔 感染性结石可以进行溶石治疗吗
💊 酸化尿液可增加感染性结石的溶解度,但难以达到溶石的效果。有人采用经尿道逆行插管或经皮肾造瘘管注入化学溶石剂,但效果并不理想。

第七节 尿酸结石的药物治疗与预防

🤔 如何预防尿酸结石的发生
💊 尿酸结石发生的预防在于减少体内尿酸的生成、促进尿液尿酸的溶解与排出。其基本措施与高尿酸血症的防控一样,包括非药物疗法和药物疗法(图8-7-1)。

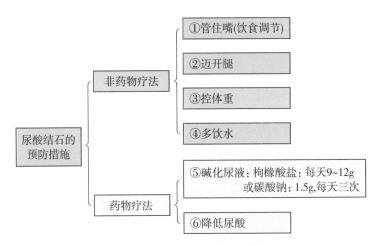

图 8-7-1 尿酸结石的预防措施

非药物疗法主要包括管住嘴、迈开腿、控体重、多饮水等方法,是高尿酸血症和尿酸结石防控的基本方法。

对于严重的高尿酸血症、曾经或已经形成尿酸结石的患者,在非药物疗法的基础上,需要结合碱化尿液和抑制尿酸的药物进行治疗与预防。

一、管住嘴（饮食调节）

尿酸结石（高尿酸血症）患者如何"管住嘴"

根据食物中嘌呤的含量，我们可将食物分为低嘌呤食物（每100g食物含嘌呤小于25mg）、中等嘌呤食物（每100g食物含嘌呤25~150mg）、高嘌呤食物（每100g食物含嘌呤150~1000mg）三类（详见本节附录：常见食物嘌呤含量）。尿酸结石（高尿酸血症）患者可以随意进食低嘌呤食物、限制中嘌呤食物，尽可能避免高嘌呤食物。

哪些饮食建议可以预防尿酸结石的发生

"十大饮食建议"可预防尿酸结石的发生：

1. 避免进食动物内脏、浓汤、肉汁、海鲜等高嘌呤蛋白质，适量补充牛奶、蛋类、精肉等相对低嘌呤的蛋白质；

2. 多食用富含葡萄糖的食物，避免进食富含果糖或蔗糖的食物和饮料；

3. 建议多吃细粮，少吃粗粮；

4. 建议少吃肥腻食物；

5. 多吃新鲜蔬菜、水果；

6. 避免饮用含酒精的饮料（特别是啤酒）；

7. 适量喝淡茶和淡咖啡，避免喝浓茶和浓咖啡；

8. 少用强烈刺激的调味品或香料；

9. 把高嘌呤的食物煮沸后去汤饮食，可减少食物中的嘌呤；

10. 减少使用抑制尿酸排出的药物。

动物性蛋白食物都是高嘌呤食物吗

动物性蛋白食物是指鱼、肉、蛋、奶等一大类食物，富含蛋白质、脂肪、碳水化合物、维生素、矿物质等多种营养素。大多数动物性食物确实含有大量嘌呤，如动物内脏、浓汤、肉汁、海鲜等，进食后导致高尿酸血症。但是牛奶、蛋类却是低嘌呤食物，而且富含必需氨基酸，尿酸增高的患者完全可以进食。

尿酸结石（或高尿酸血症）患者适宜喝牛奶吗

牛奶是牛的乳腺细胞分泌的，分泌物里没有细胞结构。没有细胞结构也就没有遗传物质，没有遗传物质也就没有核酸，因此也就没有嘌呤。高尿酸血症、痛风以及尿酸结石患者可以通过喝牛奶补充蛋白。

奶制品的种类对尿酸的影响也不同。低脂或脱脂的奶制品，可以降低血尿酸水平,减少痛风的发病率,其降尿酸作用可能与其中的微量元素、酪蛋白等相关。增加奶制品的摄入还可预防骨质疏松及降低心血管疾病、代谢综合征、某些恶性肿瘤的风险。

但是,半脱脂、全脂牛奶及低脂、全脂的酸奶没有降低尿酸作用。而且,当牛奶发酵成酸奶之后,一方面乳酸菌含有较多嘌呤,另一方面发酵将乳糖转变为乳酸,而乳酸不利于尿酸的排出。

为什么蛋类属于低嘌呤食物

蛋类,如鸡蛋、鸭蛋,虽大,但理论上它只是一个细胞,只有一个细胞核,一套遗传物质,含有很少的核酸和微量的嘌呤。高尿酸血症、痛风以及尿酸结石患者可以通过进食蛋类补充蛋白。

通过吃斋预防尿酸结石的发生是否可取

既然动物性蛋白食物富含嘌呤,容易导致体内尿酸水平增高,导致尿酸结石的形成,因此,有人认为吃斋可以预防尿酸结石的形成。这种说法是错误的。严格控制饮食只能降低尿酸 $70\sim90\mu mol/L$,不能只吃蔬菜和水果,否则会因为饥饿、乳酸增加,反而会增加体内尿酸水平。而且过度控制饮食可以引起营养失衡,损害健康。因此,高尿酸血症、痛风以及尿酸结石患者的饮食控制必须兼顾到优质蛋白质、碳水化合物、热量的合理均衡,通过吃斋降低尿酸的方法不可取。

尿酸结石患者可以进食哪些海鲜

绝大部分的海鲜食物的嘌呤含量较高,但是不同种类海鲜的嘌呤含量存在一定的差异。按照嘌呤含量,海鲜可分为四类:

第一类是嘌呤最高的海水鱼,如沙丁鱼、带鱼、三文鱼等;

第二类是贝类和海蟹,其嘌呤含量远高于一般的鱼类与虾类;

第三类是淡水鱼类与虾类,嘌呤较前两类海鲜低;

第四类是像海参、海蜇等非贝类的海产品,其嘌呤含量跟一般的蔬菜差不多。

高尿酸血症、痛风及尿酸结石患者尽可能不要进食第一、二类海鲜,但可限量进食第三类海鲜,适量进食第四类海鲜。

尿酸结石(或高尿酸血症)患者须限制主食摄入吗

米、面、馒头等主食的嘌呤的含量较低,因此,高尿酸血症、痛风及尿酸结石患者无须限制此类食物的摄入。

尿酸结石患者不宜进食哪些甜食

高尿酸血症、痛风和尿酸结石患者应注意控制以下甜食的摄入：

1. 含有果糖丰富的蔬果：西瓜、荔枝、梨、苹果、南瓜等；

2. 含果葡糖浆的加工食品：糖果、饼干、甜点、果汁、速溶咖啡等零食与饮料果糖含量高；

3. 蜂蜜：其中富含大量的果糖，蜂蜜以及含有蜂蜜的加工食物需加以控制；

4. 含有蔗糖的食物：包括白砂糖、红糖、冰糖等形式。蔗糖是由一分子的葡萄糖与一分子的果糖构成的，所以蔗糖在体内代谢一样会产生果糖。含有蔗糖、白砂糖、红糖、冰糖的加工食物同样需要控制。

为什么尿酸结石患者不宜进食富含果糖或蔗糖的食物

富含果糖或蔗糖的主食可导致体内血液尿酸水平升高，因为果糖代谢途径中关键酶果糖激酶与葡萄糖酵解的己糖激酶不同，无负性反馈的抑制，所有进入细胞的果糖迅速被磷酸化，从而可导致细胞内磷酸化减弱和三磷酸腺苷（ATP）耗竭，导致短暂蛋白质合成障碍和形成多量的一磷酸腺苷（AMP）。AMP最终代谢为尿酸，从而导致高尿酸血症的产生。

您知道软饮料对尿酸的影响吗

最近，哥伦比亚大学和哈佛医学院对4.6万名40岁以上无痛风史的男性进行12年的跟踪调查，发现每天喝2~3罐软饮料（即不含酒精的饮料）者，比每月平均摄入不足一罐饮料的人患痛风的风险要高85%，比酒精的影响还严重。男性如果摄入大量果汁或橙子等富含果糖的水果后痛风发病率成倍增加。这一发现解释了近几十年美国痛风发病率成倍增加的原因。因此，对于高尿酸血症、痛风及尿酸结石患者，应该限制含糖的饮料与水果的摄入，例如建议每天加糖的橙汁摄入量不要超过一杯。

尿酸结石患者适合进食粗粮吗

粗粮主要包括谷物类（玉米、小米、红米、黑米、紫米、高粱、大麦、燕麦、荞麦等），杂豆类（黄豆、绿豆、红豆、黑豆、蚕豆、豌豆等），以及块茎类（红薯、山药、马铃薯等）。粗粮不但含有人体所需要的蛋白质和碳水化合物，还含有丰富的维生素和钙、磷等无机盐，它的膳食纤维较高而能量较少，有利于降糖降脂，是当今时尚的食品。

但是，与细粮相比，粗粮的嘌呤量较高，容易引起高尿酸血症或痛风的发生。因此，高尿酸血症、痛风及尿酸结石患者不宜选择粗粮作为主食，应该选择细粮作为主食。如果同时合并其他代谢疾病时,如维生素缺乏、糖尿病或高脂血症等,选择主食时须权衡利弊。

尿酸结石(或高尿酸血症)患者可以吃油腻食物吗

由于脂肪氧化产生能量约为糖类和蛋白质的 2 倍,限制脂肪摄入更有利于降低病人体重。另外,痛风病人常常合并有高血压、动脉硬化、脂肪肝、胆结石等,也需要低脂肪膳食。一般控制在每日 40~50g 左右为宜。除了选择含脂肪少的动物性食物外,选用植物油而不是动物油,且采用蒸、煮、炖等低油烹调方法,忌煎炸。即便植物油也要控制每日摄入不超过 20g 为宜。

尿酸结石(或高尿酸血症)患者可以喝茶吗

茶叶中的咖啡碱可刺激肾脏,促使尿液迅速排出体外,提高肾脏的滤出率,减少有害物质(如尿酸)在肾脏中滞留时间。咖啡碱还可排除过量的乳酸,有助于使人体尽快消除疲劳。但是,浓茶中所含鞣酸也多,鞣酸可以和食物中的蛋白质、维生素 B_1、铁离子结合,使这些营养素不能正常地被吸收,容易造成人体营养素缺乏并产生相应的症状,如贫血、便秘等;鞣酸也影响尿酸的排泄;浓茶可兴奋自主神经,可诱发痛风的发作。因此,高尿酸血症、痛风及尿酸结石患者可以喝淡茶,不可以喝浓茶。

尿酸结石(或高尿酸血症)患者可以喝咖啡吗

喝咖啡可以降低血尿酸,对痛风的治疗和预防有帮助,可能与其降低了血液中的胰岛素水平有关。但是,浓咖啡可兴奋自主神经,可诱发痛风的发作。因此,高尿酸血症、痛风及尿酸结石患者可以喝咖啡,但不要喝浓咖啡。

有人认为,对于习惯饮咖啡的痛风患者,不必限制其摄入;同时,对无此习惯者也不推荐过度饮用咖啡来降低血尿酸水平,因为咖啡的降尿酸作用轻微,相反大量饮用咖啡可导致血钙丢失及增加骨折的风险。

蔬菜都是低嘌呤饮食吗

有些患者认为蔬菜嘌呤含量低,不会诱发痛风,因而不需要特别限制。这种认识不完全正确。与动物内脏、海鲜、肉汤等动物性食物相比,大多数蔬菜中的嘌呤含量确实要低一些。但是,有些蔬菜并不都属于低嘌呤食物,如菠菜、豆类及其制品、蘑菇、紫菜、豆苗、菜花等嘌呤含量比较高。因此,高尿酸血症患者将所有的蔬菜认为是低嘌呤食物,坚持"宜素不宜荤"是不可取的。

？ 怎样吃豆类食物，才能减少高嘌呤对人体的伤害

豆类富含嘌呤，对尿酸结石或高尿酸血症患者不利。使用以下方法吃豆类，可以减少嘌呤的摄入：

1. 煮熟后吃，可以减少嘌呤。

2. 吃豆腐和豆腐干、喝豆浆。大豆的嘌呤含量略高于瘦肉和鱼类，但经过加工，制成豆腐、豆腐干过程中溶解了很大一部分嘌呤，因而豆腐、豆腐干等产品的嘌呤含量已大幅下降，其含量比肉类鱼类要低。同时，打豆浆的时候加入大量水，豆浆中所含嘌呤已被稀释，每日喝一杯豆浆并不会引起嘌呤摄入量明显增加。

3. 至于红豆、绿豆，原本嘌呤含量就偏低，每天吃的数量又很少，在煮粥或打豆浆时加一小把，不会对痛风病人产生不良影响。

4. 建议限制在每日 30g 大豆之内，换算成北豆腐不超过 90g，或浓豆浆不超过 1 碗。

？ 尿酸结石（或高尿酸血症）患者能否吃蛋白粉

尿酸结石患者蛋白质摄入量与正常人没有差异。蛋白质供给量应每天每千克体重 1g，急性痛风发作时蛋白质可按每天每千克体重 0.8g 供给。优质蛋白可选用牛奶、奶酪和鸡蛋，蛋白粉首选乳清蛋白粉。因为大豆蛋白由大豆提取，而大豆中的嘌呤含量较高，可以造成体内尿酸增高，促成或加重痛风。因此尿酸结石（或高尿酸血症）患者不宜食用此类蛋白，可选用乳清蛋白。

？ 为什么尿酸结石患者尽量避免喝酒

与饮食相比，饮酒是引起尿酸增高更严重的危险因素。其原因是：

1. 乙醇可加快 ATP 降解，提高嘌呤合成速度，使尿酸生成增加；

2. 乙醇可抑制糖异生，尤其是空腹喝酒，可刺激乳酸和酮体合成增加，乳酸和酮体可抑制尿酸排出；

3. 饮酒常伴进食富含嘌呤和蛋白的食物；

4. 饮酒亦是痛风的许多伴发疾病如心血管疾病、代谢综合征等发病的危险因素。

？ 哪一类酒对尿酸结石（或高尿酸血症）患者影响最大

按照对尿酸影响由大到小进行排列：

1. 啤酒：尽管啤酒的乙醇含量不高，但由于其富含黄嘌呤和鸟嘌呤核苷，容易分解为尿酸，成为酒类中高尿酸血尿症的头号敌人；

2. 烈酒：由于酒精度数高，含乙醇比例高，即使是少量酒，乙醇的含量仍大，

其为酒类中高尿酸血症的第二号敌人；

3. 甜酒：甜酒因含有果糖,也促使血尿酸的水平增加；

4. 黄酒：黄酒多数是小麦及糯米酿造的,故富含嘌呤、糖和氨基酸,也可诱发血尿酸的浓度增加；

5. 红酒：因红葡萄酒富含抗氧化剂和抑制血小板的物质,减轻酒精对尿酸代谢的影响,故适量红酒对血尿酸水平影响不大。

尿酸结石(或高尿酸血症)患者如何控制酒量

尿酸结石、高尿酸血症、痛风的发病风险与酒精摄入量呈剂量依赖性增加,喝得越多,越易发作。尿酸结石(或高尿酸血症)患者,总体饮酒量男性不宜超过 2 个酒精单位/日,女性不宜超过 1 个酒精单位/日。

备注：1 个酒精单位约含 14g 纯酒精,相当于 ABV12% 的红葡萄酒 145ml、ABV3.5% 的啤酒 497ml 或 ABV40% 的蒸馏酒 43ml。

水果对尿酸结石(或高尿酸血症)患者是否有益

大多数新鲜水果属碱性食品,适量摄入可增加体内的碱储备,使体液的 pH 值升高,促进尿酸盐溶解、预防尿酸盐结晶形成,有利于尿酸排泄；同时水果内含大量钾元素及维生素 C,二者也可促进尿酸的排泄。但摄入含糖丰富的水果可增加血尿酸水平及痛风的发病率。

为什么尿酸结石(或高尿酸血症)患者须避免重口味

尿酸结石(或高尿酸血症)患者避免经常食用嘌呤含量高的调味品,以下调味品应该限制食用：

1. 鸡精：与味精不同,鸡精成分很复杂,除了谷氨酸钠之外,还含有核苷酸,所以嘌呤含量较高；

2. 酱油：酱油中含有来自于原料大豆中的嘌呤,而且很多产品为了增鲜还特意加了核苷酸,不适合尿酸结石患者多吃；

3. 浓汤宝：很多鲜味非常明显的调味品,往往添加核苷酸类物质,都不适合尿酸结石患者食用。

哪些烹调方法可以降低食物的嘌呤含量

对于尿酸结石(或高尿酸血症)患者,通过烹调方法降低食物中的嘌呤含量尤为重要。主要有四个方法：

1. 把食物"过冷河"：嘌呤易溶于水,把富含嘌呤的食物用开水"涮"一下,然后用冷水冲洗,大量的嘌呤便流失于水中；

2. 尽量少放油；

3. 少放糖；

4. 烹调方法多用烩、煮、蒸、氽等，少用煎、炸。

发酵食品对尿酸的影响有多大

人们每天都会接触到发酵食品，如馒头、面包、酸奶、奶酪、甜酒、啤酒、果酒、腐乳、腊八豆、酱油、豆豉、豆酱、红曲鱼、红曲肉、红茶等。

酵母含有较多的嘌呤，每100g干酵母的嘌呤含量高达589mg，所以痛风患者不能直接吃干酵母。

发酵面点，如包子、馒头、花卷、面包等，其干酵母的含量很低，比例一般小于0.2%。也就是说，140g馒头（相当于100g面粉）中酵母含量约1mg。而痛风急性发作期病人要求饮食嘌呤每天控制150mg以下。可见，几个馒头、包子对痛风病基本没有什么影响。

但是，食物本身含有丰富的嘌呤，经过发酵后，其嘌呤含量就更高。例如，每100g黄豆含嘌呤高达166.5mg，发酵成腊八豆，嘌呤就更高。这类食品，痛风急性发作期的病人禁止食用，即使在病情缓解期亦应少食。

哪些药物引起血尿酸升高

以下药物可导致血尿酸升高，尿酸结石患者须注意：

1. 利尿剂：袢利尿剂（如速尿）或噻嗪类利尿剂（如氢氯噻嗪），可能原因是血容量降低，细胞外液浓缩，肾小球滤过率降低，肾小管分泌受抑制，近曲小管重吸收增加，导致血尿酸升高；

2. 小剂量阿司匹林（75~300mg/d）会明显抑制肾小管排泄尿酸而使尿酸升高；反而大剂量阿司匹林（>3g/d）促进尿酸排泄；

3. 抗结核药：常用的抗结核药吡嗪酰胺和乙胺丁醇可促进肾小管对尿酸的重吸收，引起血尿酸升高；但是如果吡嗪酰胺、乙胺丁醇联合利福平使用，血尿酸不升高，因为利福平可抑制尿酸吸收，加速尿酸排泄；

4. 免疫抑制剂：环孢素可增强近曲小管重吸收尿酸导致血尿酸升高，超过50%服用环孢素患者出现高尿酸血症，10%的患者会发展为痛风；

5. 他克莫司，又名FK-506，服用患者可出现高比例高尿酸血症，在肾移植中可达52%，肝移植中可达31%；

6. 降压药物：长期口服硝苯地平可使尿酸明显升高，尼群地平影响较小，而氨氯地平对血尿酸几乎无影响。β受体阻滞剂如普萘洛尔升高尿酸作用较明显，而美托洛尔对尿酸影响较小。有关降压药物引起高尿酸血症的机制为肾血

流量和肾小球滤过率降低,减少尿酸的排泄,如果与利尿药合用,更为明显;

7. 烟酸是人体必需的 13 种维生素之一,是一种水溶性 B 族维生素。大剂量服用烟酸时,会引起高尿酸血症,可能与烟酸参与嘌呤代谢相关;

8. 喹诺酮类抗生素可能导致肾损害,肾小管分泌功能紊乱,导致高尿酸血症,目前具体机制尚未明确;

9. 抗肿瘤药物:环磷酰胺可使血中假胆碱酯酶减少,使血清尿酸水平增高;

10. 左旋多巴是常用治疗帕金森氏病药物,代谢后生成香草酸和苦杏仁酸,这两种物质与尿酸竞争排泄路径,使尿酸排出减少。

二、迈 开 腿

体育运动是否有利于降血尿酸

高尿酸血症逐步走向年轻化,具体原因不完全清楚,不排除与工作节奏快、工作强度大、运动时间少、休息时间短有关。运动是否可以降血尿酸,目前尚没看到足够的证据支持。但是,每日中等强度运动 30 分钟以上是有益的。体育运动可能至少具有以下作用:

1. 运动可以控制体重,减少高尿酸血症等代谢综合征的发生;
2. 运动可以出汗,可能协助尿酸的排出。

三、控 制 体 重

高尿酸血症患者应该如何控制饮食

高尿酸血症患者应保持理想体重,超重或肥胖就应该减轻体重。不过,减轻体重应循序渐进,否则容易导致酮症或痛风急性发作。总能量是根据病人理想体重,建议每天每千克体重 20~25kcal。吃饭的时候不求吃到饱,只求不感觉到饿的七、八分饱即可,以保持适宜体重。

备注:

七分饱:胃里还没觉得满,但主动进食的速度明显变慢,不过老是习惯性地还想多吃;

八分饱:胃里感觉满了,但再吃几口也不痛苦;

九分饱:觉得胃里已经胀满,还能勉强吃几口,但每一口都是负担;

十分饱:就是胃里面已经很满,一口都吃不下了。

四、多 饮 水

为什么多喝水可预防尿酸结石的发生

多饮水,可使尿量增加,从而降低尿液中尿酸浓度,并且可以促进小结石排出,也利于感染尿液的引流,控制尿路感染。

怎样喝水才能达到预防尿酸结石发生的要求

与大多数尿路结石的预防相似,每天喝水 2~3L 以上,目的使每日尿量达到 2~3L,才能达到预防尿酸结石发生的目的。

五、碱 化 尿 液

对于尿酸结石,何时需要碱化尿液

碱化尿液是预防尿酸结石的主要方法。对于尿酸结石患者,启动碱化尿液治疗前需要测定尿液的 pH。当尿液 pH<6.0 时,予以碱化尿液治疗。

对于尿酸结石,常用碱化尿液的药物有哪些

对于尿酸结石,常用碱化尿液的药物包括枸橼酸钾和碳酸氢钠:

1. 枸橼酸钾:每天 9~12g。由于枸橼酸钾没有钠离子负荷,且所需剂量较碳酸氢钠小,故其治疗效果优于碳酸氢钠;

2. 碳酸氢钠:每次 1.5g,每天 3 次。由于本品在胃中产生二氧化碳,可增加胃内压,并可引起嗳气和继发性胃酸分泌增加,长期大量服用可引起碱血症,并因钠负荷增加诱发充血性心力衰竭和水肿。

对于尿酸结石,使用越多碱化药物,溶石效果越好

当尿 pH 值在 6.2~6.9 范围时,有利于尿酸盐结晶溶解和从尿液排出,但当尿 pH>7.0 时,容易形成草酸钙及其他类型结石。因此,对于尿酸结石,并不是使用越多碱化药物,溶石效果越好,碱化尿液过程中要检测尿 pH。

对于尿酸结石,碱化尿液期间,如何监测尿液 pH

碱化尿液治疗开始前,应每天检查尿 pH 值 2~3 次,并根据记录调整碱剂用量,使尿 pH 值维持在最理想的水平。如果早晨或晚上的尿液 pH 值<6.5,可分别在早晨或晚上加服乙酰唑胺 250mg,以增加尿酸溶解度,避免结石形成。

六、降解尿酸的药物

血尿酸增高都需要降解尿酸的药物吗

与高血压、糖尿病的防治相似,早期、轻度的高尿酸血症可以通过健康饮食、限制烟酒、坚持运动和控制体重等生活方式的改变进行控制;当出现严重高尿酸血症、反复痛风发作、曾经或已经形成尿酸结石的患者,应该使用降解尿酸的药物(图 8-7-2)。

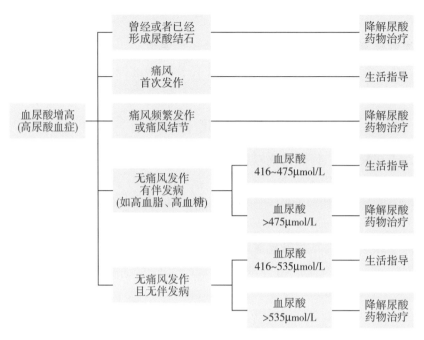

图 8-7-2 高尿酸血症的防治方案

🙍 对于高尿酸血症患者,血尿酸的理想控制目标是什么

👨‍⚕️ 对于高尿酸血症患者,血尿酸的理想控制目标:血尿酸要长期控制到 <360μmol/L,即可维持在尿酸单钠的饱和点之下;对于曾经痛风发作的患者,血尿酸<300μmol/L 将防止痛风反复发作。

🙍 降尿酸的药物包括哪些

👨‍⚕️ 降解尿酸的药物包括两大类:

1. 抑制尿酸生成的药物:代表药物别嘌呤醇和非布索坦。此类药物适合于原发性或继发性痛风、尿酸性肾病、由于放化疗导致继发性尿酸升高和反复发作性尿酸结石患者;

2. 增加尿酸排泄的药物:代表药物为苯溴马隆和丙磺舒。由于 90% 以上的高尿酸血症为肾脏尿酸排泄减少所致,促尿酸排泄药适用人群更为广泛。在使用这类药物时要注意多饮水和使用碱化尿液的药物。此外,在使用此类药物之前要测定尿尿酸的排出量,如果患者的 24h 尿尿酸的排出量已经增加(>3.54mmol)或有泌尿系结石则禁用此类药物,在溃疡病或肾功能不全者慎用。

🙍 如何服用别嘌呤醇

👨‍⚕️ 小剂量起始,逐渐加量。初始剂量每次 50mg,每日 2～3 次。小剂量起始可以减少早期治疗开始时的烧灼感,也可以规避严重的别嘌呤醇相关的超敏反应。
2~3周后增至每日200~400mg,分2~3次服用;严重痛风者每日可用至600mg。
维持量成人每次100~200mg,每日2~3次。

为什么别嘌呤醇可降低尿酸的生成

别嘌呤醇为黄嘌呤氧化酶抑制剂,抑制尿酸的生成(图8-7-3)。

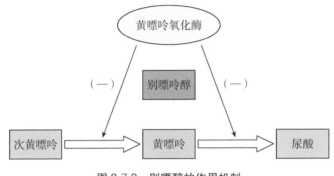

图8-7-3　别嘌醇的作用机制

儿童高尿酸血症患者,如何服用别嘌呤醇

6岁以内每次50mg,每日1~3次;6~10岁,每次100mg,每日1~3次。剂量
可酌情调整。

合并肾功能不全的高尿酸血症患者,如何服用别嘌呤醇

肾功能下降时,如肌酐清除率(Ccr)<60ml/min,别嘌呤醇应
减量,推荐剂量为50~100mg/d,Ccr<15ml/min禁用。其中Ccr=
[(140-年龄)×体重(kg)][0.818×Scr(umol/L)]。

如何服用苯溴马隆

苯溴马隆可增加尿酸排泄,适合于原发性和继发性高尿酸血症,痛风性关节
炎间歇期及痛风结节等患者。禁止应用于已经患有肾结石的患者;长期使用对
肾脏没有显著影响,可用于Ccr>20ml/min的肾功能不全患者。对于Ccr>60ml/
min的成人无须减量,每日50~100mg。通常情况下服用苯溴马隆6~8天血尿酸
明显下降,降血尿酸强度及达标率优于别嘌醇。

附录:常见食物嘌呤含量表

	低嘌呤食物（每100g食物含嘌呤小于25mg）	中嘌呤食物（每100g食物含嘌呤25～150mg）	高嘌呤食物（每100g食物含嘌呤150～1 000mg）
主食类	米、麦、面类制品、淀粉、高粱、通心粉、马铃薯、甘薯、山芋等：甘薯(2.4)、荸荠(2.6)、土豆(3.6)，马铃薯(5.6)，玉米(9.4)，高粱(9.7)，芋头(10.1)，米粉(11.1)，小麦(12.1)，通心粉(16.5)，面粉(17.1)，面条(19.8)，大米(18.1)，糯米(17.7)，糙米(22.4)，麦片(24.4)		
动物性食物	奶类(鲜奶、炼乳、奶酪、酸奶、麦乳精、奶粉、冰激凌等)：牛奶(1.4)，干酪与酸奶酪(7)，奶粉(15.7) 蛋类(鸡蛋、鸭蛋、皮蛋等)：鸡蛋(0.4) 动物血(猪血、鸭血、鸡血、鹅血等)：猪血(11.8)	肉类(家禽肉、家畜肉等)：猪皮(29.8)，猪脑(83)，猪大肠(101)，猪瘦肉(122.5)，猪心(127)，猪肚(132.4)，猪肾(132.6)，猪骨(132.6)，猪舌(136)，猪排骨(145)，烤猪排(150)，猪颈肉(150) 牛肚(79.8)，牛肉(87)，小牛脑(92)，牛排(生106)，牛胸肉(120)，牛排(烤125) 羊肉(111.5)，羊肠(113.5)，小羊肝(147) 鸡心(125)，鸡胸肉(137)，鸡腿肉(140) 鸭肠(121)，鸭肉(138)，鸭心(146) 鸽子(80)，兔肉(107) **水产类(草鱼、鲤鱼、鳕鱼、比目鱼、鲈鱼、螃蟹、鳗鱼、鳝鱼、香螺、鲍鱼、鱼丸、鱼翅等)：** 小龙虾(60)，贝壳类(72)，蟹(81.8)，三文鱼(灌装88)，乌贼(89.9)，鳝鱼(92.8)，牡蛎(107)，鳕鱼(109)，鱼翅(110.6)，鲍鱼(112.4)，蚬子(114)，龙虾(118)，大比鱼(125)，蛤(136)，秋刀鱼(134.9)，鲤鱼(137)，草鱼(140)，红鲤(140.3)，吞拿鱼(142)，鱼子酱(144)，黑(140.6)	肉类(家禽家畜的肝、肠、心、肚与胃、肾、肺、脑、胰等内脏，肉脯，浓肉汁，肉馅等)：猪腿肉(160)，猪肝(229.1)，猪脾(270.6)，猪小肠(262.1)，猪肾(334)，猪肺(434)，猪脾(516)，猪心(530) 公牛舌(160)，牛脑(162)，牛肝(169.5)，牛心(171)，牛肾(213)，小牛肾(218)，公牛心(256)，公牛肾(269)，小牛脾(343)，公牛肺(399)，公牛脾(444)，小牛肝(460)，公牛肝(554)，小牛颈肉(1260) 羊心(241)，羊脾(773) 鸡肠(162.6)，鸡肝(293) 鹿肉(105～138)，鹅肉(165)，马肉(200)，鸭肝(301.5)，浓肉汁(160～400)，胰脏(825) **水产类(鱼皮、鱼卵、鱼干、沙丁鱼、凤尾鱼等海鱼、贝壳类、虾类、海参)：** 海鳗(159.5)，草虾(162.2)，鲨鱼(166)，虱目鱼(180)，乌鱼(183.2)，鲭鱼(生194)，鲢鱼(202)，小虾(234)，白鲳鱼(238)，白鲫鱼(238.1)，鲭鱼(罐装)(246)，三文鱼(250)，鲑鱼(297)，蛤蜊(河蚌)(316)，凤尾鱼(灌装)(321)，沙丁鱼(生)(345)，皮刀鱼(355)，凤尾鱼(生)(321)，扁鱼干(366)，青鱼(鲩鱼)(378)，干贝(390)，白带鱼(391.6)，沙丁鱼(灌装)(399)，蚌蛤(439)，鲱鱼属小鱼(熏)(840)，小鱼干(1 538)，白带鱼皮(3 509)

续表

	低嘌呤食物 （每100g食物含嘌呤 小于25mg）	中嘌呤食物 （每100g食物含嘌呤 25~150mg）	高嘌呤食物 （每100g食物含嘌呤 150~1 000mg）
蔬菜类	大部分蔬菜均属低嘌呤食物： 冬瓜(2.8)，番瓜(3.3)，洋葱(3.5)，茄子(4.2)，胡萝卜(5)，生菜（莴仔5.2），姜(5.3)，葫芦(7.2)，白萝卜(7.5)，胡瓜(8.2)，盐酸菜(8.6)，芹菜(8.7)，青椒(8.7)，蒜头(8.7)，白菜(9.7)，苦瓜(11.3)，丝瓜（11.4），芥菜(12.4)，卷心菜(12.4)，葱(13)，辣椒(14.2)，豆芽菜(14.6)，黄瓜(14.6)，空心菜(17.5)，扁豆(18)，芫荽(20.2)，菠菜(23)，苋菜(23.5)，雪里蕻(24.4)，菜花(24.9)	菠菜、笋（冬笋、芦笋、笋干）、海带、金针、银耳、蘑菇： 笋干(23)，韭菜(25)，鲍鱼菇(26.7)，蘑菇(28.4)，枸杞(31.7)，茼蒿菜(33.4)，蒜(38.2)，金针(60.9)，银耳(75.7)，椰菜(81)，海带(96)	紫菜、香菇： 香菇(214)，紫菜(274)
豆类及其制品		豆类（四季豆、青豆、菜豆、豇豆、豌豆）、干豆类（绿豆、红豆、黑豆、蚕豆）、豆制品（豆腐、豆腐干、乳豆腐、豆奶、豆浆）、豆苗、黄豆芽。 豆浆（27.7），四季豆(29.7)，红豆(53.2)，豆腐(55.5)，杂豆(57)，(63.6)，豆干(66.5)，绿豆(75)，豌豆(75.7)，黑豆(137)	豆类（黄豆、扁豆）： 黄豆(166.5)
水果类	水果基本上都属于低嘌呤食物 杏子(0.1)，葡萄(0.5)，石榴(0.8)，菠萝(0.9)，凤梨(0.9)，鸭梨(1.1)，西瓜(1.1)，香蕉(1.2)，苹果(1.3)，枇杷(1.3)，(1.4)，桃子(1.4)，莲蓬(1.5)，木瓜(1.6)，芒果(2)，橘子(2.2)，橙子(3)，柠檬(3.4)，哈密瓜(4.0)，李子(4.2)，番石榴(4.8)，红枣(6)，小番茄(7.6)，红车厘子(17)，大樱桃(17)，草莓(21)，无花果(64)		
饮料	苏打水、可乐、汽水、矿泉水、茶、果汁、咖啡、麦乳精、巧克力、可可、果冻等： 无酒精的酒精(3.0)		各种酒类，尤其是啤酒：

续表

	低嘌呤食物 (每100g食物含嘌呤 小于25mg)	中嘌呤食物 (每100g食物含嘌呤 25~150mg)	高嘌呤食物 (每100g食物含嘌呤 150~1 000mg)
其他	酱类、蜂蜜、油脂类(瓜子、植物油、黄油、奶油、杏仁、核桃、榛子)、薏苡仁、干果、糖、蜂蜜、海蜇、海藻、动物胶或琼脂制的点心及调味品。 米醋(1.5)、番茄酱(3.3)、蜂蜜(3.2)、海参(4.2)、葡萄干(5.4)、黑枣(8.3)、龙眼干(8.6)、核桃(8.4)、木耳(8.8)、海蜇皮(9.3)、榨菜(10.2)、栗子(16.4)、酱油(25)	油脂类及其他(花生、腰果、芝麻、栗子、莲子、杏仁): 竹生(29)、枸杞子(31.7)、栗子(34.6)、杏仁(37)、莲子(40.9)、黑芝麻(57)、无花果(64)、花生(79)、腰果(80.5)、白芝麻(89.5)、燕麦(94)、大麦(94)、葡萄干(107)、干葵花子(143)	麦芽、酵母粉: 麦芽(500)、酵母粉(589)

备注:1. 表格根据文献资料整理,不同资料可能存在差异;
2. 食物名称后括号内数值为每100g食物中嘌呤的含量值。

第八节 胱氨酸结石的药物治疗与预防

如何预防胱氨酸结石?

答:胱氨酸结石的预防措施(图8-8-1)包括:

1. 每日饮水量超过3.5L;

2. 碱化尿液;

3. 饮食调节;

4. 使用可以溶解胱氨酸的药物。

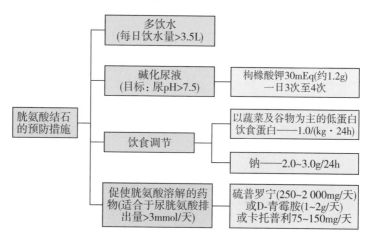

图 8-8-1 胱氨酸结石的预防措施

为什么胱氨酸结石患者需要喝更多水才能达到预防作用

胱氨酸在尿液中饱和后容易析出结晶,多饮水可使尿液稀释,减少胱氨酸结晶析出的可能性。多数胱氨酸尿症患者 24 小时内排出的胱氨酸高达 1g 以上,这就需要 3~4L 的尿液来促使其溶解。所以此类成人患者须每日饮水超过 3.5L(或每小时≥150ml),儿童患者每日饮水按 $1.5L/m^2$ 计算。

为什么胱氨酸结石患者需要强调夜间饮水

由于夜间尿量偏少,而且尿液有呈酸性趋势,胱氨酸结石主要在夜间形成。因此,胱氨酸结石患者睡前饮水 2~3 杯,凌晨 2~3 点再饮水以增加尿液的排出是十分重要的。

为什么胱氨酸结石患者需要碱化尿液

在尿液 pH 值为 8.0 时胱氨酸的溶解度是 1 000mg/ml;而在尿 pH 值为 5.0 时,溶解度仅为 280mg/ml。因此,提高尿液 pH 值,可促进胱氨酸结晶溶解。

长期碱化尿液可行吗

有人建议胱氨酸尿症患者每日口服 10g 碳酸氢钠,并在睡前服用 125~250mg 醋氮酰胺。但是,长时间维持碱性尿液在临床上很难做到,而且碱性的尿液环境会促使钙和磷在胱氨酸结石的基础上形成混合性结石。

胱氨酸结石患者饮食的注意事项是什么

胱氨酸结石患者应多摄入以蔬菜及谷物为主的低蛋白饮食,限制食物中甲硫氨酸的含量。有人在食物中加入精氨酸,以促进小肠对胱氨酸的转运能力。

促使胱氨酸溶解的药物的疗效如何

促使胱氨酸溶解的药物具有一定的疗效,长期服用副作用也大,因此仅在以下情况下使用:

1. 胱氨酸的排出量>3mmol/L;
2. 反复复发的胱氨酸结石;
3. 其他治疗方法无效者。

促使胱胺酸溶解的药物有哪些? 其作用原理是什么

促使胱胺酸溶解的药物包括硫普罗宁(羟基丙酰甘氨酸)、D-青霉胺(二甲基半胱氨酸)、卡托普利。这些药物可破坏胱氨酸的双硫键,使胱氨酸的溶解度增加。正常人服用这些药物后,尿液中胱氨酸的排泄大大升高,而胱氨酸尿症患者服用这些药物后,尿中胱氨酸的排泄明显减少。

如何使用硫普罗宁

硫普罗宁(tioproin)的化学名是 N-(2-巯基丙酰基)-甘氨酸,通过提供的巯基,起清除自由基的作用,常用于肝细胞保护和解除重金属中毒。它同时可破坏胱氨酸的双硫键,增加胱氨酸的溶解度,是目前降解胱氨酸的最佳选择。成人每天为 250~2 000mg,须根据治疗效果调整剂量。但是,其副作用不小,如引起过敏反应、胃肠道症状、肾病综合征,长期服用依从性差。

如何使用青霉胺

青霉胺的作用机制和副作用与硫普罗宁相似。成人每天为 1~2g,须根据治疗效果调整剂量。

副作用:应用每天 1g 以下的青霉胺剂量时,副作用是罕见的。剂量增加,副作用会增多,约半数患者出现变态反应,如发热、药疹、关节疼痛等,严重者可出现肾病综合征和全血细胞减少。因此,采用青霉胺治疗时应严格掌握适应证,只用于其他治疗无效情况。

注意事项:1. 必须空腹服药;2. 每天应同时补充 50mg 吡哆醇(维生素 B_6),因为青霉胺可抑制吡哆醇-5-磷酸酶的活性,造成吡哆醇缺乏。

如何使用卡托普利

卡托普利是(captopril)是血管紧张素酶原抑制剂,常用于降压治疗。成人剂量 75~150mg/天。它也可以破坏胱氨酸的双硫键,但是效果还存在争议,主要用于硫普罗宁疗效欠佳的病例。副作用包括肌张力降低和高钾血症。

附录

大世界基尼斯之最:人体结石制成的微型艺术盆景

　　早在 1984 年,广州医科大学附属第一医院泌尿外科吴开俊教授和李逊教授在国内率先开展尿石症的微创治疗,包括输尿管镜取石术和经皮肾镜取石术。微创取石手术的共同特点是:先把结石打碎,然后才能取出。而开放取石手术是把结石整块或分块取出。广医一院泌尿外科刘必胜主任医师(1938—2020 年)利用开放手术取出的尿路结石,制作成 88 件微型艺术盆景,该创作被列为"上海大世界基尼斯之最"。经生前刘必胜主任同意,现在把其中 60 件代表作奉献给大家欣赏。

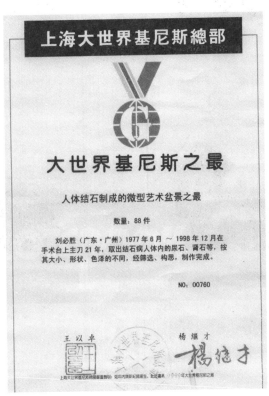

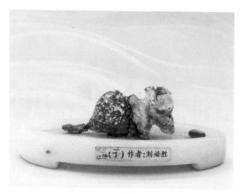

子鼠

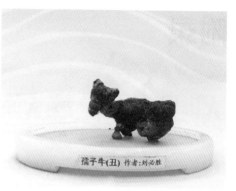

丑牛

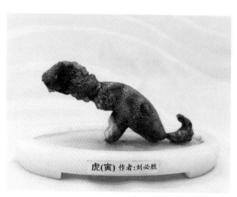

寅虎

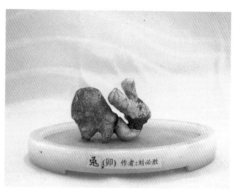

卯兔

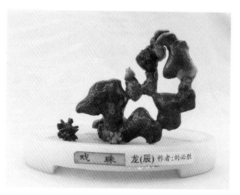

辰龙

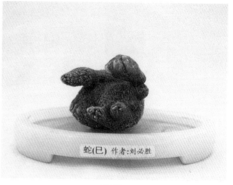

巳蛇

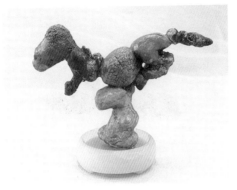

午马

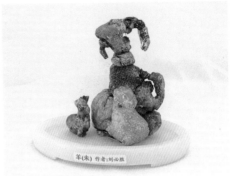

未羊

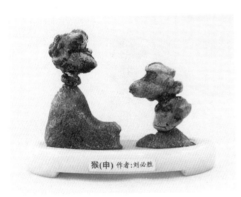

申猴

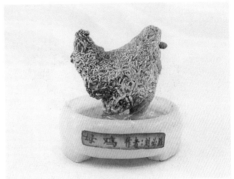

酉鸡

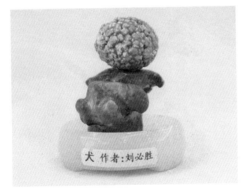

戌狗

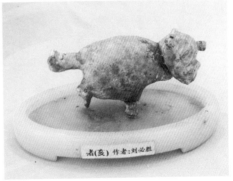

亥猪

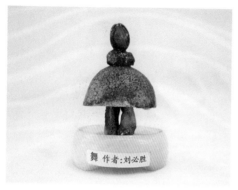

舞

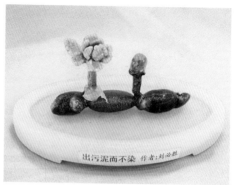

出淤泥而不染

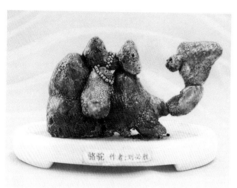

骆驼

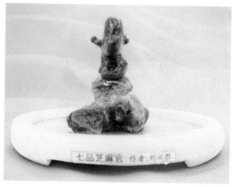

七品芝麻官

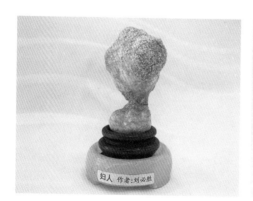

妇人

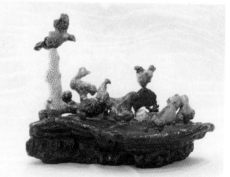

鸟群

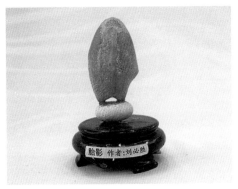

胎影

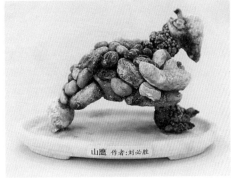

山鹰

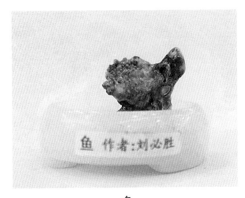

鱼

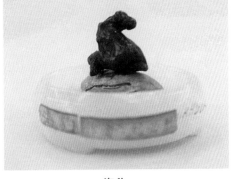

海豹

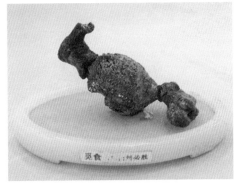

觅食

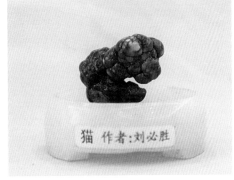

猫

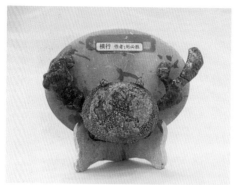

横行

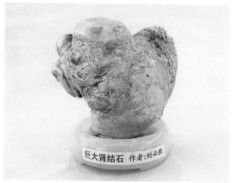

巨大肾结石

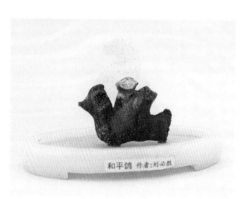

和平鸽

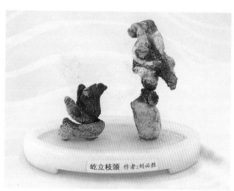

屹立枝颈

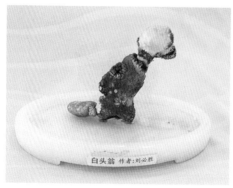

白头翁

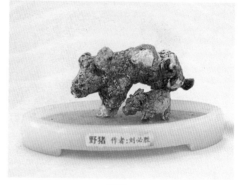

野猪

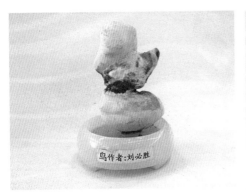

鸟

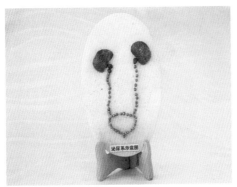

狐狸夫人

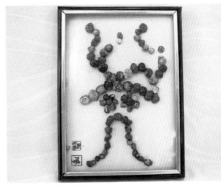

泌尿系统示意图

艺术

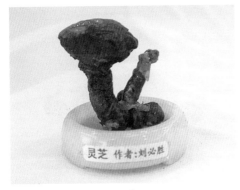

灵芝

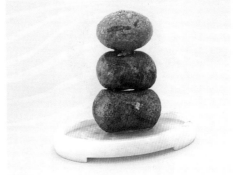

圆塔

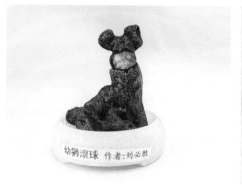

幼狮滚球

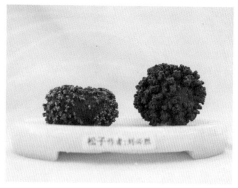

松子

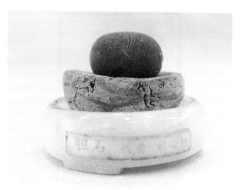

胆石

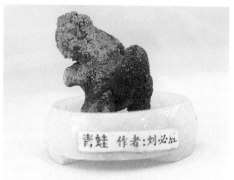

青蛙

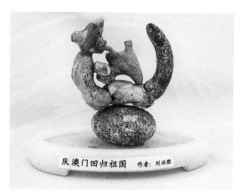

庆澳门回归祖国

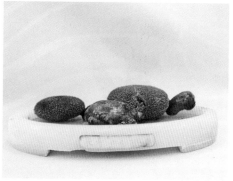

长寿

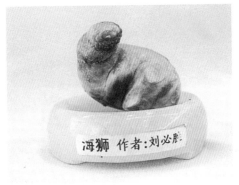

海狮

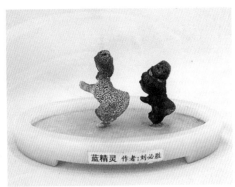

蓝精灵

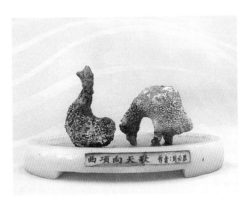

曲项向天歌

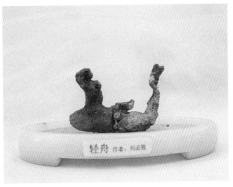

轻舟

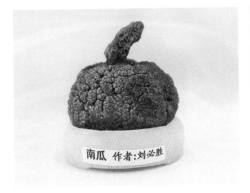

南瓜

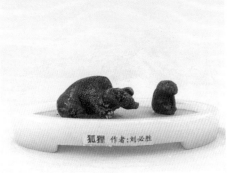

狐狸

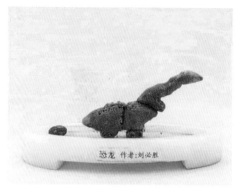

恐龙

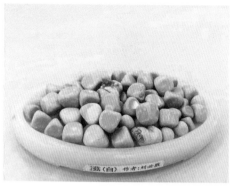

蘑菇

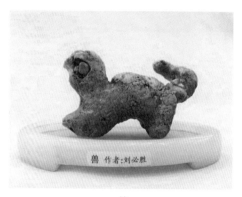

兽

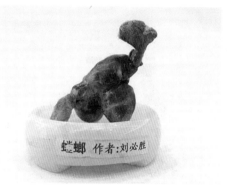

螳螂

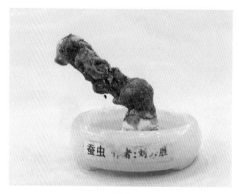

蚕虫

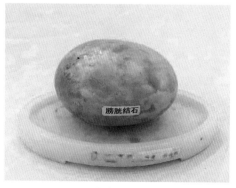

膀胱结石

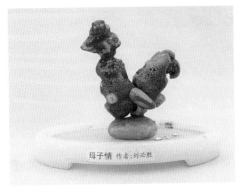

母子情

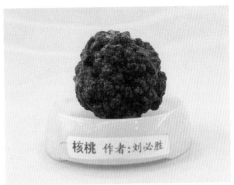

核桃

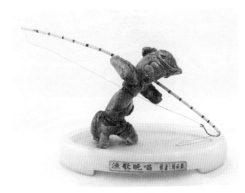

渔歌晚唱

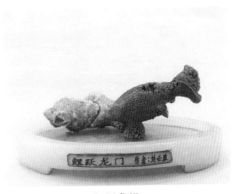

鲤跃龙门

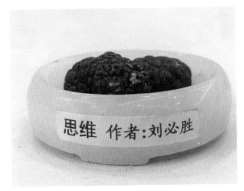

思维

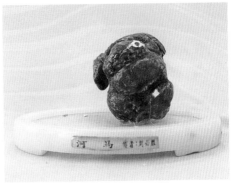

河马